코로나19
세계대전

COVID-19

코로나19 세계대전

세계를 뒤흔든 전쟁 같은 감염병의 창궐,
이제 코로나19 이전의 세상은 오지 않는다

산제이 굽타 지음 | 박은영 옮김 | 이재갑 감수

타인의사유

전 세계 의료 종사자, 과학자부터

생존자, 희생자에 이르는

모든 코로나19 전사들에게,

용감하게 앞으로 나아가

다음 세대에게 중요한 교훈을 전할 어린이들에게,

그리고 세상에 존재하는 모든 생명의 숨결과

지구에서 공존하며 생존을 위해 인내하는

인류의 본성에게…

이 책을 바칩니다.

목차

2부

팬데믹은 P.R.O.O.F. 되는 중

독창성, 지식, 조직은 바꿀 수 있지만
생명의 기생 형태가 침입하는 것에 대한
인간의 취약성은 어떻게 해볼 수 없다.
인류의 출현보다 앞선 때부터 존재해온 감염병은
인류가 존재하는 동안 함께 있을 것이며,
지금껏 그래왔듯 인류 역사의 근본적인 매개 변수이자
결정 요인 중 하나로 길이 남을 것이다.

- 윌리엄 맥닐, 《전염병의 세계사 Plagues and Peoples**》(1976)**

시작하며

원인 불명의 폐렴

인류가 지구를 지속적으로 지배하는 데
가장 위협적인 존재는 바이러스다.

- 조슈아 레더버그, 노벨상 수상(1958) 생리학자

2019년 새해 전야, 벨리즈

2020년을 몇 시간 앞두고 나는 세계적인 영화감독 프랜시스 포드 코폴라와 다가오는 새해를 자축하며 와인을 마시고 있었다. 우리는 기후 변화 문제와 관련한 자선 행사에 참석했다가 지상 낙원이 따로 없는 이곳 중앙아메리카의 해변에서 2020년을 맞이하는 호사를 누리게 됐다. 하루 짬을 내어 산호초 주변을 관광하니 몸과 마음이 편안해졌다. 완벽한 날이었다. 코폴라 감독이 중국에서 신종 바이러스의 출현 가능성이 감지되고 있는 건에 대해 나에게 물었다. 그날 우리 둘은 신문에서 '중국 후베이성의 성도(省都) 우한에서 발생한 호흡기 질환'에 관한 기사를 읽었었다. 기사에 따르면, 이 일을 두고 일부에서는 이미 2002~2003년에 유행한 사스SARS; severe acute respiratory syndrome(중증 급성 호흡기 증후군)와의 비교 작업에 돌입했다고 했다. 또 현지의 보건 당국은 27명이 바이러스성 폐렴에 걸렸고 그중 7명이 위중한 상태라고 밝혔다. 발열과 마른기침 증상을 보이는 59명의 의심 사례 환자들이 추가로 지정 병원으로 이송됐다고도 했다. 중국 정부는 세부 사항에 대해 애매한 태도를 보였지만 과학자들을 비롯한 많은 이들은 더 분명하고 자세한 경고 메시지를 보내고 있었다. 홍콩의 과학자 옌리멍 박사는 현재 매우 우려되는 사태가 벌어지고 있으며 이미 사람 간 감염이 전파되고 있을지도 모른다는 정보를 중국 질병 통제 예방 센터의 한 과학자로부터 직접 들었다고 주장했다. 대체 어느 쪽을 믿어야 할지 알 수 없는 상황이었다.

지금도 나는 전설적인 영화 제작자이자 영화 '대부' 그 자체인 사람과 앉아 있던 순간을 하나하나 기억한다. 진한 레드 와인을 채운 잔을 든 그의 두 손이 선명하게 떠오르고, 바닷가를 뛰어다니는 가족들의 왁자지껄한 소리와 물속에서 깔깔거리던 아이들의 웃음소리가 귀에 선하다. 눈을 감으면 열대 분위기가 느껴지고, 소금기 가득한 바닷가의 공기 냄새가 맡아진다. 그보다 더 행복하고 충만할 수는 없었다. 그렇기에 더더욱 모든 것이 이렇게 한순간에 바뀌어버릴 거라고 상상조차 하지 못했던 것 같다.

불과 몇 달 사이에 전 세계 수백만 명의 사람들이 감염증에 걸리고 보건 의료 체계 전체가 압도되리라는 사실을 어떻게 예측할 수 있었겠는가. 이 바이러스의 놀라운 전염성으로 말미암아 수많은 사람들이 가족에게서 격리된 채 홀로 죽음을 맞이하게 되리라는 것도, 내가 1년이 넘도록 특정 장면—엎드려 누운 환자들이 마지막 인사를 할 수 있도록 얼굴 쪽에 스크린을 대주고 있는 우주복 같은 보호구 차림의 용감한 간호사들이 등장하는—이 반복되는 악몽을 지속적으로 꾸게 되리라는 것도 무슨 수로 미리 알았겠느냐는 말이다.

국경이 폐쇄되고, 학교도 문을 닫게 될 것이었다. 학생들은 느닷없이 집으로 돌려보내지고, 나와 아내, 세 딸은 1년 사이에 지난 10년을 합친 것보다 더 많은 시간을 집에서 보내게 될 것이었다. 운 좋게 직장을 유지할 수 있는 경우에 한해서만, 부모들은 직장에 다니는 동시에 자녀의 원격 학습을 감독하는 아슬아슬한 줄타기를 해야 할 것이었다. 프로 스포츠 경기와 예술 공연이 중단되면서 경기장, 극장, 박물관, 어린이 놀이 시설, 콘서트홀은 황폐해질 것이었다. 사업이 일시적으로 혹은 영원히 중단되고 세계 경제가 경기를 일으킬 것이었다. 많은 사람들이 한자리에 모이는 일은 먼 추억이 되고, 비누, 물티슈, 손 세정제, 생각지도 않았던 화장지까지 가게의 선반에서 자취를 감추게 될 것이었다.

그뿐이겠는가. 개인 보호구PPE; personal protective equipment가 귀하디귀해져 일부 병원장들이 개인 신용 카드까지 써가면서 얼마가 들든 가능한 한 많은 장비를 확보하려고 할 것이었다. 사람들은 쫓기듯

유언장을 작성하고, 천으로 마스크를 만들어 쓰고, 예금 계좌를 축소시키거나 더러는 퇴직금 계좌를 헐기도 할 것이었다.

머지않아 노년층은 극한의 소외를 받는 사회 구성원이 될 것이었다.

팬데믹이 뿌리 깊은 인종 차별의 장막을 빠르게 벗겨냄으로써 역대급 불안에 휩싸인 대중들이 거리에서 평화 시위를 벌이게 될 것이었다. 정치적 분열이 확대될 것이었다. 총기 구입에 대해 한 번도 고려해본 적이 없는 사람들이 생각을 달리하게 될 것이었다. 위험한 음모론들이 바이러스가 무색할 만큼 빠르게 확산해 과학의 진실성과 과학자의 정직성을 위협하게 될 것이었다. 심지어 몇몇 과학자들은 실질적인 살해 협박을 받은 탓에 24시간 보호를 받는 처지에 놓이게 될 것이었다.

다행히 어두운 상황만큼 희망을 향한 불빛 또한 폭발적으로 이어질 것이었다. 치료법을 위한 경쟁이 학문적 장벽을 무너뜨리게 될 것이었고, 제약업계의 경쟁자들이 일제히 백신 개발을 위해 협력하게 될 것이었다. 툭하면 열외 취급당하기 일쑤였던 공중 보건 전문가들의 수요가 전례 없이 높아져 신속히 최전선에 투입될 것이었다. 의료 종사자들은 죽어가는 이들의 유일한 가족이 돼주기 위해 자신들의 가족을 뒤로했으며, 이를 위해 때로는 자신의 생명까지 내놔야 하는 위협을 감수하게 될 것이었다(나는 이들의 희생을 생각하면 아직도 소름이 돋는다).

코폴라 감독과 나는 팬데믹이 일상생활에 이미 형성됐고, 우리가 유쾌하고 평화로운 새해 전야를 즐기는 와중에도 그것이 전 세계에서 힘을 얻어가고 있다는 사실을 전혀 인지하지 못했다. 당시 우리는 팬데믹이 전개되는 내용을 소재로 현대판 '지옥의 묵시록(프랜시스 포드 코폴라가 감독한 1979년 영화 - 옮긴이)'처럼 각색해보면 어떻겠느냐는 농담까지 나눴다. 물론 우리 중 누구도 그런 일이 실제로 일어나리라고는 믿지 않았다. 나는 코폴라 감독에게 다소 단정적으로 말했었다.

"이런 정도로는 초기엔 절대 알 수 없어요."

우리는 앞으로 닥칠 힘겨운 한 해를 예견한 것이나 다름없는 또 다른 영화에 대해서도 이야기를 나눴다. 나는 2011년에 블록버스터 스릴러 영화 '컨테이전'에서 단역을 맡은 적이 있었다. 한 여자(기네스 팰트로 분)가 홍콩에서 새로운 병원체에 노출된 사실을 모른 채 미국으로 돌아왔고, 자신의 집 부엌에서 심각한 발작을 일으켜 병원으로 옮겨졌지만 끝내 끔찍한 죽음을 맞이하는 장면이었다. 영화 속 미국 질병 통제 예방 센터CDC; Centers for Disease Control & Prevention의 수장인 엘리스 치버(로렌스 피시번 분)와 내가 함께 등장하는 신을 최근에 다시 읽어봤는데, 마치 미래를 보고 온 듯한 영화 제작자들의 예언적 안목에 새삼 충격을 받았다.

> 나 : 인도와 다른 지역에서 리바비린이라는 약물이 이 바이러스에 효과를 보인다는 이야기가 인터넷에서 돌고 있습니다. 그러나 국토 안보부에서는 약품이 충분히 확보되

기 전까지 질병 통제 예방 센터에서 그 어떤 발표도 하지 말라고 하고 있어요.

엘리스 치버 박사 : 글쎄요, 굽타 박사님, 몇 가지 약물에 대한 평가가 계속 이뤄지고는 있어요. 리바비린도 그중 하나죠. 그렇다 해도 지금 당장 우리가 할 수 있는 최선의 방어는 거리 두기예요. 악수 금지하기, 아프면 집에 있기, 손 자주 씻기 같은 거요.

듣다 보니 아주 익숙한 소리 같지 않은가. 리바비린은 가상의 약물이다. 하지만 팬데믹 초기의 말라리아 치료제인 하이드록시클로로퀸에 대한 낭설과 이를 둘러싼 정치권의 소용돌이는 영화의 줄거리와 소름 끼칠 정도로 닮았다. 또한 사회적 거리 두기, 악수 금지하기, 집에 있기, 손 씻기에 관한 치버 박사의 권고는 현재 전 세계인들의 일상이 됐다. 이쯤 되면 시나리오 작가들이 신의 계시를 받기라도 한 건가 싶지만 그렇지는 않다. 사실 이는 견고한 뿌리를 가진 과학적 지식이다. 치버 박사는 사망자 수를 파악하는 게 현실적으로 얼마나 어려운 일인가에 대해서도 언급했다.

"50개의 주가 있다는 건… 50개의 서로 다른 지침을 따르는 50개의 서로 다른 보건 당국이 있다는 의미죠."

촬영 시작 전날 밤 나는 시나리오 작가인 스콧 번스, 감독인 스티븐 소더버그와 함께 저녁 식사를 하며 이 공상 과학 영화에 대해 이런저런 대화를 나눴다. 그들은 이 영화가 전 세계에서 흔히 볼 수 있는 실제 공중 보건 사례를 바탕에 둔 것이라고 말했다.

지금에서야 하는 말이지만, 할리우드 영화판까지 나서서 우리에게 닥칠지 모를 위험에 대해 온갖 방법으로 경고를 하고 있었던 셈이다. '컨테이전'은 전대미문의 바이러스가 심장병, 암, 뇌졸중을 제치고 미국에서 가장 높은 사망 원인이 될 것임을 정확하게 예측했다. 실제로 미국에서는 라틴계 공동체의 기대 수명이 2년 낮아지고 흑인들의 경우 거의 3년이 낮아지면서 전체 인구의 기대 수명이 1년 낮아졌으며, 동시에 의료 체계의 극심한 불균형이 민낯을 드러냈다.

어찌 보면 뇌, 눈, 귀, 사지, 날개는 물론 심장도, 감정도 없는 미세한 유전 물질 덩어리가 대규모 전투를 벌이는 군대보다 더 큰 해를 입힐 수 있다는 게 실감이 잘 나지 않을 수 있다. 하지만 코로나바이러스 감염증-19COVID-19라고 불리는 광범위한 질병을 일으키는 새로운 코로나바이러스인 SARS-CoV-2는 실제로 그런 일을 벌였다. 마치 지구를 침공한 외계인처럼 전쟁을 선포하면서 말이다.

대부분의 전쟁이 일종의 선언으로 시작되는 것과 달리, 코로나19 세계 대전이 발발한 초기에는 모호하고 한마디로 정의되지 않으며 어설픈 소문만 무성했다. 이러한 코로나바이러스 발생 초기 모습들은 앞으로 수십 년에 걸친 논쟁으로 이어질 것이다. 왜냐하면 우리는 여전히 박쥐에게서 유래한 것으로 여겨지는 이 바이러스가 언제, 어떻게 인류의 생존 현장에 뛰어들어 전례 없는 힘, 속도, 독성을 얻었는지 정확히 알지 못하기 때문이다. 우리가 아는 것은 2020년 1월 5일쯤 중국과 주변국들의 정부 당국에서 공개적인 우려를 표명했다는 사실이다. 이들 국가는 '원인 불명의 폐렴'에 대응해 건강 위기 경보 단계를 3단계(심각)로 올렸고, 결국 이 질병이 다양한 호흡기 및 위장, 신경 질환을 일으키는 바이러스 계열의 코로나바이러스가 원인이라는 게 알려지게 됐다.

나는 코로나바이러스가 퍼지기 시작한 초기에 의학 보고서에 파묻혀 있던 한 사건에 대해 들은 적이 있다. 이 사건 역시 같은 2020년 1월에 발생한 것이었다. 우한에 거주하는 61세 여성이 발열, 오한, 인후통, 두통 증세로 지역 의료 시설을 찾았고, 증세에 실질적인 효능은 없었을 약을 처방받았다. 며칠 후 1월 8일에 그녀는 설 연휴를 맞아 동반 가족 5명과 태국 방콕으로 단체 관광을 떠났다. 이 여성은 우한에서 방콕까지 직항 항공기를 탔다. 참고로, 방콕의 수완나품 국제공항에는 태국으로 들어오는 여행자 중 아픈 사람들을 감지하는 세계 최고 수준의 감시 시스템이 갖춰져 있다. 그러니 그녀가 공항 검색대에서 걸러져 바로 병원으로 이송된 것은 그리 놀랄 일이 아니었다. 병원에 도착한 그녀는 신종 코로나바이러스 감염 판정을 받았다. 당시에는 그녀가 자신도 모르는 사이에 이 바이러스를 중국 밖으로 내보낸 최초의 사람 중 하나라고 여겨졌지만, 최근 보고서를 보면 그 무렵 미국인들 사이에서도 이미 감염이 이뤄지고 있었으며 심지어 그 몇 주 전부터 감염이 있었던 것으로 추정된다. 다시 말해, 신종 코로나바이러스가 우한에서 치명적으로 창궐한다는 소식이 알려지기 훨씬 전부터 미국인들을 감염시키고 있었던 것이다.

자, 상황을 바꿔서 한 미국인이 인플루엔자 유사 증상을 보이는 채로 같은 날 미국의 주요 공항으로 향하는 비행기에 탔다고 치자. 게이트에 있는 사람 중 그 누구도 체온 측정이나 증상에 대한 질문은 고사하고 눈길조차 주지 않았을 것이다. 여러 아시아 국가들이 미국과 많이 달랐던 이유는 그들이 미국보다 훨씬 오랫동안 (팬데믹의 가능성이 있는) 비정상적인 신종 바이러스의 위협에 대처해왔기 때문이다. 20여 년 전 창궐한 사스는 여러모로 무시무시한 미리 보기 역할을 했고, 매우 엄격한 공중 보건 조치를 시행하는 촉매제가 됐다.

재미있는 것은, 앞서 언급한 61세 여성은 발병 전까지 우한의 전통 시장을 주기적으로 다녔지만 정작 감염의 발원지로 지적된 화난 해산물 시장을 방문한 이력은 없었다. 이 여성의 사례로 말미암아 중국과 태국 간에 국제적 긴장이 촉발됐음은 물론이고, 중국은 자국에 심각한 문제가 있음을 공개적으로 밝혀야만 했다. 태국 정부는 일단 환자를 격리하고 바이러스 샘플을 채취해 게놈(유전체 - 옮긴이)을 확인했다. 그리고 베이징에 연락해 만천하에 비밀을 털어놓으라고, 그렇지 않으면 대가를 치를 것이라며 중국을 압박했지만 중국은 이를 단칼에 거절했다. 오히려 자국 시민을 돌려보내는 동시에 태국이 보유 중인 게놈 서열까지 넘기라고 요구했다. 철저한 익명을 요구한 감염병학자 친구에게서 들은 양국 간의 통신 내용은 다음과 같았다.

태국 : 당신네 나라에 문제가 있다는 것을 세상에 알리십시오. 그렇게 하지 않으면 게놈 서열을 발표하고 공개하겠습니다.
중국 : 그 여성은 우리 국민입니다. 그녀를 돌려보내고 그녀의 게놈 서열도 넘겨주십시오.
태국 : 웃기시네!

2020년 2월 2일, 미국이 중국에서 입국하는 승객을 엄중하게 단속하기 시작했을 때는 이미 수십만 명이 중국에서 미국으로 여행을 했고 전 세계에서 수백만 명이 다녀간 뒤였다. 알다시피 중국은 1월 말부터 국내 여행을 금지하고 국외로 나가는 길만 열어뒀다. 이 전략으로 중국 내 코로나바이러스의 확산은 줄었지만 그 대가로 전 세계에 바이러스가 폭발적으로 퍼져나갔다.

1월 28일, 로버트 오브라이언 미국 국가 안보 보좌관은 일급 비밀 정보 브리핑에서 트럼프 전 대통령에게 이 바이러스에 대해 임기 중 가장 큰 국가적 안보 위협이 될 것이라는 심기 불편한 경고를 했다. 뿐만 아니라 전 세계에서 5억 명을 감염시키고, 미국인 67만5천 명을 포함해 대략 5천만~1억 명의 생명을 앗아간 1918년 스페인 독감 팬데믹만큼 좋지 않을 수 있다고도 했다. 트럼프 행정부가 무증상 전파—바이러스를 전파하는 많은 사람이 증상이 없어서 감염의 단서를 찾을 수 없는 것—가능성이라고 하는 중요한 세부 사항에 대해 경보를 받은 것도 이때가 처음이었다.

그럼에도 미국의 초기 대응은 여전히 유증상자들만을 대상으로 하는 인플루엔자 모형에 바탕을 두고 있었다. 이 점은 팬데믹을 통틀어 가장 안타까운 실수 중 하나로 지적되는데, 감염병에 대한 대응을 시작은 했으나 본질적으로 잘못된 치료였기 때문이다. 수십 명의 유증상 환자 사례가 보고되는 동안에도 수천 명의 무증상 감염자가 자기도 모르는 사이에 일상생활을 영위하는 미국인 속에 이미 섞여 있었다.

당시만 해도 뉴스는 탄핵 재판 아니면 로스앤젤레스에서 헬리콥터 사고로 숨진 코비 브라이언트(미국의 농구 선수 - 옮긴이)에 관한 내용으로 채워져 있었다. 1월 30일, 미국 본토에서 사람 간의 전파 사례가 처음으로 확인된 후에야 백악관은 보다 단호한 조치의 일환으로 중국 전역에 4단계 여행 경보를 발령하고 다음 날 공중 보건 비상사태를 선포했다. 4단계 경보는 가장 높은 권고 수준으로서 생명을 잃을 위험이 높다는 것을 나타내며, '그 나라로 여행하지 말 것, 그리고 안전이 보장되는 한 신속히 그곳을 떠날 것'이라는 명확한 메시지를 담고 있다.

그때까지도 공중 보건 전문가들 사이에서는 항공 여행의 규제가 실효성이 있을 것인지에 대해 의견이 엇갈렸다. 그들은 팬데믹 같은 사태에 대비하는 시뮬레이션으로 연습하며 경력을 쌓아왔지만, 문제는 실제로 이런 일을 경험한 사람은 거의 없었다는 데 있었다. 마치

모의 훈련은 잘 받았지만 실제 상황에서 처음으로 무기를 꺼내 들며 주저하는 경찰 같았던 것이다.

서서히 점점 더 많은 정보가 흘러들자 대중들의 불안 수준이 요동치기 시작했다. 평범한 성정을 지닌 전문가들 역시 평소답지 않게 과장된 언어를 쓰는 일이 빈번해졌다. 하버드 대학교 출신의 감염병학자 에릭 페이글딩 박사가 1월 24일에 바이러스에 관한 첫 트윗을 내보내고 뒤이어 이렇게 썼다.

'대박! 신종 코로나바이러스의 기초 감염 재생산 지수(R0)가 3.8이란다! 쉽게 말해 지금 이 바이러스는 핵폭탄급 팬데믹 수준과 같다는 것이다.'

리히터 척도의 지진 규모와 마찬가지로 R0('알-노트'로 읽음)는 질병의 증식률을 수치화한 것이다. 즉, 바이러스의 전파성을 평균치로 나타내는 것으로서 지역 정책, 인구 밀도, 날씨 등 다양한 요인의 영향을 받는다. 따라서 코로나19의 R0는 전 세계가 다를 수 있고, 시간이 지남에 따라 바뀌기도 한다. 비교하자면 홍역의 R0는 12~18로 현재까지 알려진 가장 높은 수치이며, 계절성 독감의 R0는 대략 0.9~2.1이다. 페이글딩 박사가 트위터에서 이야기했듯 당시 자료에 의하면, 코로나19의 R0는 1.4~3.9다. 이 말은 코로나19에 감염된 모든 개개인이 최대 4명에게 질병을 전파시킬 수 있다는 뜻이다. R값이 1 미만이면 감염된 사람이 1명보다 적은 새로운 감염자를 생성하므로 감염병은 빠르게 소멸된다. 페이글딩 박사의 트윗을 비판하는 사람들도 있었으나, 대부분의 사람들은 그를 비롯한 일부 전문가들을 아무도 믿어주지 않는 진실을 알리는 데 앞장선 '코로나19의 카산드라(그리스 신화 속 트로이의 공주로 트로이의 멸망을 예언했다 – 옮긴이)'라고 부르며 지지를 보냈다.

나는 어느 순간부터 국제 뉴스 네트워크의 의학 기자로서 전 세계를 누비며 활동하는 시절이 끝나리라는 것을 직감했다. 코로나19가 퍼지기 시작하면서 나는 우리 집의 작은 지하실에서 밤낮없이 이 새로운 바이러스의 면면—이동 및 전파 방법, 세포로 들어가기 위해 사용하는 분자 열쇠, 인체 내에서 일으키는 일대 혼란 등—을 샅샅이 보도했다. 그러다 팬데믹으로 진입하고 몇 개월이 지나 코로나19가 일시적인 미각과 후각의 상실 같은 경미한 문제부터 뇌졸중, 치매, 정신 질환 등의 신경 결함 같은 심각한 문제까지 유발할 수 있다는 사실이 명확해지면서 신경외과 의사이자 의학 기자로서의 내 세계가 깡그리 무너져 내렸다.

한 대규모 연구의 추산에 따르면, 코로나19로 진단된 환자의 3분의 1이 6개월 이내에 정신 또는 신경계 질환을 경험했다. 게다가 이 새로운 코로나바이러스는 끊임없이 우리를 놀라게 한다. 우리는 아직도 왜 어떤 사람들은 아무 증상이 없고, 또 어떤 사람들은 중환자실에서 생을 마감하는지 모른다. 뿐만 아니라 인체가 이 바이러스를 어느 정도로 퇴치하는지, 코로나19가 어린이를 포함한 감염자들에게 미치는 지속적인 영향이 무엇인지도 모른다. 이러한 의문점들은 팬데믹의 종식이 공식적으로 선언되고 난 후 코로나19 관련 증상을 오랫동안 보유하는, 이른바 장기 후유증 환자 수백만 명의 케이스를 연구함으로써 해소해나가게 될 것이다.

1년이 넘는 시간 동안 나는 매일 아침 전 세계 청취자들에게 고통스러운 뉴스를 전하기 위해 마음을 다잡아야 했다. 나는 기자로서 괄목할 만한 과학적 진보나 행복하게 장수하는 문화에 관한 소식을 대중들에게 들려주고 싶었다. 그렇지만 정작 내 입에서 흘러나오는 이야기들은 증가하는 감염, 입원, 죽음의 서사뿐이었다. 의학 수련 과정에서 환자와 가족에게 힘든 소식을 알리는 마음 아픈 임무를 수행할 준비가 됐을 법도 한데, 수십 년이 지나도 이런 유의 일은 털끝만큼도 쉬워지지 않았다. 나는 이와 같은 힘든 상황을 견디기 위해 의료계와 언론계 양쪽에서 몇 가지 규칙을 지켜 생활하려고 노력했다.

- 내가 말하는 만큼 남의 말을 경청한다.
- 정확히 아는 내용인지 확인하고 말한다.
- 명확히, 천천히, 충분히 공감하면서 겸손하게 말한다.
- 내 말 한마디가 환자의 인생을 근본적으로 변화시킬 수 있다.
- 확신을 갖고 말할 수 있는 내용을 분명히 하는 것만큼 모르는 내용을 설명하는 것도 똑같이 중요하다.
- 희망과 정직의 균형을 잡는다. (정직을 온전히 투명하게 우

선시하되 희망에도 그에 못지않은 깊은 가치가 있음을 잊지 않는다. 희망만으로 전략을 세우기는 힘들지만 희망은 매우 훌륭한 긍정적 동기가 된다.)

- 환자와 일대일로 이야기하든, 전 세계 애청자들을 대상으로 교육을 하든 마야 안젤루(미국의 시인, 소설가, 배우, 인권 운동가 - 옮긴이)의 말을 되새긴다. ("사람들은 당신이 한 말과 행동을 잊을 것이다. 그러나 당신이 그들에게 어떤 느낌을 줬는지는 결코 잊지 않을 것이다.")

신종 코로나바이러스가 어디서 비롯됐든, 또 언제 시작됐든(물론 조만간 이 바이러스를 탐구할 것이다) 간에 상관없이 부정할 수 없는 유력한 진실이 있다. 그것은 바로, 인류가 21세기에 처음으로 전 지구적 팬데믹의 파국과 맞닥뜨렸다는 점, 그리고 21세기의 의학, 현란한 컴퓨터 모델링 기술, 팬데믹 계획에도 불구하고 우리는 전혀 준비가 되지 않았다는 점이다.

2018년 말, 나는 빅 원Big One(대재앙 - 옮긴이)이 다가오고 있으니 불가피한 상황에 대비할 수 있는 새로운 백신 플랫폼을 만들어야 한다는 경고성 글을 기고한 적이 있다. 나는 세계 곳곳에서 발생 중인 그 어떤 문제보다 빅 원이 인간에게 미치는 영향이 더 클 것이라고 썼었다. 당시 내가 상정한 빅 원은 조류나 돼지에게서 유래한, 흉포하고 전례 없는 인플루엔자였다. 나는 독감에 대한 걱정을 좀처럼 떨칠 수가 없었는데, 이런 생각을 가진 사람이 비단 나뿐만은 아니었다. 나는 H1N1(돼지 독감)과 H5N1(조류 독감)의 초기 변종에 큰 관심을 갖고 연구했으며, 이 내용을 바탕으로 독감 팬데믹을 주제로 한 다큐멘터리까지 제작했다. 사스와 메르스MERS; middle east respiratory syndrome(중동 호흡기 증후군)에서 증명된 코로나바이러스도 후보로 생각하지 않은 건 아니었으나, 이들은 너무 치명적인지라 전 지구적 팬데믹으로 발전할 감염병의 사례로 감히 상상할 수 없었다. 섬뜩한 진실을 하나 알려주자면, 병원균의 치명성이 높으면 감염자가 바이러스를 퍼뜨릴 시간도 없이 빠른 속도로 사망한다. 더구나 SARS-CoV-2처럼 변화무쌍하고 교활하며 치명적인 극악의 코로나바이러스는 아무리 머릿속을 확장해도 상상해낼 수 없는 그 이상의 영역이었다. 물론 상상했다고 해서 지금보다 훨씬 잘 대비할 수 있었을 것이라는 뜻은 아니다.

팬데믹이 전 세계에 걸친 잔혹한 현실이 되기 몇 달 전인 2019년 10월, 존스 홉킨스 보건 안전 센터와 이코노미스트 인텔리전스 유닛(주간지 〈이코노미스트〉를 발간하는 이코노미스트 그룹의 계열사로 국제 정치와 경제를 분석하는 기관이다 - 옮긴이)이 세계 보건 안전 지수를 발표했다. 보고서에 따르면, 감염병이나 팬데믹에 대응할 준비가 충분히 갖춰진 국가는 없으며, 평가 대상 195개국 중 미국이 가장 높은 점수(100점 중 83.5점)로 1위를 기록하며 영국(77.9점)을 앞섰다고 했다. 그러나 사실상 미국은 순위에 부응하지 못하는 모습을 보였고, 오히려 순위가 낮은 국가들이 위기에 잘 대처한 것으로 판명이 났다. 이를테면, 뉴질랜드는 54점에 그쳤지만 팬데믹 발생 후 첫 9개월간 2천 건의 감염 사례와 소수의 사망자만을 기록했다. 같은 기간인 2020년 9월 중순까지 미국은 650만 건 이상의 감염 사례와 20만 명에 육박하는 사망자 수를 기록했다. 다시 말해, 전 세계 인구의 4%를 차지하는 미국에서 2020년 여름까지 총감염자 수가 전 세계 감염자 수의 25%를 넘긴 것이다.

2020년 12월, 과학자들은 미국의 일일 사망률을 좀 더 실질적으로 와 닿는 비극적 사건에 견줘봄으로써 코로나19 수치를 체감할 수 있게 해줬다. 2020년 미국은 이틀 간격으로 3천 명에 가까운 9/11 테러 수준의 사망률을 겪는 중이었다. 이는 각각 150명의 승객을 태운 에어버스 320 제트 여객기 10대가 매일 하늘에서 추락하는 것과 같았다.

이 모든 게 그저 놀랍고 혼란스러웠다. 게다가 전 세계를 통틀어 이번 팬데믹으로 큰 타격을 입은 건 대부분 부유한 나라들이었고, 빈국들은 상대적으로 피해가 덜한 것처럼 보였다. 이러한 현상은 특히 팬데믹 첫해 내내 두드러졌었다. 이 책의 뒷부분에서도 다룰 예정이지만, 사실 상황이 괜찮아 보였던 일부 국가들은 코로나19에 대한 경계 태세를 취하지 않은 것일 뿐이었으며, 이들은 1년 후 파국적인 감염과 죽음의 쓰나미라는 대가를 치렀다. 이와 같은 불일치는 좋고 나쁘고를 떠나 바이러스 자체가 주는 영향뿐만 아니라 인간의 행동에서 기인하는 바도 크다.

친구이자 동료인 제이미 메츨은 이렇게 말한다.

“인류는 서로 긴밀하게 연결돼 있기에 이 위기를 헤쳐나가려면 함께하는 노력이 필요합니다.”

나는 그의 말에 전적으로 동의한다. 인간으로서 갖는 상호 의존성과 친밀 관계를 그 어느 때보다 실감할 수 있었던 시기가 바로 팬데믹 상황이었기 때문이다. 우리의 실수가 빚어낸 팬데믹은 분명 나쁜 소식이다. 하지만 이것을 배움의 기회로 삼을 수 있다는 점에서는 좋은 소식이기도 하다. 그러니 무슨 생각으로 누구를 비난하고 어떤 좌절을 품고 있든, 혹은 누구에게 찬성표를 던지든 열린 마음으로 이 책을 읽기 바란다. 펜데믹을 겪으면서 내가 배운 하나는 겸손이다. 그간 나는 늘 만능 해결사를 자처했었다. 내 안의 외과 의사적 면모나 분쟁 지역 취재 기자적 면모는 나로 하여금 문제를 발견하면 신속히 뛰어들어 해결하게끔 만들었다. 하지만 때로는 신중하게 정보를 수집하고 취합하는 접근법이 놀라운 결과를 불러일으키기도 한다. 최선의 행동을 취하기 전에 할 수 있는 한 찬찬히 경청하는 게 더 나은 때도 있는 법이다. 한번은 아내가 이런 말을 한 적이 있다. 딸들이 문제가 있을 때 나를 찾아오는 이유는 어떤 실질적인 해결책을 제시해주길 바라서가 아니라 아빠로서 그저 들어줬으면 하는 마음에서라고 말이다.

이런 책을 쓸 때 가장 큰 도전 과제는 이야기를 어디서 끝낼지 정하는 것이다. 우리는 이 감염성 질병이 부리는 묘기를 막 이해하기 시작하는 단계에 서 있다. 백신과 치료법이 코로나19의 파괴적인 행진을 완화시키고 모두가 간절히 바라는 일상생활로 안내하는 데 얼마만큼의 효과를 낼지 여전히 두고 볼 수밖에 없는 입장인 것이다. 부유한 국가에서 백신을 선구매함에 따라 제3 세계와 저소득 지역 사람들이 가장 늦게 백신을 접종하게 되는 현상도 심히 걱정스럽다. 코로나19로 가장 막대한 영향을 받는 것은 바이러스 감염자들이 아니라 경제, 보건, 교육 시스템의 붕괴로 삶이 산산조각 난 사람들이다. 아프리카, 아시아, 남아메리카, 인도의 오지 등은 체감상 아주 멀게 느껴지더라도 세계 보건 안전에 있어서 매우 중요한 부분을 차지한다. 이런 의미에서 누구든 다음 문장을 한 번 이상은 보게 될 것이다.

'세계 어디에서인가 창궐한다는 것은 세계 어디에서나 창궐한다는 것이다.'

한 가지 기억할 점은, 바이러스는 생활의 일부이므로 익숙해져야 한다는 것이다. 백신이 도움은 되겠지만 동화 같은 결말을 가져다줄 거라는 섣부른 기대는 금물이다. 우리가 원할 때 켜고 끌 수 있는 스위치 같은 것은 존재하지 않는다. 팬데믹을 일으킬 만한 또 다른 병원체가 코앞에 있을 수 있으므로 더 잘 예측하고 준비하고 대응하는 방법을 배워야 한다. 과학자들은 질병을 유발하는 새로운 유전 암호가 나타날 것으로 예상되는 전 세계의 대규모 감염지를 예의 주시하고 있다. 아니나 다를까 이 책을 마무리할 때쯤 러시아에서 조류 독감 변종인 H5N8이 가금류에게서 인간으로 전이된 첫 사례에 대한 보고를 내놨다. 가금류 공장에서 일하는 작업자 7명이 감염 후 회복됐고, 다행히 병균이 사람 간 전염을 촉진할 정도로 빠른 돌연변이를 하지는 못했다. 그러나 만약 돌연변이를 일으켰다면 어떻게 됐을까? 러시아에 뒤이어 중국의 국가 보건 위원회에서도 H10N3 조류 독감이 인간에게 옮겨진 최초의 사례를 보고했다. 이 41살의 남성 역시 회복됐으며, 다행히 다른 사람들에게 병균을 옮기지는 않았다. 많은 이들이 깨닫지 못하는 점은, 우리가 이미 일생에 걸쳐 몇 차례의 아슬아슬한 위기를 모면해왔다는 것, 그리고 팬데믹이 발생할 확률은 항상 같다는 것이다. 팬데믹은 무작위로 발생한다. 즉, 일정한 패턴이 없다. 위험 지각을 연구하는 전문가들 사이에서 무작위 사건이 패턴화된다는 잘못된 견해를 가리키는 용어가 있는데, 도박사의 오류가 바로 그것이다. 이 말은 룰렛 도박꾼들이 어떤 숫자가 밤새 나오지 않았다면 지금이야말로 그 숫자가 나올 차례라고 생각하는 데서 비롯됐다. 비슷한 맥락으로, 우리가 막 코로나19를 겪어냈다고 해서 다른 팬데믹이 발생할 가능성이 늘거나 줄지 않는다. 요기 베라(미국의 야구 선수 - 옮긴이)가 말하지 않았는가.

"예측은 어렵다. 특히 미래에 대해서는 더욱 그러하다."

팬데믹을 경험하며 배울 수 있는 가장 중요한 교훈 중 하나는 위험을 찾아내는 것이다. 이번 팬데믹 기간 내내 동일한 수준의 위험에 대해 사람들의 대응이 매우 다를 수 있음을 확인했다. 예를 들어, 코로나19의 전체 사망률이 얼마인지 아직 확실하지 않지만 0.5%라고 가정해보자. 특정 그룹의 사람들은 이 숫자를 듣고 의심할 여지없이 걱정부터 할 것이다. 200분의 1의 확률로 사망한다는 뜻이기 때문이다. 이들은 보호 조치를 취하고 특별한 주의를 기울일 것이다. 그러나 같은 숫자가 어떤 이들에게는 99.5%가 안전하다는 의미로도 받아들여진다. 이들은 위험에 눈 하나 깜짝하지 않고 룰루랄라 일상생활을 영위할 게 분명하다. 동일한 데이터를 두고 판이한 대응을 하는 것이다. 6장에서 자세히 설명하겠지만, 너무 대범하거나 너무 조심하는 두 가지 관점 모두 위험 요소를 안고 있다.

우리가 불확실성과 불안의 압박 속에서 삶의 위험을 평가할 때 지독히 서투른 것은 어찌 보면 당연하다. 또 위험 부담이 있는 결정을 내릴 때 그것이 사회 규범이나 개인적 경험에 어긋나면 아예 쓸모없는 것처럼 느껴지는 것도 마찬가지다. 그렇더라도 언젠가 찾아올 다음 팬데믹 전쟁에서 승리하려면 나중을 위해 위험 요소를 올바르게 판단할 수 있는 도구를 확보하는 일이 반드시 필요하다.

백악관 코로나바이러스 대책 위원회의 조정자였던 데보라 벅스 박사는 매일 새벽 3시부터 위험 예측을 시작하곤 했다. 모두가 자고 있을 시간에 일어나 트럼프 행정부의 대응을 위한 새로운 데이터를 평가하는 것이었다. 그녀는 이를 닦을 새도 없이 바이러스 전파 수치와 완화 전략부터 챙겼다. 예측 능력이 뛰어난 것으로 유명한 그녀에게는 남보다 사물을 먼저 간파하는 재주가 있었다. 전파의 급증과 새로운 창궐을 예측하는 것은 물론, 좀 더 미묘한 방식으로도 위험의 기미를 미리 알아채는 데 탁월했다. 그녀에게 직접 들은 바로는, 그녀가 마지막으로 담당했던 업무에 모든 전직 대통령과 그 배우자들의 예방 접종이 포함돼 있어 말 그대로 정신을 차릴 겨를이 없을 정도였다고 한다. 조 바이든 대통령의 취임식에 이들이 모두 초청받게 될 것을 예감했기 때문이다. 사전에 백신 접종을 받지 않았다면 이들 대부분의 참석이 불투명했을 테지만, 백신 접종의 필요성을 미리 생각해낸 것은 그녀뿐이었다고도 했다. 그녀가 모든 고위 관리들에게 백신을 접종시킨 방법에 대한 세부 사항 중 일부는 이전에는 일절 발표된 적이 없었다.

모든 게 벅스 박사가 예측한 대로였다. 부시와 클린턴처럼 사교적이고 사회성 넘치는 사람들이 전국 각지에서 워싱턴 DC로 모여들었다. 바이든 대통령 취임 후 나와의 인터뷰에서 그녀는 다음의 사실을 상기시켜줬다.

"알다시피 클린턴 전 대통령은 만성 질환을 2개 이상 앓고 있어요."

그녀는 취임식 몇 주 전부터 공황 상태였다고 한다. 백신이 어느 정도 예방 효과가 있으려면 최소 21일의 여유가 있어야 한다는 사실을 알고 있었기 때문이다. 게다가 한 켠에서는 영부인들도 챙겨야 한다는 생각이 뇌리를 떠나지 않았다. 그녀는 영부인들의 역할에 대해 충분히 숙지하고 있었다.

"우리 사회가 지닌 친절의 관습을 잃어버리면 안 되니까요. 영부인들은 이 부분에서 홍보 담당자로서의 몫을 톡톡히 해내고 있어요. 어쩌면 영부인들이 치유의 열쇠가 돼줄지도 모르고요."

그녀는 장차 백신 거부 현상이 일어날 수 있다는 것도 이미 예상했으며, 영부인(그리고 대통령의 부군) 같은 사람들이 적극적이며 신뢰성 있는 백신 홍보 대사가 돼주기를 기대했다.

어디에나 바이러스가 도사리고 있었으므로 그녀에게 취임식은 잠재적인 슈퍼 전파자 행사였다. 그녀는 그날 손님들이 머무를 작은 응접실마다 눈에 보이지 않는 적이 새로운 숙주를 기다리고 있을 거라고 상상했다. 하지만 역시나 이 VIP들의 백신 접종 계획은 세워지지 않았다. 또한 전국에서 워싱턴 DC로 모여 보안 캠프를 차리게 될 3만 명에 달하는 국가 방위군을 보호할 시험 계획도 없었다. 그 무렵 2종류의 백신이 긴급 사용 승인을 받은 상태였기 때문에, 나는 취임식 참석 인사들을 대상으로 한 백신 접종 명단이 이미 작성돼 있으며 접종 과정 또한 수월하게 이뤄지리라고 생각했다. 심지어 나도 백신을 맞은 뒤였으니 말이다. 그러나 결론적으로 그 일은 매우 어려운 것으로 판명됐다. 벅스 박사가 모든 지인들에게 전화를 거는 사이 하루하루 날이 지나가고 있었다. 그녀가 필사적으로 재러드 쿠슈너(전 백악관 수석이자 이방카 트럼프의 남편 - 옮긴이)에게 손을 내밀었을 때는 플랜 F까지 내려간 상태였다. 그녀의 말에 쿠슈너가 해결책을 내놨다. 모든 병원의 CEO를 아는 사람을 연결시켜준 것이다. 덕분에 벅스 박사는 뉴욕 대학교의 랭곤 병원을 통해 백신을 구할 수 있었고 48시간 만에 작업이 완료됐다. 그녀는 이 모든 과정을 계기로 누구도 코로나

19로부터 자유로울 수 없으며, 비교적 분명하고 예측 가능한 부분마저도 적절한 대비가 돼 있지 않다는 사실을 깨달았다.

나는 팬데믹을 취재하는 사이에 의학 기자로서 20주년을 맞이했다. 2001년 CNN에서 처음 일을 시작한 지 몇 주 만에 발생한 9/11 테러를 집중 보도했고, 같은 해 가을에는 탄저균 공격에 관한 몇몇 기사를 썼으며, 그로부터 몇 년간은 이라크, 쿠웨이트, 아프가니스탄 등지에서 취재 활동을 했다. 내 역할은 외부인의 시선에서 가장 도전적인 상황에 놓인 사람들의 정신에 관한 이야기를 들려주는 것이었지만, 때로는 사건 속에 직접 뛰어들어 내가 가진 기술을 발휘해야 하는 상황을 맞닥뜨리기도 했다. 사막이나 바다에서, 또 세계 곳곳의 자연재해 현장에서 응급 뇌 수술을 했고, 허리케인 카트리나가 불러온 참사를 취재하기 몇 해 전에는 스리랑카로 가서 동남아시아에서 15만 5천여 명의 목숨을 앗아간 쓰나미 여파를 보도했다. 아이티의 지진과 일본의 쓰나미도 취재했으며, 2014년에는 서구 기자로는 최초로 기니의 수도 코나크리에서 치명적인 에볼라 바이러스의 창궐을 취재했다. 에볼라 바이러스는 미국으로까지 전파됐었다. 나는 지난 20년 동안 전력 질주를 멈추지 않았다. 그러나 단연코 이번 팬데믹 시기만큼 최고 속력으로 이토록 오래 달려본 적은 단 한 번도 없었다.

2020년 내내 그리고 2021년에도 줄곧 나는 매일 똑같은 하루를 반복했다. 동트기 전에 일어나 밖에서 짧은 러닝을 하고 아침 식사를 준비했다(그리고 식구들을 깨웠다). 식사 후에는 지하에 임시로 마련해

둔 작업실로 사라졌다. 팬데믹 상황에서는 시간 감각도 무의미했다. 마치 1달이 10년 같았고, 사회가 시간을 나누기 위해 사용하던 모든 경계도 허물어졌다. 어느새 내 삶과 팬데믹은 떼려야 뗄 수 없는 관계가 돼 있었다. 그도 그럴 것이 나는 늘 팬데믹 생각뿐이었다. 팬데믹을 생각하지 않을 때는 팬데믹에 관한 것을 읽고 있고, 생각하기도 읽기도 하지 않을 때는 팬데믹에 관한 꿈을 꿨다. 아내 말로는 내가 자면서도 바이러스 복제에 대한 잠꼬대를 한단다(아내는 내 직업만 아니었으면 진정제를 놓아서라도 일주일쯤 잠을 자게 만들었을 거라고 자조 섞인 농담을 한다). 바이러스 외에는 주로 딸들에 대해 생각했다. 이런 커다란 세계적 재앙이 장기적으로 아이들에게 어떤 영향을 미칠지에 대해 진심으로 궁금해하면서 말이다.

사실 모두가 이 재앙을 겪고 있지만 아이들에게는 팬데믹이 직접 겪은 가장 중대한 일이 되지 않을까 싶다(내 딸들은 미국의 경기 침체와 기후 변화라는 2가지 전쟁의 와중에서 태어나긴 했다). 아이들이 앞으로의 인생에서 다양한 선택을 하며 자아를 형성하는 데 팬데믹은 큰 부담과 책임으로 작용할 것이다. 어린 시절 조부모님에게 유년 시절에 대해 물었을 때 자주 듣던 이야기가 1918년의 독감 팬데믹에 관한 것이었고, 이 경험이 그들의 행동에 미친 영향을 봐서 하는 말이다. 아마 이번에도 크게 다르지 않으리라. 그렇다 하더라도 이런 사건들이 아이들을 무너뜨리게 될지, 반대로 더 강하게 튀어 오르게 할지는 우리 모두에게, 그리고 우리가 어떻게 나아갈 것인가에 달려 있다.

우리는 힘든 전쟁을 치르고 있다. 하지만 늘 그랬듯 전쟁은 무한한 기회를 동시에 가져다준다. 사회의 균열과 결함을 알아차리게 하고, 파손된 곳을 개선해야 할 긴급한 이유를 제공해준다. 또 실패에 맞서 싸우고 앞으로 나아가게 한다. 코로나19로 발발된 세계 대전은 지배 구조, 경영 방식, 사회 관계, 여행, 소비 생활, 교육, 종교, 직업 의식을 바꿀 것이다. 뿐만 아니라 우리의 사고, 사회화, 사회적 소통, 육아, 돌봄 방식을 뒤바꿔놓을 것이다. 농업에서부터 동물 보호, 도시 디자인, 정보 기술에 이르기까지 어떤 산업도 팬데믹에서 비롯된 변화에서 벗어날 수 없을 것이다.

궁극적인 희소식은 우리가 팬데믹을 통해 얻은 교훈이 우리의 삶 전체를 바꾸게 되리라는 것이다. 우선 팬데믹 경험을 본보기 삼아 지구촌 공동체, 국가, 개인이 각자의 위치에서 더 나은 대응을 할 수 있게 되리라는 희망이 생겼다. 의료 혁신의 속도가 끊임없이 가속화돼 수백만 명의 생명을 앗아가는 암, 심장병, 알츠하이머 같은 난치성 질환을 포함하는 질병 치료에서 근본적인 혁명의 길을 닦아나갈 수도 있다. 무엇보다 팬데믹은 우리가 진실로 서로 연결돼 있으며 무슨 일이 있건 함께 일어나고 함께 추락한다는 사실을 일깨워줬다.

많은 감염병 전문가들은 인류가 본격적인 팬데믹 시대에 접어들었다고 이야기한다. 이전에는 팬데믹이 한 세기에 한 번 정도 찾아오는 사건으로 간주됐다면, 지금은 현재의 팬데믹이 지나가더라도 대부분의 사람들이 또 다른 팬데믹을 경험하게 될 수 있다고 한다. 사실이 그렇다면 코로나19는 최종적인 무대 리허설을 제공한 것일지도 모른다. 팬데믹은 부정할 수 없이 잔인했다. 하지만 팬데믹의 경험은 우리를 다음 팬데믹에서 더 잘 생존하는 데서 나아가 한층 번영하게 해줄 지식으로 무장시키기도 했다. 우리는 팬데믹의 교훈을 받아들이고 코로나19와의 전쟁 동안 일어난 일들을 절대로 잊지 않아야 한다.

COVID-19

1부 비상, 인류에게 심각한 문제 발생!

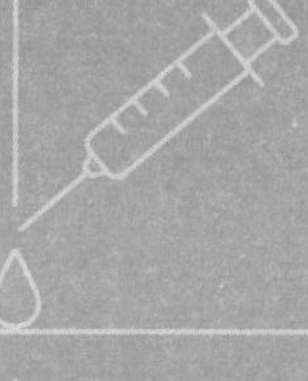

1장
부검

수많은 생명을 빼앗아가고 있는 팬데믹 현실만 생각하면 가슴이 답답하다. 지금까지의 통계에 따르면, 미국인 3명 중 1명이 코로나19 바이러스로 사망한 사람의 지인이라고 한다. 남겨진 아이들과 수많은 코로나19 고아들을 떠올려본다. 이 아이들은 가족을 잃은 상황을 어떻게 애도하고 있을까. 안타깝지만 그 답은 '혼자서'다. 나는 이 비극 속에 슬픔의 중심이 없다는 사실을 일찌감치 깨달았다. 바이러스는 우리를 고립시켰다. 우리는 온갖 굳게 닫힌 문—장례식장의 문, 요양원의 문, 병원 문, 현관문—뒤에서 홀로 상실을 겪어냈다. 어디 그뿐인가. 우리는 보이지 않는 허공의 적을 상대하느라 감정적 고통을 한쪽으로 밀쳐놔야 했다. 게다가 9/11 테러나 허리케인 카트리나, 샌디 후크 초등학교 총기 난사 사건이 벌어졌을 때처럼 국가적 차원에서 고통을 서로 나눠 가질 수도 없다. 드러내놓고 슬퍼할 기회를 갖지 못하다 보면 마음속에서 '박탈된 애도'라는 것이 자라난다. 가족, 친구와 함께하는 시간이나 삶의 방향성을 상실하는 데에서 비롯되는 슬픔도 충분히 존중받고 애도할 만한 가치가 있다. 그럼에도 불구하고 이런 유의 슬픔은 대개 사회적으로 외면당하고 각자가 알아서 감내해야 할 몫으로 남는다.

심리학자들에 따르면, 사회적 비극의 시기에는 많은 사람들이 타인의 아픔에 공감하고 마음이 움직이며 고통받는 사람들을 돕고 싶어 한다. 그런데 슬픔의 중심이 없는 경우 증가하는 사망자 수로만 주의가 집중되면서 '연민 퇴색(혹은 공감 피로)'—캐나다 브리티시컬럼비아 대학교의 사회 심리학자 아짐 샤리프가 언급한—을 경험하게 된다. 그러면 연민이 고통받는 사람들 전체로 분산되고 연민의 총량이 줄어든다. 샤리프는 이렇게 설명한다.

"수치가 늘어나면 공감이 힘들어집니다. 또 멀리 떨어져 있어도 공감이 잘 되지 않습니다."

그럼에도 코로나19로 사망한 사람들은 여전히 우리에게 많은 교훈을 전해준다. 올리비아는 정체는 알 수 없지만 불쾌한 무엇이 자신에게 빠르게 내려앉고 있다는 사실만은 분명히 알 수 있었다. 처음에는 목구멍 뒤쪽이 간질거렸고, 뒤이어 피로가 물밀듯이 밀려와서 이른 시간부터 잠자리에 들 수밖에 없었다. 이 활발하고 씩씩한 22세

간호 교육생은 음식점 아르바이트까지 병행하며 아주 바쁘게 사느라 스트레스에 시달리고 있었다. 때는 2020년 2월 첫째 주였다. 그녀는 중국에서 기이한 병이 발생해 미국으로까지 퍼질 수 있다는 소식을 뉴스에서 듣긴 했으나, 치명성을 내재한 바이러스에 자신이 감염될 거라는 생각은 전혀 하지 않았다. 그 즈음 올리비아는 딱히 여행을 하지 않은 데에다 뉴스에서 보도된 백악관의 입장—당시 '미국 대중에 대한 전반적인 위험은 여전히 낮다'는 미국 국토 안보부의 공식 성명이 있었다—을 듣고 삶을 바꿀 만한 팬데믹의 진행에 대한 두려움이 누그러졌다.

그날 밤늦게 올리비아는 마른기침과 심한 인후통 때문에 잠에서 깼다. 열, 타는 듯한 두통, 이불을 덮어도 소용없는 오한, 메스꺼움도 동반됐다. 그녀는 심한 감기 아니면 독감에 걸렸겠거니 했다. 그도 그럴 것이 그녀는 건강했고 젊었고 어린 시절에 암도 극복한 사람이었다. 그러니 이 정도는 괜찮다고 생각했다. 맛과 냄새까지 느껴지지 않았지만 감기나 부비강염에 걸렸을 때 이미 겪어본 증세였다. 올리비아는 직장에 병가를 내고 수업에도 가지 않았다. 집에서 닭고기 수프와 타이레놀을 먹고 좀 쉬면 회복되리라 믿어 의심치 않았다. 24시간 운영하는 원격 진료 시스템의 간호사에게 전화했을 때, 간호사 역시 곧 회복될 테니 '이겨내라'는 말과 함께 물을 충분히 마시라고 당부했다.

그러나 이후 올리비아는 급격히 상태가 나빠져서 호흡이 힘든 지경에 이르렀고, 혼자서 화장실도 갈 수 없는 정도가 됐으며, 이내 시간과 날짜 감각마저 사라졌다. 그녀는 독립성이 강했던 터라 부담이 될까 봐 친구에게 도와달라는 부탁도 하지 않았다. 돌이켜 보면 바이러스에게 새로운 숙주를 찾을 기회를 주지 않은 결과가 되긴 했으니 불행 중 다행이라고 해야 할까. 올리비아는 아늑한 자신의 집 소파에서 호흡 부전으로 홀로 세상을 떠났다. 그 순간 다른 주에 살고 있던 가족들은 그녀의 상태가 얼마나 위중한지 알지 못한 채 그녀와 연락하기 위해 갖은 애를 쓰고 있었다. 그녀가 코로나19로 사망한 사실을 아는 사람은 아무도 없었다. 감염병은 소리 없이 번지고 있었고 현 상황이 어떤지에 대해 국가 차원의 인식이 생기기 전이니, 올리비아처럼 혼자서 세상을 떠난 이들이 얼마나 더 있을지에 대해서 알 길이 없었던 것이다.

41세의 패트릭은 운동으로 단련된 건강한 몸을 가졌다. 그는 조지타운 대학교, 하버드 대학교, MIT에서 학위를 받고 정치 조직자, 사회 기업가로서 두각을 나타내며 입지를 다져왔다. 그는 오바마 행정부에서 일했으며, 마이애미 시장 프랜시스 수아레스의 사촌이었다. 사망 이틀 전 패트릭은 자신의 거주지인 마이애미에서 열린 엘리자베스 워런(미국의 상원 의원 - 옮긴이) 캠페인 행사에서 연설을 했다. 그가 살아 있는 모습을 보인 마지막 날에 플로리다에서 첫 코로나19 사례가 확인됐다는 발표가 있었다. 그날 저녁 패트릭은 자신의 아파트에서 기도 모임을 열었고, 이후 아파트 경비원에게 몸이 좋지 않다고 말했다.

2020년 3월 1일 새벽 1시, 패트릭은 형제들에게 무엇인가 잘못됐다는 문자를 보냈다. 그는 숨을 헐떡거렸다. 구급대원이 그를 발견한 것은 3월 3일 슈퍼 화요일(미국 대선에서 대통령 후보자 지명 권한이 있는 대의원을 가장 많이 선출하는 3월 첫째 주 화요일 – 옮긴이)이었다. 부검 결과 사인은 심장 비대증에 따른 '진단 미확정의 고혈압성 심장병'이었다. 그런데 패트릭은 심장 질환을 진단받은 적이 단 한 번도 없었다. 때문에 가족들은 허탈하면서도 도저히 이해할 수 없었다. 7개월 후인 10월이 돼서야 가족들은 부검에서 폐포라고 불리는 작은 공기주머니의 출혈을 포함해 급성 폐 손상이 함께 발견됐다는 사실을 전해 들었다. 이는 코로나19 1차 유행 당시 뉴욕의 수많은 코로나19 사망자에게서 발견된 것과 유사했다.

2020년 6월, 53세의 앨리너는 코로나19 검사에서 양성 판정을 받았지만 크게 신경 쓰진 않았다. 조금 피곤하고 코가 막히고 옅은 두통이 있는 것 외에 증상이 거의 없었음에도 계속되는 자가 격리가 그저 성가실 뿐이었다. 10대인 두 딸도 양성 반응이 나왔지만 미열과 낮잠 증상을 보이는 게 전부였고 며칠 후 다시 예전의 모습을 되찾아가는 듯했다. 남편 역시 양성이었는데, 남편은 증상이 심한 편이라 병원에 입원했다가 1달 만에 100프로 가까이 건강을 회복했다. 이후 가족 모두 코로나19 음성 판정을 받았고 일상으로 되돌아갈 준비가 완료됐다. 앨리너는 상황이 일단락됐다고 생각했다. 하지만 이

것은 시작에 불과했다.

다른 가족들이 완전히 회복되고 몇 주가 지났지만 앨리너만은 여전히 제대로 된 일상을 영위할 수 없었다. 설명할 수 없는 요통, 가시지 않는 피로, 불면, 그리고 이전까지 한 번도 경험해보지 못한 극심한 불안이 그녀의 하루하루를 지배했다. 앨리너는 평소에 열심히 러닝을 나갔었지만 숨 가쁨, 가슴 통증, 비정상적으로 빠른 심장 박동과 싸우느라 어떤 운동도 할 수 없게 됐다. 아침에 몸을 일으키는 것도 힘들었고 아주 간단한 일을 하려고 해도 육체적으로나 정신적으로 안간힘을 쓰지 않으면 안 됐다. 계단 오르기나 식사 준비는 물론, 대화조차 버거워지는 나날이 이어졌다. 장도 문제를 일으켰다. 그녀는 평소대로 건강한 식단을 유지했지만 복통을 동반한 심한 설사가 끊이지 않았다. 뿐만 아니라 전례가 없던 편두통이 며칠씩 가시지 않기도 했다.

앨리너는 여동생에게 말했다.

"뇌가 망가졌나 봐. 너무 무서워."

운전할 때 교차로에서 어떻게 해야 하는지 생각이 나지 않았고, 심신을 쇠약하게 만드는 편두통에 더해 정신까지 혼미해졌다. 법무사였던 그녀는 업무 수행이 불가능한 수준에 이르자 인지 저하와 치매가 아닌지 걱정되기 시작했다. 그렇지 않고서야 건강한 중년 여성이 갑자기 집중력뿐 아니라 새로운 기억 생성 능력에 심각한 문제가 발생할 일이 뭐가 있겠는가.

그녀는 온라인 검색을 통해 장기 코로나19 환자 또는 장기 후유증 환자로 분류되는 수천 명의 사람들이 '브레인 포그'라는 증상으로 고통을 호소하고 있다는 사실을 알아냈다(좀 더 기술적인 표현은 급성 코로나19 후증후군PACS; post-acute COVID-19 syndrome이다). 또한 무증상에서 증상으로 이어지는, 끝이 보이지 않는 이 이상한 일련의 사건이 생각보다 일반적이라는 사실 또한 알게 됐다. 의사들 역시 이 상황을 종잡을 수 없긴 매한가지였다. 그런데 최근 연구들에 따르면, 코로나19 환자의 무려 3분의 1이 장기 후유증 환자가 되며 이들 중 3분의 1이 무증상 감염으로 시작한다.

의사들은 브레인 포그, 즉 뇌 혼탁을 포함한 지속적인 증상들이 코로나19에 국한된 것은 아니라고 한다. 기록상으로 이 증상들은 독감과 관련된 1889년의 의학 문헌으로 거슬러 올라간다. 최근의 역사 연구 결과를 봐도 '인지 변동의 일반 증상'에 대한 초기 보고가 1889년과 1892년 러시아 독감 팬데믹 기간에 발표됐고 1918년 스페인 독감* 기간에 다시 나타났다. 다만 코로나19는 증상 자체보다 증상이 영원히 사라지지 않고 그 사람의 미래를 규정지을 가능성이 있기

* 1918년의 독감 팬데믹은 종종 스페인 독감이라고 불리지만 스페인에서 시작된 것은 아니다. 1차 세계 대전에 참전한 다른 나라들과 달리 스페인은 중립을 지켰고 덕분에 언론에서 독감에 대한 뉴스를 좀 더 자유롭게 보도할 수 있었을 뿐이다. 전시 중에 다른 국가들이 언론 일시 중단 사태를 겪을 때 스페인의 알폰소 13세 왕이 이 병에 걸렸다는 스페인발 심층 보도를 접한 사람들은 스페인을 팬데믹의 시작 지점이라고 생각하게 됐다. 하지만 사실은 그렇지 않을 가능성이 크다. 과학자들은 영국, 프랑스, 중국을 당시 감염병 발원의 후보지로 꼽고 있되 어느 한 군데를 정확히 꼬집진 못한다. 어쩌면 1918년 3월 11일 캔자스의 군사 기지에서 첫 번째 발병 사례가 보고된 미국이 의외의 시작점일 수도 있다.

에 우려가 크다. 1년을 꽉 채운 시점까지도 앨리너는 여전히 잃어버린 과거의 기억들을 찾고 있다.

이 책에는 다양한 코로나19 환자들의 사례가 담겨 있다. 이들은 용기, 인내, 낙관, 희망에 대한 가슴 아픈 이야기들을 들려준다. 또한 이들 한 사람 한 사람에게 서로 다른 방식으로 극적인 영향을 미친 이 질병의 범위도 보여준다. 이를테면, 동거인에게서 바이러스에 감염된 일란성 쌍둥이 중 하나는 결국 인공호흡기를 달게 됐고, 나머지 하나는 그럭저럭 병을 이겨낸 사례 등이다. 대체 어떻게 된 일일까? 나중에 살펴보겠지만, 며칠 사이에 한 사람은 죽음으로 몰고 다른 한 사람은 상처 없이 두는 이 바이러스의 종잡을 수 없는 성질 때문에라도 팬데믹을 해결이 대단히 시급한 과제로 삼아야 한다. 우리가 상실한 수백만 명의 생명에는 중요한 교훈이 있다. 그러니 아무리 고통스러워도 시간을 들여 배워야 한다.

의학에서 새로운 질병을 비판적으로 분석해 병균의 생물학과 행동을 이해하고, 이것이 어떤 연령대의 사람들에게 어떻게 영향을 미치는지 알게 되는 데는 수십 년이 걸릴 수 있다. 그러고 나서도 그 답을 이해하는 일은 생각만큼 쉽지 않을 확률이 크다. 2009년 신종 플루 유행 때는 입원의 필요성이 가장 높은 연령대가 10세 미만이었다. 어린아이들은 신종 플루와 비슷한 것에 노출된 적이 없었으므로 선천적인 면역이 없었던 것이다. 조류 독감의 경우 가장 많은 영향을 받은 사람들이 10~40세였다. 대체로 젊은 성인에게서 더 흔하게 발생하는 신체의 과도한 염증 반응으로 사망 위험이 증가했다. 반면에 코로나19에 걸려서 사망할 가능성이 가장 높은 사람들은 노년층이었다. 사망률의 80%가 65세 이상에서 발생했다. 안타깝게도 코로나19 발생 초기에는 이와 같은 단순한 통찰조차 파악되거나 문서로 기록되지 않았다.

게다가 이 '통찰'은 후에 치명적인 실수로 이어졌다. 미국의 젊은 층들은 코로나19를 '노인 질병'으로 치부하면서 본인들은 감염 가능성이 낮거나 감염되더라도 쉽게 회복될 수 있으리라 믿으며 정부의 지시를 제대로 따르지 않았다. 하지만 바이러스는 변이를 거듭하며 더 젊은 숙주를 찾아 나서기 시작했다. 나이 든 세대들이 빠르게 백신 접종의 보호 속으로 들어가고 나서, 결국 2021년 봄이 되면서 코로나19에 감염된 젊은 연령층의 입원이 급증했고 일부는 심각한 증상을 보였다. 올리비아, 패트릭, 앨리너의 사례는 코로나19가 65세 이상 연령층에서 대량 사망을 초래한다는 가설이 위험한 고정 관념에 지나지 않는다는 반증이다. 실제로 코로나19는 과소평가돼 있다. 이 바이러스는 한창 전성기인 사람을 사망에 이르게 하고, 살아남은 사람에게는 기나긴 후유증을 남기는 괴력을 가졌다. 또한 확산해나가면서 스스로를 변형시키는 능력도 지녔다. 우리는 이번 팬데믹의 교훈을 되새겨 더 안전하고, 더 나은 미래를 준비해야 한다. 팬데믹의 시간을 절대 잊어선 안 된다.

사망 원인

의사들이 즐겨 하는 농담이 있다.

'내과 의사들은 모든 걸 알면서 아무것도 안 한다. 외과 의사들은 아무것도 모르면서 모든 걸 한다. 그리고 병리학자들은 모든 걸 알고 모든 걸 하지만 하루 늦게 한다.'

이와 비슷한 이야기가 서스펜스 소설 작가 로빈 쿡이 1983년에 쓴 소설《죽음의 신Godplayer》에도 나온다. 로빈 쿡은 의학 스릴러 장르를 대중화한 것으로 유명하다. 저작 대부분이 공중 보건에 영향을 미치는 주제를 다루고 있으며,《감염Outbreak》,《감염체Contagion》,《팬데믹Pandemic》(국내 미출간) 등 감염병을 주제로 한 소설도 여럿 썼다. 쿡의 소설을 포함해 의사가 집필한 책에서 중요하게 부각되는 또 다른 주제가 바로 자기 성찰이다.

나는 의사들이 세간의 평가보다 훨씬 더 자기반성적인 사람들이라고 믿는다. 단순히 내가 의사라서가 아니라, 현실적으로 대부분의 의사들이 성공보다 실패로 규정지어지기에 하는 말이다. 의사들은 막을 수 있었을지도 모를 환자의 사망에 심적으로 괴로워한다. 그리고 제도적으로도 의사의 실수와 의사 때문에 생긴 합병증—당연히 사망도 포함해—에 대해 공식적인 평가를 내리는 방안을 마련해두고 있다. 대다수의 병원에서는 이러한 결과들에 대해 터놓고 토론하는 비공개 정기 회의가 열린다. 일부에서는 이 회의를 사망death과 합병증complications의 머리글자를 따서 디 앤드 시, 또는 이환율morbidity과 사망률mortality의 머리글자를 따서 엠 앤드 엠으로 부르기도 한다(우리나라에서는 사인 분석 위원회라고 한다 - 감수자). 정말이지, 앞에 나가서 깊은 속을 드러내 보이는 증언을 하는 건 여간 힘든 일이 아니다. 어찌 보면 부검은 자기 성찰을 몸으로 실천하는 것과 같다.

부검이 테이블에 누운 환자에게 아무런 도움이 되지 않는다는 사실을 알면서도 부검 현장을 지켜보는 것은 섬뜩하고도 감정 파괴적이다. 그럼에도 막을 수 있었던 죽음이 되풀이되지 않고 다른 사람들은 살릴 수 있기를 바라는 까닭에 부검을 시행한다.

코로나19 희생자들의 부검은 뇌의 파편에서부터 아래로는 '코로나19 발가락 발진'까지, 인체에 가해지는 바이러스의 폭위(暴威)를 드러내기 위해 시작됐다. 3장에서 구체적으로 살펴보겠지만 그전에 짚고 넘어가야 할 내용이 있다. 팬데믹이 시작되고 1년 만에 미국인 사망자들이 50만 명을 넘어선 시점에 바이든 대통령이 취임했다. 이후 나는 6명의 의사들—트럼프 전 대통령이 팬데믹 탈출을 주도하는 임무를 맡겼던—을 대상으로 다른 의미의 '부검'을 시행하게 됐다. 다름이 아니라 이들을 철저하게 해부하는 것이었다. 당시 6명의 의사 모두 새 정부의 백악관 브리핑 룸의 단상에 잠깐 모습을 보였다가, 앤서니 파우치 박사—1984년부터 미국 국립 알레르기·전염병 연구소의 수장을 맡아온—만 바이든 팀에 합류해 대통령 수석 의학 자문을 맡게 됐고 나머지는 자유를 누리는 일반 시민이 됐다.

내가 속한 팀은 이들 6명의 의사와의 일대일 대화를 신뢰할 만한 환경에서 진행하기 위해, 몇 주에 걸쳐 휴스턴, 워싱턴 DC, 볼티모어에 널찍하고 환기 시설이 잘 돼 있는 호텔 연회장을 확보했다. 이들의 의학적 배경을 감안해, 나는 이들에게 의사라면 누구나 익히 아는 고되고도 친숙한 방식, 즉 부검 형식의 토론을 할 예정이라고 말했다. 나는 이 자리를 통해 어떻게 해서 미국이 세계 최악의 코로나19 창궐지가 됐는지 철저하게 분석하고 토론할 참이었다.

미국은 정교하고 값비싼 의료 시스템을 갖춘, 세계에서 손꼽히는 부자 나라다. 앞서 언급했듯, 존스 홉킨스에서 팬데믹 대비 순위를 매겼을 때 미국은 당당히 1위를 차지했었다. 2021년 초, 나는 로스앤젤레스에 있었는데, 연휴가 끝나고 갑자기 코로나19 환자가 급증하면서 이곳에서 대체 무슨 일이 일어나고 있는지 지켜보는 중이었다. 옛날 같았으면 전 세계의 재난 피해 지역에서만 목격할 수 있었을 광경이 로스앤젤레스에서 벌어졌다. 로스앤젤레스에서는 2021년 1월 중순까지 6분에 1명꼴로 사망자가 늘고 있었다. 구급차가 몇 시간씩 빙빙 돌면서 환자를 1명이라도 더 응급실로 들여보내기 위해 여분의 침상을 찾는 동안, 병원은 병원대로 과도한 부담을 안고 주저앉기 일보 직전이었다. 팬데믹이 시작된 지 1년이 지났지만 코로나19의 기세는 여전했다.

미국은 선진국 및 대부분의 개발 도상국을 통틀어 가장 큰 소득 불평등을 기록하고 있다. 그리고 이번 팬데믹으로 극명한 인종적, 경제적 격차의 민낯이 고스란히 드러났다. 로스앤젤레스의 경우, 2월 중순까지 집계된 코로나19 사망률이 백인과 비교해 흑인은 2배, 라틴계는 3배에 달했다. 반면에 미국에서 지구 반 바퀴를 돌아야 나오는 아시아 최대의 빈민가인 인도 뭄바이의 다라비는 상황이 완전히 달랐다. 100만 명의 주민들이 빽빽한 판잣집에 모여 살며 여러 세대가 방 한 칸을 같이 쓰는데도 이상하리만큼 사망률이 낮았다. (물론 이 현상은 곧 바뀔 것이라 예상됐고 실제로도 그리됐다. 다만 이런 부분은 중요한 교훈이 되므로 추후에 자세히 다루기로 한다.) 비슷한 사례로, 인구가 2억 명 가까이 되는 나이지리아 역시 미국의 100분의 1이 되지 않는 사망률이 보고됐다. 한마디로, 흑색과 갈색 피부의 미국인들은 미국 내에서 가장 불리한 영향을 받았을 뿐 아니라, 별도의 인구 통계학적 측면에서도 감염률 및 치명률에서 세계 최고 수준을 기록했다.

1년 후 팬데믹 대응 초기 담당자들과 20시간이 넘도록 인터뷰를 진행하면서 느낀 바는, 배경과 자격 증명만으로도 이들이 팬데믹 대응에 적임자라는 사실에는 누구도 반기를 들 수 없다는 것이었다. 이들은 말 그대로 어벤저스였다. 무슨 조치를 어떻게 취할 것인가를 두고 의견이 대립할 때도 있었고 더러 열띤 공방도 벌어졌지만, 이들은 서로의 전문성을 존중했으며 한 명 한 명이 의사 결정에 적격한 사람들이라는 데에는 전혀 이견이 없었다. 2017년 트럼프 전 대통령이 미국 보건 복지부의 감염병 대응 본부 차관보로 임명한 로버트 카들렉 박사만 해도 그렇다. 감염병 대응 차관보라는 직책은 입법 과정을 거쳐 2006년 부시 전 대통령의 인가로 법제화됐다. 부시 전 대통령이 휴가차 텍사스에 갔다가 존 베리가 1918년 독감 팬데믹에 대해 쓴 책을 손에서 내려놓지 못하고 단숨에 읽어내려간 지 딱 1년 후의 일이었다. 역사학자인 존 베리가 '역사상 그 어떤 질병의 창궐보다 훨씬 더 많은 사람을 죽일 수 있는' 불가사의한 역병에 대해 자세하게 설명한 부분을 읽은 부시 전 대통령은 숨 막히는 공포를 느꼈다. 그는 워싱턴으로 돌아가자마자 프랜 타운센드 수석 국토 안보 보좌관을 집무실로 불러들였다. 부시 전 대통령은《독감 The Great Influenza》(국내 미출간) 한 권을 내밀며 이렇게 말했다.

"이 책 한번 보시죠."

그러고는 덧붙였다.

"이런 일이 100년에 한 번씩 일어난답니다. 국가적 전략이 필요해요."

이 대화로부터 미국에서 가장 포괄적인 팬데믹 계획이 탄생했다. 타운센드가 언론에 공개한 내용에 따르면, 이 계획에는 글로벌 조기 경보 시스템 구축, 새로운 백신 기술 개발을 위한 자금 마련, 보호복, 안면 보호구, 인공호흡기 등 높은 수요가 예상되는 중요 긴급 보급품의 국가적 비축 같은 사항이 포함됐다. 부시 전 대통령의 보좌관과 각료들은 관련 아이디어와 지침을 시험하는 데 게임 형식의 모의 훈련까지 동원해가면서 이 계획을 밀어붙일 가치가 있는지에 대해 여전히 회의적이었다.

그러나 부시 전 대통령은 고집을 꺾지 않았다. 한 보좌관은 완강한 부시 전 대통령의 태도를 '집착'이라고 표현했다. 어쨌든 이 계획에 70억 달러, 현재 가치로 100억 달러가 투입되기 시작했다. 당시 대테러, 허리케인, 산불 등 더 시급해 보이는 현안들에 파묻혀 힘들어하던 타운센드에게 부시 전 대통령은 마치 예언하듯 말했다.

"팬데믹은 당장 눈앞에선 일어나지 않을 수 있지만 미국은 팬데믹 대처 방안이 필요합니다."

그러고 나서 정확히 15년 뒤 모두가 뼈저리게 깨닫게 된 자명한 이치를 덧붙였다.

"팬데믹은 산불과 흡사합니다. 조기에 발견하면 한정된 피해만으로 불길을 잡을 수 있어요. 하지만 연기가 나는 걸 제대로 파악하지 않고 내버려두면 큰불이 돼 우리의 통제 능력을 넘어서 빠르게 번질 수 있습니다."

비록 이 야심 찬 계획의 많은 부분이 이후 몇 년간 보류되고 온전히 실현되지 못했지만, 감염병 대응 본부의 설립 같은 일부 조항은 남아서 2020년을 함께했다.

카들렉 박사는 감염병 대응 본부로 오기 전에 미국 공군에서 의사이자 직업 장교로서 생화학 공격 방어에 평생을 바친 사람이다. 부시 행정부에 합류한 후에는 9/11 테러, 뒤이은 탄저균 공격, 그리고 카트리나를 포함해 파괴적인 허리케인에 대한 대응을 이끄는 일을 지원했다. 몇 년 후 카들렉 박사는 또 다른 허리케인에 대응 중이었다.

이번에는 푸에르토리코를 겨냥하는, 도리안이라는 이름이 붙은 허리케인이었다. 이 무렵 이상한 폐렴 환자 집단에 대한 뉴스가 부상하기 시작했다. 처음에 이 소식은 도리안의 여파에 신경을 곤두세우고 있던 그에게 잡음 정도에 불과했다. 나와 마찬가지로 그 역시 지구 반대편에서 일어나는 이상하고 새로운 폐렴에 대해 초기에는 다소 무심했던 것이다. 그가 맞닥뜨린 바이러스 폭풍은 이전에 다섯 차례의 이라크 전투 순회 후 경험했던 스트레스조차 무색하게 만들어버리는 상상 초월의 것이었다. 카들렉 박사는 눈시울을 붉히며 말했다.

"코로나19 때문에 외상 후 스트레스 장애PTSD; post-traumatic stressed disorder가 온 것 같습니다."

팬데믹의 규모보다 그를 더 절망하게 한 것은 얼마든지 이 재앙을 예측하고 예방할 수 있었다는 점이었다. 2019년 그가 '크림슨 컨테이전(번역하면 '진홍의 감염'이라는 뜻이다 – 옮긴이)'이라는 암호명을 붙여놓은 탁상 훈련(시뮬레이션된 재난 시나리오대로 참가자를 안내하는 재난 대비 활동 – 옮긴이)만 제대로 활용했더라면 상황은 180도 달라졌을지도 몰랐다. 놀랍게도 이 시뮬레이션 시나리오는 중국에서 발생한 호흡기 바이러스가 전 세계를 날아다니다 시카고에서 처음 발견된다는 내용으로 구성돼 있었다. 크림슨 컨테이전에서는, 47일 후 세계 보건기구가 팬데믹을 선언했지만 때는 이미 너무 늦었다. 1억1천만 명의 미국인이 병에 걸렸고, 770만 명이 입원했으며, 58만6천 명이 목숨을 잃었다. 어디서 많이 들어본 것 같지 않은가?

존스 홉킨스의 낙관론과 달리, 2019년 10월에 나온 크림슨 컨테이전 보고서 초안에는 연방 정부가 치료제도, 해독제도 없는 새로운 바이러스와 생사를 겨뤄야 하는 전쟁에 자금, 대비책, 조직력이 얼마나 부족한지 여실히 드러나 있다. 이 보고서는 결국 비공개 처리됐다. 크림슨 컨테이전은 미국의 팬데믹 대응 시스템이 지닌 결함을 인정한 셈이었고, 결과적으로 이는 무시무시한 현실로 다가왔다. 주목해야 할 점은 팬데믹 모의 실험에서 '혼돈'이 반복된다는 것이다. 연방 정부 기관들은 책임 소재를 두고 입씨름을 벌였다. 주 공무원과 병원들은 가용 물품에는 어떤 것이 있으며 비축량은 어느 정도인지 파악하기 위해 악전고투했다. 개별 주와 도시는 학교 폐쇄를 제각각으로 결정했다. 안타깝게도 상상으로만 존재하면 좋았을 이런 사례들은 실제 상황이 됐다.

카들렉 박사는 이 실험을 통해 3가지 중요한 교훈을 얻었다. 팬데믹이 닥치면 누가 책임자인지 알아야 한다는 것, 개인 보호구와 진단키트 같은 물품에 대한 공급망과 정보 채널을 확보해야 한다는 것, 필요한 대응에 투여할 자금을 확보해야 한다는 것이다. 첫 번째 교훈인 리더십 문제는 나중에 다루기로 하고, 우선 개인 보호구, 의약품, 인공호흡기, 그 외 의료 장비의 비상 공급망부터 따져보자. 팬데믹 초기 상황은 그야말로 총체적 난국이었다. 미리 준비된 시스템이 전무했으므로 기초부터 시작해야 했다. 크림슨 컨테이전에서 카들렉 박사 팀은 미국이 팬데믹 같은 위기에 대응하는 데 필요한 비용을 대략 100억 달러로 추산했지만(부시 전 대통령이 계획한 것과 같은 금액이다) 끝내 승인이 무산됐다.

그렇다면 카들렉 박사가 코로나19 팬데믹을 겪으며 감염병 대응 본부 차관보로 재임한 12개월 사이에 지출한 돈은 과연 얼마였을까? 자그마치 350억 달러였다. 뿐만 아니라 2020년 12월, 급격히 퍼지기 시작한 팬데믹 대응 비용으로 의회로부터 236억 달러를 추가로 승인받았다. 하지만 수많은 사람들의 생명, 일자리, 사업, 생계의 손실에 비하면 이 비용은 턱없이 부족한 수준이었다. 카들렉 박사에 따르면, 미리 준비했더라면 100억 달러의 예산만으로 미국이 팬데믹을 방어할 수 있었을 것이며, 이 금액은 시민 1명당 30달러, 10년간 3달러를 소비하는 정도라고 했다. 바이러스를 국가 안보를 위협하는 요소로 간주했다면, 국가를 방위하는 데 드는 항공 모함 1척의 가격보다 적은 비용이 들었을 수 있다는 것이다. 미국은 세계 어느 나라보다 많은 11척의 현역 항공 모함을 보유하고 있다. 다만 이 비용의 일부를 보이지 않는 잠재적인 적과 싸우는 데 사용하도록 승인하는 일은 정치인들이 기꺼이 승부를 걸 만한 판이 아니었다. 그 결과로 미국이라는 나라 전체가 엄청난 대가를 치렀다. 2021년에 바이든 대통령이 취임하자마자 내놓은 초기 과제 중 하나는 코로나19 재난 지원금을 통과시키는 것이었으며 그 규모는 2조 달러에 육박했다.

혹시 대책 위원회의 수장을 다른 사람이 맡았더라면 결과가 달라졌을까? 아마 이 질문에는 누구도 확답을 할 수 없으리라. 의사들과의 인터뷰 기간 내내 이들과 시간을 보내고, 이른 아침, 늦은 밤을 가리지 않고 수없는 통화를 하는 동안 또 다른 의문이 생겼다.

"당신이 소외되거나 침묵해야 하는데도 왜 그 일을 계속한 겁니까?"

나의 질문에 의사들은 표현은 조금씩 다를지언정 결국엔 같은 의미를 담은 답을 내놨다.

"저는 제가 그 일에 적임자라 믿었고, 제가 일을 그만두면 비효율적이고 정치색 짙은 인물로 그 자리가 대체될까 봐 걱정됐습니다."

의사들은 백악관이 자신들의 제안을 묵살하자 팬데믹에 대항하는 이른바 십자군 전쟁을 밀어붙일 방법을 강구했다. 2020년 5월 즈음 외부인의 눈에 대책 위원회는 해산한 것처럼 보였다. 이들이 트럼프 전 대통령의 기자단 브리핑에서 자취를 감췄기 때문이다. 사실 이들은 벅스 박사의 연구실에서 비공개로 모이거나 화상 회의를 하며 주어진 임무를 수행 중이었다. 또한 벅스 박사는 '닥터스 그룹'이라는 곳에서 파우치 박사, 당시 미국 질병 통제 예방 센터의 국장 밥 레드필드, 식품 의약국의 국장 스티븐 한을 일주일에 3~4번씩 따로 만났다. 닥터스 그룹은 비밀 모임이 아니었지만 이들의 존재를 아는 사람은 극소수였다. 이들은 의학적 문제에 대한 의견을 나누면서 바이러스 창궐의 패턴 분석을 계속해나갔다.

벅스 박사는 마이크 펜스 전 부통령에게 늘 솔직했다. 펜스 전 부통령은 그녀가 일을 시작할 때부터 동맹이 돼줬고, 그녀가 주도하는 일에 따르는 데 주저하지 않았다. 여름 사이 바이러스의 확산이 거세졌다는 사실을 보여주는 패턴을 확인하자마자 벅스 박사는 그래프와 도표를 챙겨 들고 펜스 전 부통령을 찾아가 말했다.

"이런 식의 곡선이 지속되면 우리가 겪은 그 어떤 케이스보다 심각해질 겁니다."

펜스 전 부통령은 그녀를 직시하며 대답했다.

"그렇다면 박사님이 해야 할 일을 해주십시오."

여정의 출발에 대한 승인이었다.

벅스 박사는 펜스 전 부통령의 전용기를 타고 각 주를 누볐다. 그러고는 캐리어를 끌고 렌터카를 옮겨 타가며 지역 사회의 주민들을 만났다. 그녀가 여러 주를 돌아다닌 것은 미국 곳곳의 사람들에게 더 큰 영향을 주기 위한 그녀 나름의 전략이었다. 그녀는 여정 중에 마주친 각 지역 사람들로부터 중앙 정부인 백악관에서 경험한 것과는 사뭇 다른 분위기를 읽을 수 있었다. 벅스 박사는 이렇게 말했다.

"백악관 지침대로 움직이며 일하는 것과 개별 주 및 미국 국민에게 실질적으로 중요한 의미를 지니는 정보를 찾아내기 위해 일하는 것의 균형이 필요했습니다. 그리고 이 균형을 잘 유지하는 게 제 최대 관심사이기도 했고요. 어떻게 해야 지역 언론, 주지사, 시장 등과 솔직하고 '쉽게' 소통할 수 있을까, 또 어떻게 해야 마스크 착용 의무화, 술집 폐쇄, 실내 음식점 영업 제한에 대해 확실한 협조를 구할 수 있을까, 하는 것들은 중앙 정부 차원에서는 절대로 대놓고 논의할 수 없는 것들이었습니다."

대부분의 주지사나 시장은 벅스 박사의 조언을 귀담아듣고 그대로 이행했다. 교사를 대상으로 한 전수 검사만 해도 그렇다. 그녀는 한 학구에서 교사들에게 전수 검사를 촉구했다. 학교를 집단 감염지로 간주해서가 아니라 교사들이야말로 지역 공동체를 대표하는 사람들이기 때문이었다.

"같은 이유로 모든 병원에 정기적인 전 직원 전수 검사를 요청했습니다. 이 결과를 가지고 우편 번호로 삼각 측량(두 점 사이의 거리를 직접 구하지 않고 삼각법을 적용해 다른 거리와 각을 구해서 알아내는 방법 - 옮긴이)을 해서 감염의 확산 지점을 알아낼 수 있었습니다."

그렇지만 백악관은 이와 같은 논리적 사고를 귓등으로 흘려들었다. 트럼프 전 대통령이 2021년 2월 첫째 주에 언론인 밥 우드워드에게 '이 바이러스는 치명적이다'라고 솔직하게 털어놓긴 했으나, 벅스 박사가 보기에 백악관의 그 누구도 무증상 확산이 심각하고, 감염 수준이 높고, 질병이 치명적이라고 생각하지 않는 듯했다. 그러니 그녀가 웨스트 윙(백악관 중앙 관저의 서쪽에 있는 건물로 대통령과 보좌관들의 집무 공간을 말한다 - 옮긴이)의 이른바 서열이 낮은 사람들 사이에서 닥터둠(좋지 않은 상황을 예견하는 경제 비관론자 - 옮긴이)이라는 별명을 얻게 된 것은 어찌 보면 당연한 일이었다.

한편, 파우치 박사는 코미디 프로그램, 연예인 팟캐스트에서부터 '세서미 스트리트'에 이르기까지 온갖 미디어에 과학 기반의 메시지를 전달하고 있었다. 더불어 수시로 백악관 사람들에게 그들이 듣기 싫어하는 이야기를 했다. 그는 레이건 대통령 시절 미국 국립 알레르기·전염병 연구소 소장이 된 직후에 선배가 해준 조언을 아직도 잊지 않고 있다.

"명심하게. 백악관에 들어갈 때마다 마음속으로 속삭이는 걸세. '오늘이 내가 백악관에 걸어 들어가는 마지막일 수 있다'라고."

파우치 박사는 대통령의 현실 왜곡장에 빠지는 희생자가 아니었다. 현실 왜곡장은 아첨꾼들이 많은 곳에서 권력을 가진 인물을 둘러싸고 형성되는 독특하면서도 상당히 환각적인 환경을 표현하는 용어다. 이 곳에서는 구성원들의 바람이나 이데올로기에 어긋나면 지도자에게 진실을 말하기가 어렵다. 파우치 박사는 트럼프 행정부로부터 축출될 위험을 무릅쓰고 사실에 입각한 소신을 밀고 나갔다. 백악관과 대통령 집무실의 중력을 거스르는 것 또한 그의 임무였다.

확실히 정치가 큰 방해 요인이긴 했으나 그렇다고 해서 팬데믹 같은 어마어마한 규모의 비극이 정치 하나만으로 발생하진 않는다. 의사들은 미국에서 수많은 목숨을 앗아간 이 충격적인 실상이 충분히 피할 수 있는 것이었다고 한목소리로 말한다. 카들렉 박사는 인터뷰 말미에 이렇게 말했다.

"오만함. 우리가 부검을 통해 밝혀낸 사인은 오만함이었습니다."

숫자가 말해준다

사람들은 잘 모르는 것을 맞닥뜨리면 일단 외면하고, 자신을 불편하고 두렵게 만드는 대상을 피하려고 한다. 팬데믹 부정론은 딱히 새로운 게 아니다. 대니얼 디포가 1665년에 쓴 책《전염병 연대기A Journal of the Plague Year》에도 비슷한 내용이 나온다. 당시 런던시 당국이 비정상적인 전염병의 조짐에 거부 반응을 보이며 시민들에게 관련 정보가 새나가지 않도록 막는 데만 급급하다가 결국 사망자가 급증해서 무시무시한 림프절 페스트(전신의 림프절이 붓는 흑사병의 한 형태 – 옮긴이)의 창궐을 부인할 수 없는 지경에 이르렀다는 것이다. 조기 대응에 늦어버린 런던시가 할 수 있는 일이라고는 희생자와 가족을 집에 가두고 확산을 막아보려는 헛된 시도뿐이었다. 그런데 책의 서두에 디포가 쓴 글을 보면 그가 살았던 시대와 현 시대의 역병 사이에 중요한 차이가 있음을 알 수 있다.

"그것이 어디서 비롯됐는지는 중요하지 않았다. (중략) 당시에는 루머나 관련 내용을 퍼뜨릴 만한 신문 같은 게 없었다."

디포의 말인즉슨, 당국은 런던에서 발생한 림프절 페스트 유행으로 죽음의 라운드가 펼쳐질 것을 알고는 있었지만 오늘날의 언론 같은 게 부재했기에 사람들끼리 마땅히 소통할 방법이 없어 비밀 유지가 가능했다는 것이다. 실제로 코로나19 확산 현실은 감춰질 수 있는 성질의 것이 아니다. 사람들은 매체를 통해 병증의 흉포함을 심각한 경고와 함께 공유했다. 다만 무슨 일이 일어나고 있는지 말해줄 매체가 풍부한 만큼 이들이 잘못된 정보와 그릇된 생각을 퍼뜨릴 가능성 또한 농후하다.

21세기 페스트의 유행 앞에서, 우리 역시 런던시 당국의 행태와 유사한 지도자들의 분열, 기능 장애, 진실 함구를 경험했다. 현대의 기술과 소통 방식이 있었다면 인구의 4분의 1을 희생시킨 런던 대역병은 과연 어떻게 전개됐을까. 디포의 책은 1년간의 팬데믹을 겪고 57년 후에 출간됐다. 언제든 비슷한 일이 재현될 수 있다는 경고의 의도를 갖고 나온 책이지만, 실은 치명적인 창궐기에 무엇을 할 것인가, 그리고 더욱 중요하게는 무엇을 하지 말아야 할 것인가에 대한 실용적인 지침서였다. 디포의 스토리를 구성하는 자료의 중요한 출처는 누가 죽었고, 왜 죽었는지를 기록한 1장짜리 주간 보고서인 사망자 통계표였다. 공공장소에 붙어 있던 이 인쇄물(당시에는 소식을 퍼뜨리는 유일한 방법이었다)은 흑사병의 확산을 알리는 광고 역할을 했다. 1665년 내내 디포는 사망자 통계표를 모아서 흑사병이 고조되고 가라앉는 것을 도식화했다.* 흑사병은 한여름에 정점을 찍었다가 크리스마스 무렵에 쇠퇴했다. 사망자 통계표는 질병의 확산에 대한 세계 최초의 기록을 제공한 셈이며, 인류 역사에서 패턴이 자료에 반영

* 디포가 책을 쓰는 데 이용한 사망자 통계표 모음은 1664년 12월 27일~1665년 12월 19일의 것이었다. 코네티컷에 있는 사설 '인류 상상의 역사 도서관'에서 가죽 장정에 양피지로 제작된 원본을 소장하고 있다.

된 첫 사례이기도 했다. 당시 사람들은 이 통계를 통해 페스트의 유행, 사망자의 주별 증가, 유행의 쇠퇴를 파악할 수 있었다.

오늘날의 질병—그리고 사망—추적 자료는 이전보다 훨씬 수준이 높고 복잡하되, 흥미롭고 유익한 정보를 알려준다는 점은 동일하다. 총 37쪽인 이 책자는 2020년 3월 첫째 주에서 시작해 이후 1년 동안의 기록이 실려 있다.

이와 같은 자료와 그래프에는 많은 이야기, 통찰, 교훈이 담겨 있다. 자료를 보면 국가별 코로나19 대응 방식이 현저한 차이가 난다는 것을 알 수 있다. 각국은 저마다 다양한 형태의 완화 전략과 봉쇄를 적용하면서 자국만의 팬데믹 대응 지침을 따랐다. 특이할 만한 점은 세계에서 이른바 부유국으로 분류되는 국가들이 신종 코로나바이러스로 초토화됐으며, 질병의 경로가 전 세계에 걸쳐 예측할 수 없는 방향으로 요동쳤다는 것이다.

2020년 3월 초, 한국의 일일 신규 확진자 수는 평균 550명이었다. 비슷한 인구 규모의 영국이 53명에 불과한 것과 매우 대조적이었다. 그러나 월말로 가면서 한국의 확진자 수가 125명으로 줄어든 반면, 영국은 4,500명을 넘어섰다. 게다가 공급, 검사, 접촉 경로 추적을 위한 기본 시스템을 구축하느라 악전고투를 거듭하고 있었다. 한국과 영국의 보건 의료 체계에 근본적인 차이가 있을지 모르지만, 코로나19에 대한 대응만큼은 한국이 눈에 띄게 한 수 위였다. 한국은 바이러스의 확산을 통제할 수 있는 튼튼한 공중 보건 전략을 조기에 엄격

인구 100만 명당 코로나19 일일 신규 확진자 수

그래프 수치는 7일 평균이며 제한된 검사로 확진자 수가 실제보다 적다.

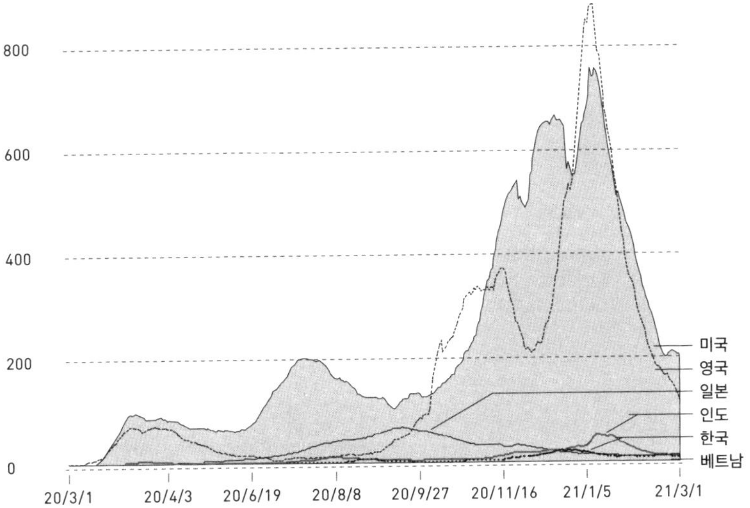

출처 : 존스 홉킨스 대학교 시스템 과학 공학 센터

하게 시행했다. 한국은 '검사, 추적, 격리, 치료'의 행동 계획을 신속히 채택했다. 질병이 의심되는 사람들을 검사하고, 접촉자를 확인하고, 엄격한 격리를 시행하고, 감염자들을 무료로 치료하고, 자가 격리가 필요한 사람들에게 보상을 제공했다. 반면 영국은 검사가 조기에 제한됐고, 2020년 3월에 접촉자 추적과 주민 모니터링이 중단됐다. 그런가 하면 한국은 전 국민 긴급 재난 문자로 피해야 할 감염 핫 스폿에 대한 경고성 메시지를 수시로 전송하는 등 코로나19 대응 계획을 시행하는 데에 스마트폰 기술을 적극 활용했다. 2002년과 2003년의 사스, 2015년의 메르스 창궐이 한국에게 있어 코로나19 실전 연습을 한 셈이 됐고, 영국은 코로나19를 겪으며 각고의 교훈을 얻게 되는 형국이었다. 의학지 〈영국 의학 저널〉의 한 과학자 집단이 두 국가의 대응을 비교한 것을 보면, '한국은 증거가 불명확해도 예방 원칙에 따라 신속한 기본 결정을 내렸고', 이에 반해 영국은 수학 모델에 지나치게 의존했으며 때늦은 과학에 끌려다니는 정책을 채택했다. 즉, 한국은 최악의 시나리오를 상정하고 문제를 해결해나갔고, 영국은 시대에 뒤떨어진 지식에 의존했다.

한편, 밥 레드필드 미국 질병 통제 예방 센터 전 국장은 미국인의 전반적인 건강 상태가 비극적 사망자 수 집계에 큰 역할을 했다는 의견을 내놨다. 비만, 당뇨, 신장 질환, 심혈관 장애 같은 만성 질환에 시달리는, 그야말로 부적격 상태의 몸으로 코로나19 전쟁에 참전한 게 문제였다는 것이다. 굳이 코로나19가 아니더라도 그 자체로 신경 써야 할 게 많은 몸 상태로 말이다. 이 질병들은 대부분의 서구 국가가 가진 특징적인 것들이기도 하다. 물론 비만처럼 예방 가능한 만성적 질병이 전 세계적으로 증가 추세에 있긴 하지만, 이 점을 감안하더라도 미국 같은 고소득 국가들의 비만 환자 비율은 전 세계 국가 대비 현저히 높다. 부유국들의 비만 환자 평균치에서 크게 벗어나 확연히 구분되는 나라가 바로 한국과 일본이다. 두 나라에서 비만은 조기 사망 원인의 5%밖에 되지 않는다(미국에서 비만은 40~85세 사망 원인의 18%를 차지한다).

일부 가난한 나라들은 팬데믹 이후 몇 개월간 진지하게 고려되지 못한 부분에서 또 다른 강점을 보였다. 바로, 이들 국가 사이에 이미 존재하는 면역이다. 앞으로 살펴보겠지만, 한 지역의 감염 이력은 주민들의 취약성에 중차대한 영향을 끼칠 수 있다. 가장 심각한 피해를 입은 곳이 어디인지를 생각해보면 코로나바이러스가 '중국 독감'이 아닌 서구의 질병이 된 이유를 설명하는 데 도움이 된다. 바꿔 말해, 지정학적 위치는 팬데믹의 피해 정도를 결정하는 중요한 요소다.

미국에서 인구 10만 명당 9천 명에 가까운 확진자가 발생하는 동안, 인도는 팬데믹 첫해 내내 이 수치의 10분의 1에 불과한 확진자 수를 기록했다. 알다시피 아시아 지역은 세계에서 가장 인구 밀도가 높은 곳이 아닌가. 또 다른 예로, 일부 유럽 국가들이 극단적인 조치를 취하고도 죽음의 롤러코스터에서 내려오지 못한 반면에, 어떤 국가들은 비교적 이른 시기에 바이러스를 통제함으로써 2021년이 시작되기 훨씬 전에 일상을 거의 회복해가기도 했다. 여기서 알 수 있는 건 무엇일까? 고삐 풀린 바이러스를 억제하는 가장 효과적인 도구는 과연 무엇일까? 세계의 다른 지역보다 코로나19 사상자가 훨씬 적은 동아시아인들은 코로나바이러스가 풍토병인 곳에 살아서 선천적인 면역을 지니고 있는 것일까? 덕분에 이들은 이미 보호 장비를 갖춘 채 코로나19 전장에 나타난 것이었을까? 현재 이런 가능성을 탐색하기 위한 연구들이 진행 중이다. 전 세계적으로 질병의 심각성을 나타내는 패턴은 같지 않다. 바이러스가 국가를 휩쓸어버릴 것이라고 생각한 곳들, 예를 들어 공중 보건 인프라가 사실상 전무하다고 해도 무방한, 빈곤하고 인구 밀도가 높은 지역에서 오히려 심각한 패턴이 나타나지 않았다. 말하자면, 팬데믹 첫해 이후 이 패턴에 몇 가지 예외가 있다는 점이 분명해졌다. 또한 부(富)와 선진 의료 체계가 바이러스 통제에 반드시 유리하진 않다는 점이 부각됐다.

동아시아, 동남아시아, 북아시아—부유국과 빈곤국이 섞여 있는 다양한 지역—의 모든 국가는 보건 의료 체계가 제각각임에도 첫해의 질병 발생률 및 사망률이 현저히 낮았다. 가령, 한국과 일본은 인구 규모의 차이를 조정한 후에도 미국이나 영국보다 훨씬 낮은 코로나19 발생률과 사망률을 기록했으며, 아시아권에서도 높은 인구 밀도를 지닌 필리핀과 인도네시아 역시 독일, 노르웨이 등의 선진국과 비교해 낮은 코로나19 발생률과 사망률을 기록했다. 이 역시 인구 규모를 조정한 후의 기록이다. 심지어 대만은 2021년 늦봄, 코로나19 발생률과 사망률이 살짝 급상승하기 전까지 인구 100만 명당 0.42%라는 아주 낮은 사망률을 기록했다. 이에 비해 유럽 연합은 평균 3천 배가 넘는 사망률을 보였다. 또 캄보디아에서는 2021년 3월까지 1천 명이 겨우 넘는 확진자 수와 단 1명의 사망자가 있었다고 보고됐다. 이후로 감염의 새로운 확산이 잇따르긴 했으나 2020년과 2021년 초 서구에서 일어난 확산세에 비하면 그 숫자는 여전히 미미했다.

이런 이상한 패턴이 이번 팬데믹에만 국한된 것은 아니다. 팬데믹의 발원지에서 오히려 사상자가 적고, 발원지로부터 멀리 떨어진 곳에서 더 심각한 질병이 발생하는 편중 현상은 지난 세기의 3가지 주요 독감 팬데믹의 기록에서도 찾아볼 수 있다. 1918년 팬데믹은 미국이 발원지였을 가능성이 크지만, 아시아와 유럽 같은 다른 대륙에서 더 많은 생명을 앗아갔다. 뿐만 아니라 1957년과 1968년의 독감 팬데믹은 중국에서 시작됐음에도 미국과 유럽에서 훨씬 더 많은 사망자를 냈다. 발원지에서 멀리 떨어진 지역에서 팬데믹의 공격성이 증대되는 현상은 만성 기저 질환이나 연령 같은 요인만으로 충분히 설명되지 않는다. 노년층의 코로나19 사망률이 가장 높다고 익히 알려져 있지만, 세계에서 고령 인구가 가장 많은 일본이 여전히 상대적으로 낮은 코로나19 사망률을 기록하고 있다는 사실은 무시할 수 없다.

오리건주 및 네바다 주립 대학교 출신 연구원 집단은, 이러한 패턴으로 미뤄 팬데믹의 발원지에서 가까운 지역은 바이러스에 대한 교차 면역이 이미 형성됐다고 볼 수도 있다고 언급했다. 그런가 하면 미국 라 호야 면역학 연구소 산하 감염병 및 백신 연구 센터의 연구진 역시 약식 논문에서 흥미로운 가능성을 제시했다. 인구 중 높은 비율이 코로나19 바이러스의 일부를 인식할 수 있는 면역 세포를 갖고 있는 것으로 보이며, 이는 그들이 감염과 싸워 이기는 데 유리한 점으로 작용할 수 있다는 것이다. 바꿔 말해, 어떤 사람들은 정도의 차이는 있을지언정 보호막을 지니고 있어서 코로나19에 노출되지 않는다. 이와 같은 관점에서 보면 사람에 따라 광범위한 증상이 나타나는 이유가 어느 정도 설명된다. 따라서 미래에 닥칠지 모를 또 다른 팬데믹과 맞서 싸우기 위해서는 이런 현상을 심도 있게 조사하고 이해할 필요가 있다.

한편, 코로나19를 둘러싼 추측이 난무한 가운데 '신종'이라는 단어가 새로운 조명을 받게 됐다.

신종

신종이라는 단어의 의미에 대해 생물학적 관점 및 인지적, 심리학적 관점에서 그간 많은 고민을 했다. 나는 이번 팬데믹을 겪으며 새롭게 등장한 것을 정신적으로 처리하고 적정 거리에서 위험 여부를 조망하는 동시에 정보를 전달하고 행동을 조절할 수 있게 됐다. 우리가 성인으로서, 그리고 한 사회의 구성원으로서 '처음'으로 무엇을 경험한 '마지막' 순간이 언제인가, 또 너무 낯설어서 앞뒤 분간이 전혀 되지 않는 상황에 놓였던 기억이 있는가?

우리는 매일 수백만 가지의 사소한 경험을 하고 산다. 이 중 대다수는 어느 정도 예측 가능하고, 익숙하며, 전후 사정과 연관 지을 수 있다. 깜짝 놀랄 만한 일이 벌어지면 우리는 자동적으로, 그리고 스스로 그 상황을 이해한 다음 설명이 가능한 상자 안에 집어넣는다. 인간은 익숙함을 추구하고 불일치를 버리려는 본성을 갖고 있다. 그렇기에 살면서 대단히 이례적이거나 전에 없던 일을 마주하면 마음이 아주 능숙하게 그 사건들을 제거해버린다. 즉, 그런 일이 아예 존재한 적도 없는 것처럼 잊어버리는 것이다. 이치에 맞지 않거나 뇌에 과도한 갈등을 불러일으키는 사건들은 삶을 영위하기 위해 마음이 창조해놓은 서사에 들어맞지 않기 때문이다.

신종 코로나바이러스가 나타났을 때 많은 과학자, 공중 보건 공무원, 의사—나 역시—는 즉시 사스와 메르스 같은 다른 치명적인 코로나바이러스를 살펴보며 이번 바이러스가 어떻게 움직일지 예상할 수 있는 단서를 찾는 데 몰두했다. '중국에서 생긴 코로나바이러스라고? 그럼 사스 상자에 해당하는군.' 아니면 '급증하는 팬데믹이라고? 내가 취재했던 마지막 팬데믹이 2009년의 신종 플루이니까 신종 바이러스를 그 상자에 넣어야겠어.' 하며 거의 반사적으로 말이다. 안타깝게도, 신종 코로나바이러스는 둘 중 어느 것과도 같지 않았으며 코로나19를 넣어둘 표준화된 상자는 없었다. 결국 나는 가능한 한 모든 정보를 찾아내기 위해 정신없이 자료를 뒤지기 시작했다. 연구 논문과 미출간 자료의 교정본을 읽고, 줌Zoom으로 한국, 중국, 일본의 취재원들과 통화를 하고, 파우치 박사나 영국의 동물학자 피터 다작 같은 전문가와 이야기를 나눴다. 특히 다작 박사의 연구는 새로 생겨

나는 질병의 영향을 이해하는 열쇠 역할을 해왔다. 모두가 신종 코로나바이러스에 대해 나름의 지론을 갖고 있었다. 심지어 내 어머니에게도 당신만의 이론이 있었다.

코로나19 발생 초기에 미국인들은 이 바이러스가 사람 간 전파 가능성이 낮고, 마스크 착용이 딱히 도움이 되지 않으며, 무증상 감염이나 공기를 통한 확산이 불가능하다고 생각했다. 어쩌면 이런 것들이 사실이기를 간절히 바라며, 지금의 팬데믹이 우리가 100년 동안 두려워해온 블랙 스완(상식적이지 않거나 예상치 못한 현상으로 위기를 겪는 일을 가리키는 경제 용어 - 옮긴이)의 출몰은 아닐 거라고 애써 믿으려 했던 건 아닐는지. 결과적으로 우리의 판단은 완전히 틀려버렸고, 우리가 축적해온 지식이 제대로 된 사고를 저해하는 주요 '장애물'이라는 뼈아픈 사실만을 확인했다. 어찌 보면 당연한 결론이었다. 전에 없던 새로운 것을 제대로 다루려면 아예 다른 분야의 인력을 동원하는 게 이치에 맞다. 적어도 이들은 신종 코로나바이러스를 다짜고짜 익숙한 상자에 넣어 잘못 배치하는 함정에 빠지지는 않았으리라. 하지만 우리는 익숙하고 편안한 상자들만 찾으려고 했다. 그야말로 모두에게, 특히 파우치 박사 같은 전문가에게는 민망한 경험이 아닐 수 없었다. 언젠가 내가 파우치 박사가 했던 말을 본인에게 그대로 상기시켜줬을 때 그는 크게 동요했다. 일전에 그는 이렇게 말했었다.

"호흡기 바이러스의 역사에서 무증상 양상을 띠면서 효율적으로 전파된 사례는 결단코 없었습니다."

2020년 3월 초에 아이들이 학교에서 집으로 돌려보내지고 사업장들이 문을 닫았을 때 사람들은 록다운, 즉 봉쇄가 길어봤자 몇 주 혹은 몇 달 정도에 그칠 것이라고 확신했다. 부활절이 자유와 일상을 되찾기 위한 디데이로 선언되기도 했다. 돌이켜 보면 완전한 환상이었다. 미국은 바이러스가 세계를 휩쓸고 생활 방식을 180도 뒤바꿔 버리고 있는 현실을 철저히 외면했다. 2020년 2월 말 트럼프 전 대통령은 나에게 말했다.

"미국 국민을 두려움에 빠뜨리고 싶지 않습니다. 우리는 다 준비가 돼 있다고요."

냉철하게 현실을 직시해야 하는 연방 정부마저 재앙이 코앞에 와 있음을 알리는 수많은 단서들이 곳곳에 산재한 상황을 인정하려 들지 않았다.

물론 사람들에게 직설적으로 진실을 알리는 일은 쉽지 않다. 그러나 지난 수십 년간 내가 배운 게 하나 있다면, 문제를 드러내 보일 때 해결 계획을 함께 제시하면 끔찍한 뉴스의 영향을 줄여주진 못하더라도 공황 상태를 완화시키는 데는 도움이 된다는 것이다. 문제를 가시화시키면 무력감을 떨치고 행동에 나서서 뭐라도 할 수 있게 되기 때문이다. 컬럼비아 주립 대학교의 보고서에 따르면, 미국이 1~2주만 빨리 사회적 거리 두기와 마스크 착용하기 같은 통제 방안을 실행했더라면 상당수—절반 이상—의 확진과 사망 사례를 줄일 수 있었을 것이라고 한다. 벅스 박사는 봄에 처음으로 확진 사례가 급증하면서 약 10만 명의 미국인이 목숨을 잃었을 때 나에게 말했다.

“설사 코로나19에 대한 미국의 판단 오류를 뒤늦게 깨달았다 하더라도, 그 순간부터 즉시 도시별, 카운티별, 주별로 제대로 된 조치를 취했다면 이후의 모든 사례가 상당히 완화됐거나 감소했을 겁니다.”

2020년 2월은 ‘잃어버린 달’로 명명됐다. 이 중요한 시기에 한 국가로서 미국은 과학과 발맞추지 않았다. 마스크를 쓰기는커녕 엉뚱하게 눈가리개를 썼다. 상상력이 부족했던 탓이다. 9/11 테러 위원회가 테러를 미연에 방지할 수 있었을지 모를 방책들에 대해 발표할 당시, 4가지 실패 요인으로 제시한 것이 정책, 능력, 관리, 그리고 상상력이었다. 이 실패들은 팬데믹을 겪으며 또다시 화려하게 재현됐다. 9/11 테러가 일어나기 전에 비행기가 무기가 돼서 수천 명을 한꺼번에 살상하리라는 걸 아무도 상상할 수 없었던 것처럼, 보이지 않는 바이러스가 세계 최고의 의사와 과학자가 포진해 있는 미국의 안마당을 거침없이 휘젓고 다니리라는 걸 누구도 감히 상상하지 못했다. 확진 사례가 12건에 정도에 불과해 미국 전역의 광범위한 감염 우려가 ‘낮음’이라는 이야기를 들은 게 2020년 2월 2일이었는데, 그로부터 6주 만에 확진자 수가 3,500명에 육박했다. 9/11 테러의 실패가 메아리로 되돌아온 것처럼 코로나19가 삶에 밀어닥쳤을 때 미국은 정책, 능력, 관리 면에서 비슷한 실수를 되풀이했다.

한편, 문제와 계획에 대한 정직한 평가 역시 대단히 중요하다. 이를 통해 사람들의 기대치를 설정하게 되기 때문이다. 2020년 1월에 앞으로 18개월에 걸쳐 코로나19 봉쇄로 갇혀 지내야 한다는 사실을 미리 알았다면 당연히 받아들이기 힘들었을 것이다. 하지만 적어도 '코로나19와 관련된 대응 방안이 어떻게 진행되고 있고 언제쯤 팬데믹에서 벗어날 수 있게 될 것이다'와 같이 실체가 있는 계획은 나올 수 있었을지 모른다. 인간의 뇌는 몇까지 세어야 하는지 모르는 애매모호한 숫자 세기보다 0으로 수렴하는 확실성과 불변성을 선호한다. 쉽게 말해, 카운트다운은 잘하지만 카운트업은 잘 못한다. 그렇기에 우리 인간은 아무리 고통스럽고 긴 상황이 이어지더라도 카운트다운이 가능하다면 종식에 대한 실낱같은 기대를 놓지 않는다.

과감하게 P 워드 쓰기

2020년 3월 9일, 나는 CNN의 웹 사이트에 고조되는 위기를 팬데믹으로 선언하는 칼럼을 게재하고, TV에 출연해서 중압감 있는 이 단어를 처음으로 사용했다. 반응은 즉각적이었다. 곳곳에서 과장된 표현이라는 비난이 일었고, 나를 겨냥한 심각한 위협이 CNN 보안 팀과 지역 경찰서로 전달됐다. 다행히 가족이 위험한 일을 당한 적은 없었지만, 나는 매일 밤 딸들이 잠자리에 들고 나면 조용히 집 안을 돌아다니며 문이 잘 잠겼는지 확인했다. 반려견이 있어 비상시 경고를 해줄 수 있다는 게 얼마나 다행인지 몰랐다.

나는 이 사태를 팬데믹이라고 부르는 것을 가볍게 결정하지 않았다. 두려움을 조장하려는 의도도 전혀 없었다. 당시 이 새로운 바이러스가 전 세계에서 발생시킨 확진 사례가 10만 건이 넘었고 3천 명이 넘게 사망했으며 그 수는 계속 늘어나고 있었다. 바이러스가 남극 대륙을 제외한 전 대륙에 발판을 마련한 형국이었다. 흔히 생각하는 것과 달리, 팬데믹에 대한 구체적인 기준은 정의돼 있지 않고 3가지 일반적인 지표만 있다.

- 질병 또는 사망을 일으킬 수 있는 바이러스
- 바이러스의 지속적인 사람 간 전파
- 전 세계로 전파되고 있다는 증거

미국 질병 통제 예방 센터에 따르면, 팬데믹은 '여러 나라 또는 대륙으로 전파돼 통상 많은 사람에게 영향을 미치는 감염병'이며, 감염병은 '그 인구에서 평균적으로 기대되는 것 이상의 질병 사례가 갑자기 증가하는 것'이다. 사실, 내가 CNN에서 이 단어를 사용하기 전에 먼저 경보를 울린 사람들이 있었다. 미국 질병 통제 예방 센터 산하 국립 면역·호흡기 질환 센터의 수장인 낸시 메소니어 박사 역시 2020년 2월 말 기자 회견에서 P 워드(팬데믹pandemic을 의미한다 - 옮긴이)를 썼다.

2월 25일, 메소니어 박사는 미국 질병 통제 예방 센터 내 그녀의 팀과 함께 팬데믹 준비에 돌입하면서 한발 더 나아갔다.

"팬데믹의 발생 여부는 더 이상 중요하지 않습니다. 정확히 언제 발생할지, 얼마나 많은 국민이 심각한 질병을 앓게 될지가 더 중요합니다. (중략) 모든 상황이 너무 힘들고, 일상생활에 심각한 지장을 준다는 데 충분히 공감합니다. 하지만 지금이 아니면 늦습니다. 나중은 없단 말입니다. 오늘 전 아침을 먹으면서 아이들에게 말했습니다. '지금 당장은 위험이 와 닿지 않겠지만 우리는 한 가족으로서 우리 삶에 생길지 모를 중대한 장애물에 대비해야 해. (중략) 난 불확실성의 중요성을 인정하는 일이 필요하다고 생각해. 새로운 바이러스가 창궐하면 대단히 많은 불확실성이 존재하거든.'"

그녀의 발언은 트럼프 행정부로서는 듣기 좋은 소리가 아니었다. 그들의 시각에서는 미국 내에서 바이러스가 '억제'되고 있었으며, '아주 잘 통제'되고 있었기 때문이다. 이 일이 있고 나서 이틀 뒤 백악관은 벅스 박사를 코로나바이러스 대응 조정관으로 임명했다. 당시 백악관 내에 코로나19 대책 위원회의 구성원은 그녀 1명이었고, 메소니어 박사는 과감하고 솔직한 발언 이후 백악관 코로나바이러스 대책 위원회의 공개 브리핑에 더는 모습을 보이지 않았다.

공중 보건 관계자들 사이에서의 사고 전환은 나의 사고 회로도 변화시켰다. 나는 앞으로 좋지 않은 상황을 맞을 것 같은 불길한 예감을 품게 됐다. 바이러스를 가둘 수 있다(억제)는 쪽에서, 겨우 현상 유지를 하며 속도를 늦추려는 노력만 할 수 있다(완화)는 쪽으로 기울었다. 뿐만 아니라 나는 거의 모든 미국인이 새로운 현실을 받아들일 준비가 돼 있지 않다는 사실도 깨달았다. 나는 CNN.com의 '팬데믹' 기사에서 아무도 듣고 싶어 하지 않는 말을 했다.

> 지금은 앞으로 일어날 일에 대비해야 할 때다. 격리, 학교 폐쇄, 행사 취소가 당신의 지역 사회에서 일어날 수 있다. 직장에서 심한 스트레스를 받을 수도 있고, 일상의 즐거움이었던 취미 생활을 멈춰야 할 수도 있다. 가족 여행을 미뤄야 할 수도 있고, 함께 모이는 대신 전화로만 안부를 전해야 할 수도 있다.
> 인류는 과거에도 팬데믹을 극복해왔다. 전 세계적으로 연결된 세상에 사는 이상 사회적 거리 두기를 더욱 강화해야 한다는 요구도 있을 수 있지만, 그렇다고 해서 우리가 하나의 국가로서, 그리고 하나의 지구로서 함께할 수 없다는 건 아니다. 다 같이 노력하면 이 위기 역시 이겨낼 수 있다.

의도한 바는 아니지만 이 글은 사람들 사이에서 갈등을 빚어냈다. 많은 사람들이 상황의 엄중함을 이해하고 행동에 나섰으나, 코로나19를 '날조'라고 단정 지으며 내 말을 허풍으로 치부하는 사람들도 있었다. 이유가 무엇이든 미국 같은 나라가 가장 기본적인 공중 보건 전략을 시행하는 데 실패하는 것을 두고 보기 어려웠던 게 아닐까.

그동안 미국은 굵직굵직한 일을 제대로 처리해왔다. 질병에 걸린 사람들을 위한 지침과 치료법을 개발하면서 과학 및 의료 분야에서 놀라운 발전을 이루기도 했다. 무엇보다 미국은 기록적인 속도로 백신을 여러 차례 개발한 전례가 있다. 백신은 인류 역사에서 가장 위대한 기술 혁신이라고 해도 과언이 아니다. 천연두, 소아마비, 여타 수십 종의 백신이 그랬듯 이번에도 결국 백신이 인류를 구원할 것이다. 다만 백신은 인간의 행동 변화가 불러일으키는 것만큼의 빠른 효과를 발휘할 순 없다.

공중 보건 전문가들은 팬데믹 내내 기본적이되 유용한 당부와 지침—사회적 거리 두기, 마스크 착용하기, 손 자주 씻기—을 제공해줬다. 한국은 미국에서 첫 확진자가 나온 날과 같은 날 첫 환자가 확진됐는데, 이러한 기본적인 공중 보건 수칙을 적극적으로 받아들임으로써 기하급수적인 개선 효과를 거뒀다. 참고로, 이 책을 집필 중인 시점에서 한국의 사망자 수는 수천 명 선에 머물고 있지만 미국은 수십만 명(50만 명이 넘는다)이다.

미국 내 코로나19 환자의 주요 사망 원인이 무엇인가에 대해 답해야 한다면, 나는 허약한 건강 상태부터 준비가 돼 있다는 과장된 착각까지, 여러 범위에 걸친 이른바 다발성 장기 부전 같은 현 상황 때문이라고 하겠다. 그저 이 모든 게 너무나 예방 가능한 일이었다는 점이 안타까울 뿐이다. 팬데믹은 오래전부터 예견됐을 뿐 아니라 정확한 작동 방식까지 예측할 수 있었다. 그러나 우리는 너무 늦어버린 이 순간까지도 현실을 직시하지 못하고 정확한 정보에 따라 행동하지 않고 있다. 2020년 2월 21일, 코로나바이러스 대책 위원회가 웨스트 윙 상황실의 뒤쪽에서 또 다른 탁상 훈련을 실시할 무렵 대재앙은 이미 뿌리를 내리고 있었다. 파우치 박사의 말마따나 결론은 분명했다.

"지금은 명백한 재난 상황입니다."

2장
다발성 장기 부전

'잃어버린 2월'을 마감하는 탁상 훈련을 시행하기 한 달 전, 카터 메처 박사는 세계 보건 기구와 미국 질병 통제 예방 센터가 신종 코로나바이러스의 대응에서 '시대에 뒤처져 있다'고 경고하면서 바이러스를 저지하기 위한 신속한 움직임이 필요하다는 내용의 메일을 미국 내 공중 보건 전문가 집단에게 보냈다. 메처 박사는 미국 보건청 보훈국의 선임 의료 고문이다. 메일의 수신자들은 전부 정부나 대학의 고위직을 지낸 사람들로, '레드 던(붉은 새벽이라는 뜻으로 영화 '젊은 용사들'의 원제다 - 옮긴이)'이라는 장난스러운 모임명도 만들었다(레드 던은 1984년에 나온 영화—주연 배우인 패트릭 스웨이지와 찰리 신이 외부 침략에 맞서 싸우는 내용—에 공감하는 의미에서 모임의 이름을 지었다고 한다). '레드 던 상황 나쁨'이라는 주제의 메일 스레드(문답을 주고받듯이 메일로 대화를 이어나가는 것 - 옮긴이)를 이끈 것은 미국 국토 보안부의 의료 총책임자인 드웨인 카네바 박사였다.* 카네바 박사에 따르면, 레드 던 모임은 '코로나19에 대응하는 각계각층의 동료들에게 생각 및 우려 사항을 전달하고, 문제를 제기하고, 정보를 공유하기 위해' 시작됐다.

2020년 1월 28일 밤, 메처 박사는 우려가 가득한 메일을 모임원들에게 보냈다.

"정말이지 믿을 수 없습니다. (중략) 상황은 나빠지기만 합니다. (중략) 창궐의 예상 규모가 믿기 어려운 지경입니다."

메처 박사는 중국의 초기 데이터를 분석해서 이 바이러스가 독감 수준의 전염성을 지니되, 복제 능력은 더 뛰어나며 치명률은 훨씬 더 심각하다는 결론을 내렸다.

"제가 학교 폐쇄 운운할 때 여러분이 뭐라고 했습니까. 저를 놀리기 급급했잖아요. 이제는 제가 목소리를 높일 차례입니다. 대학교를 폐쇄하라!"

네브래스카 대학교의 감염병 전문의 제임스 롤러 박사도 이 모임에 정기적으로 참여하는 일원이었다. 그는 조지 부시 대통령 시절 백악관에서 근무했고, 오바마 대통령의 고문이기도 했다. 롤러 박사 역

* 〈뉴욕 타임스〉는 지방 정부 공무원들에게 정보 공개를 요청할 수 있는 정보 자유법에 의거해 레드 던의 메일을 취재하고 보도했다. 2020년 1월에 시작해 코로나19 바이러스의 확산에 대응하는 전문가들의 일지 형식을 갖추게 된 메일 교환 내용은 그 분량이 80쪽이 넘는다. 이 파일은 www.nytimes.com에서 다운로드할 수 있다. 메일의 일부는 〈카이저 헬스 뉴스〉에도 실려 있다.

시 상황의 엄중함을 직감하고, 메처 박사의 메일이 올라오고 나서 몇 시간 후쯤 회신 메일을 보냈다.

> 보낸 사람: 제임스 롤러
> 시간: 2020년 1월 28일, 화요일, 오후 8:56
> 역사적 사건 단순화하기
> • 나폴레옹의 모스크바 후퇴 → 마실 갔다가 살짝 헤맨 것
> • 폼페이 화산 폭발 → 일종의 황사
> • 히로시마 원자 폭탄 → 한여름의 이상 고온 현상
> 그리고
> • 우한 → 단순한 독감 유행

이날은 국가 안보 보좌관 로버트 오브라이언이 트럼프 전 대통령에게 지금의 팬데믹 상황이 그가 직면하게 될 '가장 험한 일'이 될 거라는 경고를 한 당일이었다. 국가 안보 부보좌관 매슈 포틴저도 같은 생각이었다. 그는 중국 내부의 사람들과 개인적으로 연락을 취한 후 대통령에게 긴박한 경고의 메시지를 전달했다. 이는 포틴저만이 가능한 일이었다. 그는 홍콩에서 언론인으로 활동하면서 처음에는 로이터, 사스 유행 시기에는 〈월스트리트 저널〉에 있었고, 이후 해병대 정보 장교로 재임했었다. 포틴저가 중국에서 사귄 친구들은 힘든 시기에 믿고 의지할 만한 사람들이었다. 포틴저는 백악관에서 가장 뛰

어난 중국 전문가였고, 공산주의 정권의 부정직한 행태나 생물학 연구소의 안전상 실수 따위에 익숙했다.

포틴저에 따르면, 중국 정부는 진실을 감추고 이 위기를 미국 질병 통제 예방 센터와 공조하는 자국 질병 통제 예방 센터가 아닌 군에 떠넘겼다. 중국 질병 통제 예방 센터가 비상사태에서 배제되자마자 중국군이 나서서 위기를 은폐하고 억제하는 일을 도맡았다. 자연히 중국의 바이러스학자, 면역학자이자 중국 질병 통제 예방 센터의 수장인 조지 가오 박사와 주기적으로 연락을 주고받던 레드필드 당시 국장도 속수무책으로 밀려났다. 레드필드 박사는 중국 정부가 세계를 상대로 거짓말을 하는 것에서 그치지 않고 자국 내 의사와 공중보건 당국자들까지 속였다고 했다.

중국의 기만적 태도

2021년 2월 어느 날, 나는 레드필드 박사에게서 지난해의 상황에 대한 견해를 듣기 위해 자리를 마련했다. 얼마 전 그는 공직에서 물러나 국민의 한 사람으로 볼티모어에서 일상을 준비 중이었다. 레드필드 박사는 트럼프 전 대통령을 포함한 일행이 직접 시진핑 주석을 만나 호소하는 계획을 세웠고, 이를 위해 중국에 입국할 수 있도록 몇 가지를 요청하는 단계까지 갔으나 모두 거절됐다고 했다. 레드필드 박사는 팬데믹 발생 초기에 중국으로 들어가는 데 성공하지 못한 걸 크게 안타까워했다. 이로 인해 베이징의 질병 통제 예방 센터 인력을 우한으로 배치해서 공식적인 조사를 개시하는 데도 실패했기 때문이다. 그가 할 수 있는 일이란 친구 가오 박사와 주기적으로 의견을 주고받는 것뿐이었다. 중국군 측에서 감청할 가능성이 컸으므로 두 사람의 사적 대화는 신종 폐렴에 관한 실체와 이것의 확산 양상에 대한 내용 위주로만 이뤄졌다. 레드필드 박사는 중국에서 처음 코로나19로 확진된 27명의 사람들이 3가지 별개의 무리를 구성하고 있다는 사실을 전해 듣자, 이들이 다른 장소에서 개별적으로 병에 걸렸거나 혹은 같은 시장을 다녀서 감염된 게 아니라 서로를 감염시켰다는 사실을 알아차렸다. 그야말로 사람 간 전파의 명확한 신호였던 것이다. 레드필드 박사는 2020년 1월 첫째 주의 통화에서 자신이 지적했던 내용을 똑똑히 기억했다. 그는 가오 박사에게 이렇게 물었었다.

"자네는 어머니, 아버지, 딸이 어떤 동물한테서 동시에 병을 옮았다는 걸 진짜로 믿진 않지?"

납득할 순 없었지만 가오 박사의 답은 다음과 같았다.

"그런데 사람 간 전파의 증거가 딱히 없네."

레드필드 박사는 문제의 수산 시장과 전혀 상관없는 사례들을 들어 20년 지기 친구의 말을 반박했다. 중국 정부와 군은 오랫동안 상황을 통제하면서 가오 박사가 눈치채지 못하는 사이에 초점을 수산시장에 맞춰놨다. 가오 박사는 심지어 2019년 우한 바이러스 연구소에서 호흡기 질병이 발생했었다는 사실조차 몰랐다(연구소 직원들의 항체 검사에서 코로나바이러스 노출이 드러나진 않았지만 독립적인 검사 결과가 확인된 바는 없다). 당시 연구원 3명이 병원 치료를 받아야 할 정도로 아팠는데, 날짜로 보면 12월 8일에 남성 1명이 병에 걸린 게 최초의 확진 사례라고 한 베이징의 발표보다 몇 주 앞선 것이었다. 레드필드 박사는 2020년 1월에 몇 주간만이라도 자신이 직접 20~30명의 인원을 데리고 현장으로 가서 가오 박사를 제대로 거들었다면 팬데믹의 판도가 달라졌을지도 모른다고 했다.

가오 박사는 레드필드 박사와 사적인 통화를 이어가던 어느 날 밤, 마침내 상황의 극악함을 깨달았다. 그는 수산 시장을 한 번도 가보지 않은 지역 사회 사람들 사이에서 '수많은 사례'를 발견한 후 매우 고통스러워했다. 그는 자신이 통제할 수 없는 상황이 돼버렸고, 사람들이 죽어가고 있었으며, 위기를 지휘하는 집단이 정부와 군의 수뇌부라는 것, 그리고 이것이 꽤 오랫동안 진행돼왔으리라는 사실을 깨닫게 됐다. 레드필드 박사는 중국의 초기 사망률이 5~10% 사이였다고 했다. (하지만 지금까지도 얼마나 많은 중국인들이 감염되고 사망했는지 정확히 알지 못한다. 분명히 수치가 축소됐을 것이다.)

레드필드 박사는 가오 박사의 안전을 크게 걱정했으며 자신의 친구를 보호하기 위해 애썼다. 때때로 그는 무슨 음모를 꾸미듯 몸을 내 쪽으로 기울이며, 자신은 조지 가오 박사의 안전이 매우 우려되므로 신뢰가 가지 않는 중국 정부가 그에게 죄를 물을 수 있는 빌미가 될 말은 하지 않겠다고 했다. 유수의 과학자가 오랜 중국인 친구가 자신이 밝혀낸 과학적 증거를 공개했다는 이유만으로 신체적인 해를 입을까 봐 노심초사하는 모습을 보는 일은 흔치 않으리라. 2020년 1월 초, 가오 박사와 레드필드 박사가 대화를 주고받았을 때, 즉 중국 질병 통제 예방 센터가 멀찍이 밀려나 있던 기간에 중국의 중앙 정부는 무슨 일이 벌어지고 있는지 파악하고 확산 중인 재앙을 비밀리에 대비하던 게 분명했다. N95 마스크, 개인 보호구, 검사 시약을 확보하는 것에서부터 팬데믹을 관리하는 데 필수적이라고 할 백신 개발까지, 중국은 모든 것에서 다른 나라들보다 최소 1달 정도 빨랐다. 중국은 다른 나라들에게 알리지 않은 채 팬데믹 대비 물품들을 사들이고 있었던 것이다.

중국이 알면서도 말하지 않았다는 데 대한 또 다른 증거가 있다. 2020년 1월 말경 세계는 중국이 겨우 일주일 남짓한 시간 동안 대규모의 코로나바이러스 병원을 2채나 급히 짓는 모습을 지켜봤다. 레드필드 박사와 파우치 박사 같은 사람들은 '잠깐, 당신들 걱정 안 된다면서 왜 밤을 새워가며 병원을 짓는 거지?'라고 생각했을 것이다. 수천 킬로미터 떨어진 남아프리카에서는 데비 벅스 박사가 늦은 저녁 식사를 하다가 낭패스러운 심정으로 국제 뉴스를 시청 중이었다. 그곳에서 그녀는 '에이즈 구호 프로그램을 위한 대통령 긴급 계획'의 글로벌 에이즈 코디네이터 역할을 수행했다. 병원마다 환자들이 미어터지고 시급히 새로운 병원을 짓는 모습은, 이미 광범위한 지역 사회 확산이 진행 중이며 당분간 지속될 것이라는 신호로 받아들이기에 충분했다. 그녀와 동료들은 TV를 향해 일제히 외쳤다.

"팬데믹이야!"

얼마 지나지 않아 레드필드 박사는 '팬데믹에 관한 미국 질병 통제 예방 센터 내부 모델링'이라는 보고서를 건네받았다. 9월까지 미국에서 220만 명이 사망할 것이라는 예측이었다. 레드필드 박사는 충격에 빠졌고, 같은 날 밤늦은 시간 그의 아내는 가을이 가기 전에 남편과 자신 중 하나가 죽을 수도 있다는 생각에 몸서리를 쳤다.

단순한 독감 유행

크림슨 컨테이전 모의 실험에서 미처 헤아리지 못한 한 요소는 코로나19의 성질이었다. 이 은밀한 실험은 코로나19가 아니라 인플루엔자 이후의 팬데믹 대응을 모델로 한 것이었기 때문에, 바이러스가 긴 잠복기 동안 다른 사람을 감염시킬 수 있다거나 심지어 감염 활동성이 있는 기간 내내 무증상일 수도 있다는 점을 감안하지 못했다. 이것이야말로 코로나19가 다른 팬데믹과 구별되는 특성이며, 우리가 그토록 혼란스럽고 엉성하게 대응할 수밖에 없었던 이유였음에도 불구하고 말이다. 미국은 몇 주간 어둠 속을 더듬거리고 있었다. 그리고 이 속에서 미국이 헛짚고 간과한 부분들이 세계에서 가장 최악이라고 해도 과언이 아닐 대응 방식으로 전이되기 시작했다. 레드필드 박사는 이렇게 말했다.

"초기에는 사례 확인, 격리, 접촉 경로 추적 등 증상별 사례에 중점을 뒀습니다. 그러나 2월 말 불행히도 이 바이러스의 주요 전파 방식이 증상 전파가 아니라는 사실이 극명해졌습니다. 그러면서 경기의 판도는 완전히 뒤바뀌고 말았습니다."

결국 미국은 코로나19가 독감보다 훨씬 치명적이며, 사촌 격인 사스와 메르스에 견줘 대단히 쉽게 전파된다는 사실을 알게 됐다. 또한 에어로졸 입자와 무증상 운반체가 가차 없는 확산의 주요 동력이라는 현실을 받아들이게 됐다. 초기 대책 위원회에 몸담았던 이들은 이 바이러스가 무증상 전파를 일으킨다는 데에 의심의 여지가 없어졌을 때 한결같이 '안 돼!'를 외쳤다고 한다. 코로나19는 수백만 명의 현대판 장티푸스 메리(미국의 메리라는 조리사가 19~20세기에 걸쳐 20여 년간 장티푸스 보균자 상태로 각지를 전전하며 다수의 환자를 발생시킨 데서 비롯된 말로, 감염성 질환의 발생에서 보균자의 중요성을 언급할 때 인용된다 - 옮긴이)를 만들어냈으며, 사람들은 자신도 모르는 사이에 치명적인 질병을 옮기는 침묵의 운반자가 됐다. 벅스 박사는 이 작은 벌레 같은 바이러스가 문밖으로 날아가는 동안 아무도 알아차리지 못했다는 사실에 불안함을 감출 수 없었다. 하지만 그녀는 마음을 다잡고 자신이 사하라 사막 이남의 아프리카에서 수십 년간 에이즈의 유행과 싸워가며 얻은 경험에서 비슷한 것들을 찾아냈다.

에이즈를 일으키는 HIVhuman immunodeficiency virus(인체 면역 결핍 바이러스)는 코로나19 바이러스와 매우 다르다. 그런데 이 둘 사이에 놀라울 정도로 비슷한 점이 하나 있다. 둘 다 무증상 단계가 있다는 것이다. HIV의 경우 그 기간이 8~10년에 이르며, 코로나19 바이러스는 8~10일 정도다. 따라서 응급실에 실려오거나 병원을 찾는 사람들에게만 의존하면 지역 사회 확산을 찾아내 멈추기에는 너무 늦다. 이 말인즉슨, 선제적 검사를 하지 않을 경우 첫 번째 사람이 심각한 증상을 보일 무렵이면 공격적으로 바이러스가 퍼져 감염 사례들이 봇물 터지듯 발생할 수 있다는 것이다. 벅스 박사는 크루즈에서 급속히 감염이 확산됐던 것을 특히 우려되는 케이스로 기억했다. 절반 가까운 승객과 승무원이 검사 당시에는 무증상이었다가 후에 코로나19 양성 판정을 받았었다. 이는 코로나19 바이러스가 공격성이 강하고 은밀한 포식자라는 점을 단적으로 보여줬다.

다이아몬드 프린세스호의 경우가 대표적인 예다. 다이아몬드 프린세스호는 2020년 1월 25일 병에 걸린 승객 1명을 홍콩에 내려준 후 2월 4일 일본 요코하마에 검역을 위해 정박했다. 80세 남성이 배에 탄 사람 중 유일한 보균자—최초 감염자—였던 것으로 여겨졌는데, 이 승객이 712명의 다른 사람들을 감염시켰고 그중 14명이 목숨을 잃었다. 탑승자의 무려 50%가 단일 출처로부터 바이러스에 감염된 것이다. 미국 질병 통제 예방 센터가 선내 감염의 확산 경로를 구성해본 결과, 여러 선실을 지나가는 배관이 바이러스가 전파되는 운반체 역할을 한 것으로 밝혀졌다. 화장실에서 바이러스의 에어로졸화가 이뤄졌으며, 때문에 감염된 승객과 물리적 공간을 공유한 적이 전혀 없는 사람들까지 불가항력으로 바이러스에 노출됐다. 3월 1일~7월 10일, 미국 질병 통제 예방 센터는 123척의 선박을 조사해 3천 건 가까운 코로나19 또는 코로나19 의심 사례, 그리고 34명의 사망 건을 밝혀냈다.

바이러스가 조용히 확산된다는 것은 바이러스가 탐지된 시기보다 훨씬 일찍 순환할 수 있다는 사실을 의미했다. 여러 정황으로 미뤄 보건대, 바이러스는 2019년 초가을쯤 전파되기 시작했으며 중국의 지역 보건 당국은 바이러스의 억제력에 대해 한참 잘못된 판단을 내렸다. 이것이 우리가 팬데믹 대응에 역행하게 된 두 번째 요인이라고 할 수 있다. 그럼 첫 번째는 무엇일까? 바로 중국이 내보낸 고의적인 오보와 뒤이은 은폐다.

예일 대학교 출신 감염병학자 존 브라운스타인 박사는 하버드 의과 대학의 생물 의학 정보 과학 교수이자 보스턴 어린이 병원의 최고 혁신 책임자다. 그는 이 바이러스가 2019년 가을부터 이미 사람들을 병에 걸리게 했다는 흥미로운 증거를 확보하고 있었다. 바이러스가 나머지 세계에 알려지기 몇 달 전이었다. 브라운스타인 박사는 다양한 디지털 데이터 소스를 지렛대 삼아 국민의 건강 상태를 연구하는 디지털 감염병학의 선구자다. 그는 세계 보건 기구와 미국의 의학 연구소, 보건 복지부, 국토 안보부 및 백악관에 실시간으로 공중 보건 감시 자료를 제공했고, 질병 감시 분야에서 100편이 넘는 논문을 썼다.

브라운스타인 박사는 외부 세계 사람들이 알아채기 전 우한에 닥친 질병의 첫 파문을 눈으로 직접 확인하기 위해 마이크로 인공위성 기술과 인터넷 검색 트렌드의 힘을 총동원했다. 위성 사진에는 늦여름에 병원 주차장이 점점 빼곡히 채워져가는 모습이 찍혔다. 이는 지난 몇 년과 확연히 다른 모습이었다. 게다가 중국의 바이두 검색 엔진에서는 감염성 질병과 연관된 키워드 검색이 증가했다. (바이두는 중국에 있는 구글의 경쟁사다. 중국은 구글의 사용을 금지하고 바이두를 검색 엔진으로 채택했다.) 브라운스타인 박사가 분석한 이 위성 데이터는 정부의 정보 기관과 민간 모두가 사용 중인 것이었다. 예를 들어, 데이 트레이더들은 월마트, 홈디포 같은 대형 매장의 주차장 통행 패턴을 분석함으로써 시장 경제에 대한 아이디어를 손쉽게 얻어내고 주식의 매도 및 매수 시점을 정하는 데 도움을 얻는다. 다시 말해, 데이터를 통해 거래 정보를 획득하는 것이다. 이 사진들은 매시간 촬영되고 매장의 교통량이 높을 때와 낮을 때를 비교해서 보여준다. 이런 기술은 호흡기 질환의 추적에도 이용되곤 한다. 그는 몇 년 전 라틴아메리카의 병원이 독감 철에 과도하게 붐볐다는 것을 알려주는 글을 발표한 적이 있었다. 브라운스타인 박사는 말했다.

"주차장 관찰만으로도 독감 시즌 예측이 가능합니다."

브라운스타인 박사 팀은 2018년의 사진을 통해 우한의 대형 병원

중 하나인 티안유 병원의 주차장에 차량 171대가 주차돼 있다는 사실을 확인했다. 그리고 1년 후 위성 데이터에 같은 장소에 1년 전보다 67% 증가한 차량 285대가 주차된 모습이 보였다. 뿐만 아니라 우한의 다른 병원에서도 같은 기간 내에 교통량이 90%가량 증가했다. 그의 팀은 하버드 대학교 '대시DASH' 서버에 다음과 같은 내용이 담긴 논문을 올렸다.

'2019년 9~10월, 6개 병원 중 5곳에서 분석 대상의 상대적 일일 통행량이 최고치를 나타냈다. 이것은 바이두에서 '설사'와 '기침'의 검색 문의가 높은 수준을 기록한 시기와 일치했다.'

'기침'의 검색량 증가는 독감 철이 시작되면 늘 있던 현상이라 쳐도 '설사'는 이번 팬데믹과 밀접하게 연관된 단어였다. 이와 같은 데이터 분석은 대규모 인구의 행동을 기반으로 감염병 창궐의 시작과 궤적을 예측하는 21세기의 방식이라 할 수 있다.

미국은 코로나19의 본성을 파악하게 해줄 수 있었던 첫 사례들을 미처 확인하지 못한 데 대한 대가를 톡톡히 치러야 했다. 우리가 모르고 지나치는 사이에 학습 곡선(학습의 결과로 일어나는 행동의 변화를 도식화한 것 - 옮긴이)은 매일같이 급격히 상승했다. 그러다 악몽이 시작되고 나서야 우리는 비로소 현실에 눈을 떴다. 그리고 팬데믹을 다스리는 능력에서 세 번째 역행의 충격을 맞닥뜨렸다. 바로, 검사 실패다. 소아과를 전공했고, 공중 보건 봉사 임관 군단의 4성 장군을 역임했으며, 2018~2021년 16대 보건 차관보를 지낸 브렛 지로어 박사(그는 팬데믹 초기에 검사의 황제로 불렸다)는 나와의 인터뷰에서 이렇게 말했다.

"팬데믹이 한창일 때 대비를 시작하면 안 됩니다. 미국은 20년 동안 백신에 투자했고 투자의 결실을 거둬들였습니다. 그러나 검사 부문에서는 단 한 번도 사전 계획을 세우거나 실험을 해본 적이 없었으므로 적정 시기의 목표 달성이 불가능했습니다. (중략) 미국에는 응집력 있고 탄력적인 공공, 민간, 상업 및 학술 인프라가 없었습니다."

조기 진단 검사의 실패

코로나바이러스에 대한 대응에서 미국이 저지른 원죄라 하면 너무 적게, 그리고 너무 늦게 검사를 한 것이었다. 코로나19가 초기에 독감 모델에 매몰됐을 때 검사 역시 난항을 겪었다. 벅스 박사는 지적했다.

"사실 독감을 진단하진 않습니다. 독감 철이 되면 증상을 보고 치료를 하는 거죠. 여러분이 독감 철에 독감과 비슷한 질병에 걸려서 의사를 찾으면 독감 검사를 하지 않고 독감 치료제를 처방받습니다. 코로나19 상황은 독감과 다르고 오히려 HIV와 같습니다. 무증상 환자들이 대량으로 발생해서 바이러스의 복제와 확산을 영속화합니다. 코로나19를 다스리는 데는 검사가 필수입니다."

미국 질병 통제 예방 센터는 바이러스의 유전자 염기 서열을 알아낸 지 10일 만에 자체 개발한 검사 키트를 내보냈다. 그러나 이것들은 제대로 작동하지 않았다. 미국 질병 통제 예방 센터에 앞서 세계 보건 기구에서 개발한 검사 키트가 여러 나라에서 사용되고 있었으나, 미국은 그 대신 자국의 검사 시스템이 완성되기를 기다리기로 했었다. 결국 그 일은 현실화되지 않았고, 바이러스의 급증을 효과적으로 저지하겠다던 미국의 의도는 물 건너가고 말았다. 벅스 박사가 나에게 말했다.

"미국은 '완벽'을 택하느라 '선'을 적으로 돌려버렸습니다."

미국은 불가능한 '완벽'을 추구하면서 아무 데도 가 닿지 못하는 대신, '충분히 좋은 것'을 받아들여 어디쯤에라도 도달해 있어야 했다. 해볼 가치가 있는 것은 뭐가 됐든 시도해봐야 했던 것이다. 더구나 팬데믹 상황에서라면 말이다.

레드필드 박사는 미국 질병 통제 예방 센터가 자국만의 검사 키트를 만들고자 시도한 점은 높이 살 만하다고 칭찬하면서도, 자신이 속했던 기관이 검사에 대대적으로 실패했다고 비난받는 부분에 대해서는 말을 아꼈다. 미국 질병 통제 예방 센터의 검사 키트의 결함에 대해서는 언론에서 이미 여러 차례 다뤄졌다. 미국 질병 통제 예방 센터 내에서는 잘 되던 것들이 공공 및 학술 연구소에서는 그렇지 않았다는 것이다. 결국 미국 질병 통제 예방 센터는 검사 키트의 회수 조치를 결정했고 자그마치 5주, 이른바 '잃어버린 달' 동안 검사 일정이 지연됐다. 상황은 여기서 끝나지 않았다. 이후에도 상당한 기간 동안 제대로 된 검사가 이뤄지지 않았고 바이러스는 미국 전역을 휩쓸었다. 미국이 이렇게 우왕좌왕하는 사이에도 다른 나라들은 진단 검사를 성공적으로 실시해나갔다. 1세대 검사 키트에서 나타난 결함은 전체적인 검사 과정에까지 영향을 끼쳤고, 이는 검사를 계속해서 미루는 결과를 초래했다. 그럼에도 관계자들은 이 실수에 대해 언급하기를 꺼렸다. 내가 레드필드 박사에게 자세히 물어봤을 때도 그는 미국 질병 통제 예방 센터가 기록적인 시간 내에 검사 키트를 개발한 일을 칭찬했을 뿐, 현장에서의 검사 실패를 두고 센터로 쏟아진 혹독한 비난에 대해서는 불만만 표시할 따름이었다. 사람들은 미국 질병 통제 예방 센터가 매주 수억 개의 면봉을 검사하고 수억 개의 검사 키트를 생산할 것이라며 비현실적인 기대를 걸었다. 그러나 미국 질병 통제 예방 센터는 이와 같은 기념비적인 임무를 수행할 준비가 전혀 돼 있지 않았다. 사태 완화에 필요한 검사를 수행할 능력은 차치하더라도 이 정도 물량의 검사 키트를 생산할 제조 능력 자체가 없었다. 특히 무증상 확산으로 인해 기세가 드센 감염병이 유행하는 경우는 말할 것도 없었다.

레드필드 박사는 다음과 같이 회고했다.

"우리는 코로나19 검사 분야의 맨해튼 프로젝트(2차 세계 대전 중에 이뤄진 미국의 원자 폭탄 제조 계획 - 옮긴이)가 필요했어요."

레드필드 박사는 팬데믹이라는 구멍을 쉽게 메울 수 있을 거라고 생각한 모양이었다. 하지만 그런 일은 단일 조직이나 개인은 절대 할 수 없다. 구멍을 막아서 필요한 것—팬데믹에 대비된 공중 보건 인프라, 튼튼한 데이터 분석학 및 신뢰할 만한 예측 데이터 분석, 탄력적으로 운용 가능한 연구소, 환자들의 쇄도에 대응할 준비가 된 전국 보건부의 공중 보건 인력 등—을 구축하는 데 수십 년이 걸리기 때문이다. 조지아주 애틀랜타에 기반을 두고 있는 미국 질병 통제 예방 센터는 60개국이 넘는 국가와 미국 내 40개 주에 직원을 두고 있으며 감염병의 위협으로부터 국가를 지킬 임무를 띠고 있지만, 정작 조치 명령을 내릴 수 있는 권한은 매우 제한적이다. 대부분의 주와 지방, 마을 단위의 보건 당국에 자금을 지원하고 정보와 지침을 제공하되 명령은 내릴 수 없다(여담으로, 미국 질병 통제 예방 센터는 1946년에 2차 세계 대전 후 귀환한 재향 군인이 옮겨온 말라리아가 전국으로 확산되는 것을 방지하기 위해 세워졌다).

벅스 박사는 경제 활동 재개—미국 전역에 내려진 봉쇄령을 풀고 리오프닝을 맞이하는 시점—기준을 설정하는 초기 단계에 철저한 사전 검사가 필수적이라고 강조했다. 말할 것도 없이 리오프닝 시기는 과학적인 데이터를 기반으로 '감염자는 누구인가? 증상이 있는가, 없는가? 증상이 있다면 경미한가, 중증인가?' 등을 면밀히 조사해 결정해야 할 터였다. 요양 시설 직원, 지역 의료진, 기타 관련자를 정기적으로 검사해, 첫 번째 입원자가 생기기 '전'에 감염병 존재 자체는 물론이고 감염병의 급격한 확산이 임박했음을 미리 파악할 수 있어야 하는 것이다. 벅스 박사는 말했다.

"이를테면, 미용사도 정기적인 검사를 받아야 합니다. 고객에게 커다란 위험이 돼서가 아니라 대중 속에 있기 때문입니다."

선제 검사는 신호수 역할을 하는 우리 사회의 보초 감시병과 같아서, 바이러스가 어디에 숨어 있으며 바이러스에 어떻게 대응해야 할지를 알려준다. 그러나 불행히도 백악관은 공격적인 검사의 가치를 결단코 인정하지 않았다.

여기에 더해, 여름에 또 하나의 거대한 불발 요인이 생겼다. 미국 질병 통제 예방 센터가 자체 웹 사이트에 증상이 없는 사람들은 검사를 받지 않아도 된다는 지침을 게시한 것이다. 이것은 트럼프 전 대통령, 그리고 무증상 사례에 대한 검사를 신뢰하지 않았던 방사선 전문의 스콧 아틀라스 박사를 포함한 대통령 자문들이 검사 속도를 늦추기 위한 압박을 넣은 시기와 일치했다. 백악관 관계자들은 검사가 확진 사례를 낮추기보다 오히려 촉진한다고 믿었다. 아마도 검사 속도를 늦춤으로써 코로나19 수치가 개선되고 있는 것처럼 보이려 했을 것이다. 흡사 목에 커다란 혹이 생겼는데 이 심각한 상태를 터틀넥을 입어서 가린 형국이었다. 혹이 생겼으면 못 본 척할 게 아니라 제대로 검사해서 적절한 처치를 받아야 할 거 아닌가. 중앙 정부는 레드필드 박사에게 검사 속도를 늦추라는 명확한 지시를 내리지도 않았다. 대신 트럼프 전 대통령은 털사의 대선 유세장에서 청중들에게 당부했다.

“천천히 검사하세요. 검사를 더 받으면 확진자가 늘어납니다.”

나중에 그는 이를 두고 ‘농담조’로 한 말이었다고 해명했다. 하루가 멀다 하고 무수히 쏟아지는 혼란스러운 메시지들은 도움이 되기는커녕 치명적인 결말로 이어졌다. 미국 질병 통제 예방 센터의 지침은 24시간 만에 수정됐다. 레드필드 박사의 말을 빌리자면, 자칫하면 ‘잘못 해석될’ 여지가 있었기 때문이다. 정부 유력자의 혼돈의 메시지가 미국인들에게 또 다른 역행의 충격을 안겨준 셈이었다.

정치판의 혼란스러운 메시지

레드필드 박사의 입장에서 백악관이 팬데믹에 대응하며 저지른 가장 어처구니없는 일은 따로 있었다. 바로, 미국 질병 통제 예방 센터가 발행하는 출판물 중 가장 중요하고 권위 있는 〈질병 발생과 사망 주간 보고〉의 내용을 수정하라는 강력한 압박을 넣은 일이었다. 매주 미국 전역의 감염병에 대해 요약, 정리해서 발간하는 이 책자는 전국의 주 보건 당국이 미국 질병 통제 예방 센터로 보내오는 공중 보건 정보와 권고 사항을 게시하는 핵심 매체로, 해당 분야에서 다수의 경력을 가진 과학자가 글을 기고하고 국장의 승인을 받아 발행된다. 그리고 수십 년 동안 미국 공중 보건계의 붙박이로서 의료 전문가들이 중요한 결정(때로는 생사를 가르는 계획의 일부가 되는 결정이기도 했다)

을 내릴 때 가장 많이 참고하는 자료로 인정받아왔다. 팬데믹 상황에서는 이런 과학 보고가 결정적인 역할을 할 수밖에 없다. 의사, 연구자, 일반 대중에게 코로나19 바이러스 같은 병원체가 어떻게 확산되며 누가 바이러스에 취약한지에 대한 정보를 제공해주기 때문이다.

레드필드 박사에 의하면, 알렉스 에이자 미국 보건 복지부 장관과 보좌진들은—어쩌면 당시 백악관의 지시로—〈질병 발생과 사망 주간 보고〉의 코로나19 관련 내용이 재선을 노리는 트럼프 전 대통령을 흠집 내는 데 급급하다고 주장하면서, 보고서를 수정하고 필요하다면 출간을 미룰 것을 요청했다고 한다. 이는 부도덕하다고까지 할 수 없을진 몰라도 터무니없는 간섭이 분명했다. 레드필드 박사는 에이자 장관이 가한 압박에 대해 털어놨다.

"에이자 장관이 아무리 부인해도, 어쨌든 엄연한 팩트입니다."

그는 미국 질병 통제 예방 센터의 국장으로서 외부 압력에 굴하지 않았다. 단순히 자신의 이름이 이 과학 보고에 실리기 때문만은 아니었다. 그에게 있어 〈질병 발생과 사망 주간 보고〉는 신성불가침한 존재나 다름없었다. 장관의 보좌관실과 1시간이 넘도록 열띤 대화를 주고받은 어느 날, 퇴근길에 다시 전화가 걸려왔다. 이번에는 알렉스 에이자의 변호사와 수석 보좌관이었고, 그들은 〈질병 발생과 사망 주간 보고〉의 특정 내용을 변경해달라고 요구했다.

"국장님이 책임지고 바꿔주는 걸로 합의된 겁니다."

레드필드 박사는 당시 상황을 떠올리며 상대편에게서 퉁명스럽고 간략한 지시가 날아왔었다고 했다. 그들은 또다시 1시간가량 레드필드 박사가 정신적 고통을 얼마나 잘 견디는지 확인이라도 하려는 듯 압박을 가했다. 그더러 주제 넘는다는 막말을 하며 〈질병 발생과 사망 주간 보고〉의 서문을 수정하라고 요구하면서 '못살게 굴었다'. 레드필드 박사는 그들에게 미국 질병 통제 예방 센터 국장들은 과학적으로 뒷받침되고 검증된 보고에 사실과 데이터에 반하고 혼란을 부추기는 내용은 싣지 않는다고 답변했다. 또한 이와 같은 편집 정책은 바뀌지 않을 거라면서 상대방의 요구를 막아내기 위해 애썼다. 이런 진통을 겪으며 레드필드 박사는 한계에 다다르고 있었다. 그는 끝없이 밀고 당긴 끝에 선을 긋고 트럼프 행정부가 고질적으로 골치 아파하는 부분을 끄집어냈다. 당시 정부가 〈질병 발생과 사망 주간 보고〉를 고분고분하게 수정해줄 사람을 원했다면 다른 사람을 찾았어야 했을 것이다. 레드필드 박사가 말했다.

"마침내 인생에서 이런 말을 할 순간이 온 거였죠. '이봐요, 나는 더 할 말이 없습니다. 나를 해고하고 싶어요? 그럼 그렇게 하세요.' 그리고 한마디했습니다. '지금 이 통화가 녹음된다는 걸 아셔야 할 겁니다.'"

통화를 녹음 중이라는 말은 사실이 아니었다. 대화를 기록하는 척한 것은 레드필드 박사가 포기하지 않고 상대방을 밀어붙이기 위한 일종의 반사적인 행동이었다(에이자 장관은 한 인터뷰에서 레드필드 박사에게 보고를 수정하도록 압력을 행사한 적이 없다고 부인했다).

나는 그에게 물었다.

"왜 그만두지 않았습니까?"

심지어 봄 무렵에는 그의 자녀들도 사임을 권했다. 이식 외과 의사인 그의 아들은 여러 차례 전화를 걸어 레드필드 박사에게 사임하라고 조르다시피 했지만 그는 거절했다. 그는 몇 년 전 아들이 자신에게 선물로 준 '포기하지 않는다'라고 쓰인 명판을 떠올리며 마음을 다잡았다. 미국의 팬데믹 대응에서 정치가 유감스러운 행태를 보인 까닭에, 레드필드 박사는 미국 질병 통제 예방 센터, 국립 보건원, 식품 의약국 같은 기관의 수장들이 7~10년의 임기를 보장받아서 단일 대통령이나 정당의 정치적 영향을 최대한 덜 받을 수 있게 해달라고 촉구하고 나섰다. 그가 실례로 든 미국 연방 수사국FBI 국장은 대통령이 10년 단임제로 임명하며 상원의 인준을 받는 자리였다.

한편, 벅스 박사는 코로나바이러스 대책 위원회 조정관의 자리를 수락하면서 국무부에서 백악관으로 소속이 바뀌어 아프리카를 떠나게 됐다. 그녀는 새로 맡은 자리로 오고 나서야 자신이 '팬데믹을 심각하게 받아들이지 않는 사람들' 사이에 낀 사실을 깨달았다. 또 그 직책을 수락하는 게 경력상 자살 행위나 다름없다는 사실도 알게 됐다. 우여곡절 끝에 그녀에게 첫 번째 소임이 부여됐다. 일단 백악관의 문화를 이해하고 이를 바탕으로 정부가 효율적이고 효과적으로 움직일 수 있게 최선을 다하는 것이었다. 그러나 그녀가 마주한 건 혼란의 도가니였다. 마치 거센 회오리 폭풍으로 뿌리가 뽑힌 나무 끝에 새가 내려앉은 격이었다. 벅스 박사는 3월 중순부터 바이러스 확산을 늦추기 위한 방책으로 행정부가 15일간의 잠시 멈춤을 선언해야 한다고 밀어붙였다. 이러한 그녀의 노력 뒤에는 뜬눈으로 지샌 숱한 밤, 그리고 트럼프 전 대통령과 보좌진들을 설득하기 위해 쉬운 도표와 그래프로 구성한 수많은 자료와 프레젠테이션이 있었다. 하지만 2020년 3월 말이 되면서 감염 확산을 늦추려면 30일간의 멈춤이 추가로 필요하다는 것이 분명해졌고, 벅스 박사는 또 한 차례 인고의 시간을 보내야만 했다. 그녀는 다시 밤을 새워가며 자료를 분석하고 파우치 박사와 협의한 다음 대통령이 납득할 수 있을 만한 초등학생용 도표를 만들었다.

그때쯤 트럼프 전 대통령 주변의 사람들 사이에서는 봉쇄가 경제에 미칠 영향으로 긴장이 고조되고 있었다. 결과적으로 봉쇄는 연장됐다. 어쩌면 트럼프 전 대통령이 멈춤을 연장하겠다고 결정한 게 벅스 박사의 상세한 프레젠테이션 때문은 아니었을 수도 있다. 실제로 트럼프 전 대통령의 친구들이 감염으로 인해 죽어가면서 코로나19 사태가 얼마나 심각한지 현실로 다가왔기 때문이었을 수도 있다. 그러다 두 번째 멈춤 이후 트럼프 전 대통령의 측근들은 벅스 박사를 경원시하기 시작했고 여러모로 아웃사이더 취급했다. 이후 그녀가 대통령에게 직접 브리핑하는 일은 다시 없었다. 벅스 박사는 말했다.

"4월에 그분이 정책 지침 하나를 하달했습니다. 그때가 그분과 직접 만나서 브리핑하는 걸로는 마지막이었습니다. 지침은 간단했습니다. '우리는 다시는 국가를 봉쇄하지 않을 것이다'라고요."

2020년 5월 중순, 트럼프 행정부는 미국 질병 통제 예방 센터의 보고에 회의적인 태도를 보이면서 사망률을 낮추기 위해 일부 사망 원인을 인위적으로 다른 데로 돌릴 방안을 강구했다. 이후 사망 집계 방법에 대해, 특히 생명에 위협이 될 수 있는 중증 기저 질환을 가진 감염자들의 사망에 대해 논쟁이 이어졌다. 하지만 심장병을 앓는 사람이 이 바이러스에 감염되고 나서 곧바로 사망했다면 그의 생명을 앗은 것은 당연히 코로나19다. 기저 질환으로 코로나19 사망을 덮을 수 없다. 또 암 치료를 위해 병원을 찾은 사람이 감염이 돼서 사망했다면 그의 사망 진단서에는 감염으로 인한 '패혈성 쇼크'가 제1 사망 원인으로 기재될 것이다.

여름 내내 팬데믹을 통제하는 것에 관한 스콧 아틀라스 박사의 극단적인 아이디어가 대책 위원회 내의 다른 사람들과 충돌을 빚었다. 그의 아이디어 가운데는 젊은 사람들의 경우 감염이 휩쓸고 지나가게 그냥 두자는 생각까지 포함돼 있었기 때문에 혼란이 가시지 않았다. 아틀라스 박사는 마스크의 효과에 대해서도 의문을 제기했다. 이는 대책 위원회의 메시지와 정면으로 배치된 것이기도 했다. 벅스 박사는 트럼프 전 대통령이 아틀라스 박사 팀과 자신으로부터 일치하지 않는 자료를 동시에 받고 있다는 사실을 나중에서야 알게 됐다. 상대 팀은 미국이 유럽보다 더 잘하고 있다는 것을 보여주기 위해 데이터를 쪼개고 조작했다. 백악관에서 내보내는 메시지에는 과학적으로 뒷받침된 진실이 더 이상 반영되지 않았다. '사후 검시 인터뷰'에서 그녀는 말했다.

"미국은 코로나19 진정 정책을 너무 늦게 시행했고, 완화 정책을 너무 일찍 시작했습니다. (중략) 우리는 효과적으로 소통하지 않았습니다. 정부 관계자 모두가 메시지를 전달하는 일을 잘 해내는 마케터가 돼야 함에도 불구하고 말입니다. 연방에서 내보내는 메시지는 일관성이 없었습니다. 20대와 중년층, 정치적 중심부에 사는 사람들과 뉴욕이나 로스앤젤레스 주민들에게 전달하는 방식이 제각각이었습니다. 100개의 메시지가 있는데 그중 99%의 메시지에 초점이 맞춰져 있고 1%의 메시지가 누락돼 있다고 칩시다. 그 하나의 메시지가 믿음을 저해하고 의심을 만들어냅니다. 나아가 진짜 문제를 유발하는 거라고요."

벅스 박사는 중요한 정보를 잘못 이해하고 있는 지역 주민들과 만나고 나서 오류 메시지의 폐해를 실감했다. 오류가 담긴 메시지는 주민들의 행동과 공중 보건 조치를 따르는 방식에도 영향을 미치고 있었다. 한번은 미국 질병 통제 예방 센터가 로키산맥 인근의 몇몇 주에서 코로나19로 인한 사망자의 94%가 기저 질환('동반 질환')이 있었다는 발표를 했다. 2020년 8월 말 '미국 질병 통제 예방 센터의 발표에 따르면 미국 코로나19 사망자의 94%가 기저 질환을 앓고 있었다'라는 제목의 기사가 여기저기서 올라왔고, 며칠 지나지 않아 각종 소셜 미디어에서 '미국에서 코로나19 자체로 인한 사망은 6%에 지나지 않는다'라는 주장이 삽시간에 퍼져나갔다. 사람들은 잘못된 인과적 사고로 이어지는 정신적 지름길을 택했다. 기사 제목만 보고 코로나19로 사망한 사람들 대다수가 실제로는 코로나19 때문이 아닌 다른 원인으로 사망했다는 걸로 간주해버린 것이다. 그러고는 마스크 착용 같은 공중 보건 지침을 무시하거나, 기저 질환이 없으니 코로나19 감염을 심각하게 받아들이지 않아도 된다는 잘못된 결론에 도달했다. 이는 사람들이 반과학적 태도를 지녀서가 아니었다. 그저 자료를 잘못 이해했고 이로 말미암아 무엇을 해야 할지에 대해서도 오해를 한 것이었다. 더구나 많은 사람들이 고혈압, 과체중이나 비만 같은 위험한 기저 질환을 지니고 있지만 정작 본인은 이를 모르거나 알더라도 인정하지 않았다.

이 비율과 결과에 대한 위험 평가는 9/11 테러 사망자의 90%가 심장병, 당뇨, 뇌졸중으로 사망했다는 결론을 내린 것과 마찬가지로 논리적으로 잘못됐다. 사실, 미국에는 국가 차원에서 직시해야 할 당면 과제인 만성적이며 예방 가능한 질환들이 만연해 있긴 하다. 그러나 문제는 이번 팬데믹의 첫해 동안에만 평소와 달리 50만 명이 넘는 초과 사망자가 있었다는 점이다(〈미국 의학 협회 저널〉에 따르면, 정확히 52만2,368명이다). 누구의 어머니, 아버지, 아들, 딸이었을 사람들—행여 각별히 신경 써야 할 기저 질환이 있었더라도 최소한 살아서 숨은 쉬고 있었을—이 생명을 잃었다. 잘못된 이해가 사람들의 머릿속에서 바이러스를 경시하고 지침에 반하는 행동을 하도록 이끌었다. 단순히 지침에 대한 정보를 주는 자료를 이해하지 못한 것뿐인데 말이다. 혼란이 이어지자 정치적 분열은 더욱 심해졌다. 한데 뭉쳐 공공의 적인 바이러스에 맞서 싸워도 모자랄 판에 서로를 공격하는 데만 혈안이 됐다. 그러나 논란을 일으킨 장본인인 바이러스는 정당을 가리지 않고 편을 갈라 싸우지도 않는다. 그저 존재할 뿐이다.

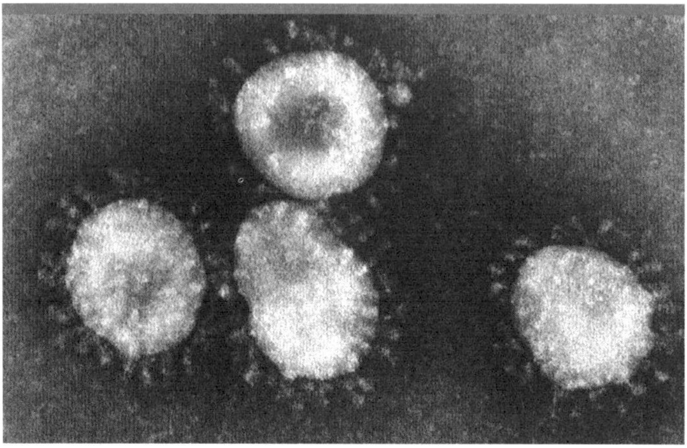

1975년에 투과 전자 현미경으로 관찰한 이미지로 인간 코로나바이러스 입자를 보여준다. 코로나바이러스는 단일 가닥 RNA로 구성된 나선형 게놈을 가지고 있다. 코로나바이러스라는 이름은, 전자 현미경 검사상 각 비리온(감염이 가능한 온전한 바이러스 입자 - 옮긴이)이 외피에서 뻗어 나오는 바이러스 스파이크 구조를 지니고 있어 코로나 또는 광륜으로 불리는 왕관 형태를 보인다는 데서 유래했다.

출처 : 미국 질병 통제 예방 센터(프레드 머피, 실비아 위트필드 박사)

3장
뱀

2020년 4월 1일

나는 아침에 일어나면 모든 게 장난이었다는 뉴스가 들리길 바랐다. 하지만 코로나19는 현실이었다. 팬데믹이 우리 사회에서 힘을 키워가던 만우절에 나는 사랑하는 동료이자 친구였던 이의 죽음을 애도하며 고인을 기리는 글을 쓰기 위해 생각에 잠겼다. 제임스 굿리치는 머리가 붙은 채 태어난 머리 유합 쌍둥이를 분리하는 섬세하고 힘든 수술 전문가로 정평이 난 신경외과계의 거인이었다. 계획을 세우는 데 수개월, 거쳐야 할 절차가 수십 가지인 이 분리 수술은 의료계에서 아주 어려운 과제로 꼽힌다. 나는 그가 40명의 의사와 간호사로 구성된 용감한 팀을 이끌고 27시간에 걸쳐 제이든과 아니아스 맥도널드를 수술할 당시 함께 있을 수 있는 특권을 누렸다. 그는 자신의 긴 경력에서 7번째 분리 수술인 이 놀라운 현장을 기록으로 남길 수 있도록 나와 내 동료들을 수술실에 들여보내줬다. 나 역시 신경외과 의사이지만 그런 광경은 처음이었다.

우리가 공유하는 신경외과의 세계는 작다. 미국에는 나라의 크기에 비해 신경외과 의사의 수가 4,600명 정도에 그쳐서 서로 겹치는 지점이 많다. 내가 굿리치 박사를 처음 만난 것은 레지던트 때였다. 굿리치 박사는 그 시절에도 산타클로스 같은 수염을 길렀고 눈은 유난히 반짝거렸다. 그는 아무도 알아차리지 못한 농담의 핵심을 본인만 포착했다는 식의 장난기 가득한 함박웃음을 짓곤 했다. 그는 다독가였으며 내가 어떤 화제를 제시해도 늘 대화가 통했다. 그는 아기의 조그만 뇌를 여는 복잡한 수술이 가능한 사람이면서, 한편으로는 휴일에 손수 구운 쿠키를 간호사들에게 나눠줄 줄 아는 사람이었다. 유수의 소아 신경외과 의사인 그가 한때 대학을 중도에 그만두고 서핑꾼으로 지냈다는 이야기를 할 때마다 사람들은 아주 재미있는 반응을 보였다. 나도 그가 옛 시절의 이야기를 들려주는 시간을 참 좋아했었다. 굿리치 박사는 가장 흥미로운 신경외과 의사라고 해도 과언이 아니었다.

그런 그가 3월 30일 월요일 이른 아침에 사망했다는 소식을 들었을 때 나는 너무 놀라 숨이 멎는 듯했다. 내 주변에서도 필시 코로나

19 희생자가 나오리라는 걸 어렴풋이 예상하고 있었지만, 팬데믹이 선언된 지 불과 몇 주 만에 이토록 빠르게 닥칠 거라고는 생각하지 않았었다. 아무리 그래도 굿리치 박사라니 너무도 잔인하고 불공평했다. 물론 바이러스가 그 사람이 누구이며 무엇을 하는지 가릴 리 만무하지만, 수많은 이들을 구한 장본인의 생명을 앗아갔다는 사실이 믿기지 않았다. 언젠가 그에게 처음에 머리 유합 쌍둥이 분리 수술을 할 생각을 어떻게 하게 됐느냐고 물은 적이 있었다. 굿리치 박사의 대답은 지극히 겸손했다.

"당시에 내가 과제에 충실하느라 머리 유합 쌍둥이에 관한 자료를 제대로 읽어봤더라면 아마 그 아이들을 절대로 (환자로서) 받지 않았을 걸세. 자료가 너무 충격적이었거든."

그리하여 그는 잘 모르는 채로 이상주의에 가득 차 한 인간이 한 인간에게—이 경우 두 사람에게 동시에—할 수 있는 가장 위험하고도 가장 기술적인 수술에 몸을 던졌다. 게다가 찰나의 순간에 쌍둥이 1명만을 선택해서 구해야 하는 결단을 내려야 하는 일이 따르는 수술이었다. 굿리치 박사는 뉴욕시의 몬테피오레 아인슈타인—'서핑꾼'이 소아 신경외과 과장이자 알버트 아인슈타인 의과 대학 교수로 변신한 곳—에서 30년이 넘는 세월을 보냈다.

누구나 그렇겠지만 나 또한 주변의 누가 코로나19로 병을 앓거나 사망하는 상황을 결코 맞이하고 싶지 않았다. 굿리치 박사의 죽음을 맞고 나서 많은 게 바뀌었다. 그가 세상을 떠나고 며칠 후 집에서 가까운 데 살았던 또 한 사람의 죽음을 접하게 됐다. 몇 년 전 약용 대마의 진실을 찾기 위한 세계 여행을 할 수 있게끔 나에게 영감을 줬던, 겨우 13살이었던 소녀 샬럿 피기였다. 이 여행은 2013년 내가 제작한 다큐멘터리 '위드(대마초라는 뜻 - 옮긴이)'로 이어졌다. 샬럿은 영구 장애를 일으키는 극심한 발작을 약용 대마로 치료하고 관리하는 실로 놀라운 변화를 보여준 사람이었다. 샬럿은 콜로라도의 자그마한 개척자였으며, 이 아이가 남긴 유산은 오늘날 전체 CBD(칸나비디올의 약자로 대마에 들어 있는 약용 성분이다 - 옮긴이) 운동의 불꽃을 일으켰다. 샬럿은 충만한 삶을 즐기기 위해 최선을 다했으며 하고 싶은 일도 많았다. 하지만 사나운 폐렴이 아이의 몸을 덮쳤고 아이를 쓰러뜨렸다. 팬데믹 초기라 코로나19가 최우선 관심사도 아니었고 광범위한 검사가 이뤄지지도 않을 때였다. 샬럿의 어머니 페이지는 샬럿을 죽음에 이르게 한 게 전국적으로 퍼지고 있는 신종 바이러스일 거라고 했다는 의사들의 말을 전하며 눈물을 흘렸다. 나도 그 아이를 위한 애도사를 쓰면서 울었다.

훗날 팬데믹이 공식적으로 끝날 때쯤 굿리치 박사처럼 나이 많은 사람들과 샬럿처럼 어린 사람들 수백만 명의 이야기가 대중들의 입에 오르내릴 것이고 애끓는 슬픔 또한 끊이지 않을 것이다. 12월 14일 미국에서 처음으로 백신이 접종되던 당일, 나는 죽은 이들을 하나하나 떠올렸다. 마침내 팬데믹 종식을 향한 첫걸음을 떼는 날이니 자연스럽게 떠난 사람들이 생각났던 것이다. 굿리치 박사와 샬럿, 그리고 수많은 희생자들이 바이러스를 피해 방어책이 나올 때까지 버텨줬더라면 얼마나 좋았을까.

바이러스의 역사

'바이러스'라는 단어는 재미있는 말에서 유래했다. 바이러스는 뱀의 독이라는 의미의 라틴어 '점액질' 또는 '독'에서 파생됐다. 하지만 바이러스라고 다 나쁘며 무조건 파괴나 죽음으로 귀결되는 게 아니다. 따라서 이 이름은 잘못된 것이다. 오히려 바이러스는 꼭 필요한 존재다. 코로나바이러스를 구성하는 이 작은 유전 물질 가닥이 우리가 사는 세상에 얼마나 큰 상처를 입혔는가를 생각하면 믿기 어려운 일이긴 하다. 그렇다고 해도 바이러스가 지구의 주요한 생명 형태라는 사실에는 변함이 없다. 이것들은 수천 년 동안 인간의 존재와 진화에서 필수적인 부분을 차지해왔고, 동식물의 역사에도 큰 공헌을 해왔다. 젖소를 예로 들면, 풀의 셀룰로스를 당으로 변화시켜 궁극적으로 에너지를 만들어냄으로써 우유를 생산할 수 있도록 돕는 것이 바로 바이러스다.

우리는 팬데믹을 겪으며 코로나19라는 한 가지의 특정 바이러스를 피하려고 각고의 노력을 기울였지만, 사실 당신이 이 책을 읽고 숨을 쉬는 동안에도 바이러스들은 쥐도 새도 모르게 당신의 몸속으로 들어가고 있다. 하루에도 수천 개체씩 말이다. 최근 집계에 따르면, 바이러스는 해양에서 번성하는데 약 20만 종류의 개체군이 해양의 표면에서부터 4킬로미터 깊이까지 고루, 그것도 북극에서 남극에 이르는 모든 곳에서 발견된다고 한다. 우리가 바닷물을 한 모금 들이켜는 순간 북아메리카 전체 인구에 맞먹는 수의 바이러스를 삼키는 것이다. 해양도 해양이지만, 인체 내에도 수많은 바이러스가 번성해 여러 장기와 조직 사이의 위장관을 뒤덮고 있으며, 이것들은 질병을 일으키는 박테리아를 파괴하는 중요한 역할을 맡고 있다. 특히 박테리오파지는 박테리아를 감염시키는 바이러스의 일종으로 코, 입, 장 내벽 같은 점막의 표면을 지키는 군인 같은 존재다. 인간 마이크로바이옴—인체 안팎에서 공생 관계로 살아가는 모든 미생물의 총합—에 대해 들어본 적이 있을 것이다. 박테리아, 바이러스, 균류를 포함하는 이 공생 관계의 유기체들은 수백만 년 동안 인류의 생존에 기여했으며 인류와 함께 진화해왔다. 이 중 박테리아가 가장 큰 범위를 차지한다. 그리고 박테리아가 인간의 건강에 끼치는 긍정적인 영향, 특히 대사와 면역에서의 역할은 의학 연구의 최전선에서 다뤄지는 주제이기도 하다. 실제로 의학이 미래에 개척해나가야 할 분야로 인간에게 이로움을 주는 바이러스 라이브러리, 즉 바이롬virome의 비밀을 해제하는 연구가 꼽힌다. 그만큼 바이롬은 인류와 평생 함께할 동반자나 다름없다. 다만, 마이크로바이옴이 많은 기능을 제공함에도 이를 과학적으로 밝혀내는 작업은 아직 시작조차 하지 못한 상태다(이 부분은 2부에서 더 자세히 다룰 예정이다).

세계적으로 유명한 바이러스 사냥꾼 네이선 울프 박사는 몇 년 전부터 인류를 향해 경고장을 날린 카산드라 중 하나다. 울프 박사는 전 세계가 팬데믹에 전혀 대비되지 않았다면서 일찌감치 감염병 유행을 예감하며 코로나19 바이러스 같은 생물학적 암흑 물질에 파고들었었다. 그에 따르면, 우리의 코에 있는 유전 물질 중 20% 정도가 제대로 규명되지 않았고, 장에 존재하는 유전자 집합의 절반 이상이 '미확인 생명체'라고 한다. 외계인을 가리킬 때나 쓰는 미확인 생명체라는 말이 인간의 몸속에 있는 유기체를 가리킬 수도 있다는 생각은 전혀 하지 않았었는데 말이다. 2부에서 만나보겠지만 울프 박사는 정부와 기업에 대한 생물학적 위협을 평가하고 관리하는 업체인 메타바이오타의 설립자다. 2018년에 그는 감염병으로 인한 막대한 재정적 손실로부터 대기업을 보호하는 데 도움이 되는 독창적인 보험 정책을 설계했지만 이 보험을 사는 사람은 없었다.

인간의 게놈에는 자신의 유전자보다 4배 많은 바이러스성 유전자가 들어 있다. 그리고 게놈에서 단백질('유전자')을 암호화하는 부분은 DNA의 단 2%에 지나지 않는다. 우리는 읽고 쓰고 기억하는 능력에서 고대 바이러스들에게 상당한 빚을 지고 있다. 지금 당장 몸속 바이러스들이 마치 뇌를 뒷바라지하는 집사처럼 움직이며 당신이 이 문장을 읽을 수 있게 도움을 주고 있다는 뜻이 아니다. 이보다는 대우주적 관점에서 볼 때, 인간이 진화 과정 전체를 통틀어 조우한 바이러스들은 수많은 인지적 기술과 능력을 발달시키는 데 기여했으며, 분자 및 유전자 수준에서 인간의 일부분이 돼왔다는 뜻이다. 바이러스는 정보의 조각이다. 바이러스는 인간의 DNA를 만들며, 사고와 기억 형성, 심지어 면역력 구축에서도 더 나은 방법을 제공하기 위해 유익한 유전적 기생충과 같이 작용한다. 앞에서 말했듯, 포유류의 바이러스는 나쁜 세균성 병원균을 막는 데 도움을 주고 항암 물질의 역할도 한다. 한편, 인간의 진화 과정에서 여러 차례에 걸쳐 DNA에 통합된 바이러스 유전자들도 있다. 예를 들어, 레트로바이러스(RNA형 바이러스로 HIV도 여기에 속한다 - 옮긴이)의 유전자인 신사이틴-1은 태반을 형성하는 데 필수적인 단백질을 암호화한다. 어찌 보면 인간은 아이를 갖는 능력에서도 고대 바이러스에게 빚을 지고 있는 셈이다.

세상에 얼마나 많은 종의 바이러스가 있는지 정확히 헤아릴 순 없지만 그 수가 몇 조에 이를 것으로 추정된다. 그나마 알려진 몇 십만 종류의 바이러스 중에서 이름을 가진 바이러스는 7천 종이 채 안 된다. 이 중에서도 신종 코로나바이러스를 포함해 대략 250종만이 인체 감염의 메커니즘을 지니고 있다. 우리는 바이러스의 유일한 목표물이 아니다. 바이러스는 콩, 블랙베리부터 진드기, 모기, 감자, 바나나, 새, 고양이, 개까지, 동물과 식물에게도 세균을 감염시킨다. 우리는 바이러스가 원래 어디서 온 건지 모른다. 그리고 이것이 지구에 생세포가 출현하기 이전부터 있었는지, 이후에 생겼는지에 대해서도 과학자들 사이에 논의가 끊이지 않고 있다.

과학 문서를 통해 최초로 알려진 바이러스는 사람을 감염시킨 종류가 아니라 담배의 잎을 진녹색, 노란색, 회색으로 얼룩덜룩하게 변색시켜 떼로 죽게 만드는 것이었다. 1857년 네덜란드 농부들이 작물의 80%를 병들게 한 질병에 대해 보고한 내용을 보면, 어찌나 손쉽게 번지는지 물을 주는 호스만 살짝 닿아도 식물이 상한다고 나와 있다. 미생물학자이자 식물학자인 마티너스 바이어링크는 오래전부터 박테리아나 균류와는 완전히 다른 무엇이 감염의 근원일 거라고 생각했다. 그는 이를 콘타기움 비붐 플루이둠(액성 전염 물질)이라고 불렀다. 이 병원체가 박테리아를 가둘 수 있는 가장 미세한 그물 필터를 미끄러져 통과할 정도로 액체 상태에 가깝다는 의미였다. 그리고 이것이 이 독특한 종류의 세균에 바이러스라는 이름이 붙게 된 이유였다. 바이어링크는 이 새로운 병원체가 박테리아를 걸러낼 수 있는 필터를 통과하는, 박테리아보다도 훨씬 작은 물질일 거라고 추측했다. 그리하여 액상 독이라는 라틴어에서 바이러스라는 단어를 가져다 붙이게 된 것이었다. 물론 그는 바이러스에 관한 전체적인 수수께끼를 풀진 못했다. 그러나 바이러스가 액체라고 생각한 오류(학술적으로는 입자에 해당한다)에도 불구하고 그의 연구로 말미암아 관련 분야의 연구가 발전했다는 점은 부인할 수 없다.

바이어링크는 까다로운 성격의 사회적 은둔자로서 사진 찍기를 거부하고 학생들에게 언어 폭력을 휘두른 사람으로 알려져 있다. 그는 연애도, 결혼도 하지 않았다. 결혼을 일의 방해물로 여겼기 때문이다.

반면에 그는 관찰에 비상한 능력을 지닌 과학 선구자였다. 성격에 관해서는 훌륭한 점수를 받지 못했지만, 79살에 암으로 사망하기 직전까지 연구를 수행했으며 연구실에서만큼은 충분한 평가를 받았다. 그는 일반 미생물학을 주요 연구 분야로 확립하는 데 기여했다. 바이어링크는 대부분의 대학이 미생물학을 별개의 학문으로 인식하기 훨씬 전부터 델프트 미생물 학교를 설립했다. 이곳은 현재 관련 분야에서 전 세계 학부와 연구소의 조상으로 여겨진다.

식물 병리학자 아돌프 마이어는 네덜란드 바헤닝언시 델프트의 동쪽에 자리한 농업 실험소의 소장으로, 1879년에 담배 마름병 연구를 시작해 이를 '담배 모자이크병'으로 명명했다. 사람이 병원체에 의해 병에 걸릴 수 있다는 현대적 인식, 즉 세균 이론이 천천히 발전하고 있었지만 바이러스라는 개념이 받아들여져 생물학의 맥락에서 이해되기에는 이른 시절이었다. 그러던 중 1882년에 독일의 병리학자이자 현대 세균학의 창시자 중 한 명인 로베르트 코흐가 결핵의 원인으로 지목할 수 있을 만한 세균을 발견한 일을 계기로 박테리아와 박테리아가 일으키는 질병을 연결하는 짧은 지침을 개발했다. 이것이 바로 질병에서 박테리아의 역할을 식별해내는 방법인 코흐의 가설이다. 코흐의 가설을 요약하면, '모든 질병에는 반드시 박테리아가 있다, 박테리아를 숙주로부터 분리해 순수 배양할 수 있다, 감수성 숙주가 박테리아의 순수 배양에 노출되면 반드시 특정 질병에 걸린다, 감염된 새로운 숙주로부터 이 박테리아를 복원할 수 있다'는 것이다

(참고로, 1% 미만의 박테리아만이 사람에게서 질병을 일으킨다).

마이어는 담배 모자이크병을 일으키는 미확인 미생물이 코흐의 가설에 부합하는지 확인하기 위해 실험해봤지만 맞지 않는 부분이 있었다. 세균을 분리해서 재감염시키는 사이클을 수행할 때마다 실패를 거듭했던 것이다. 병든 잎의 수액이 건강한 잎으로 병을 옮길 수 있다는 것을 확인하는 데는 성공했지만, 세균을 순수 배양하거나 현미경상에서 문제의 원인을 찾아낼 수 없었다. 말 그대로 보이지 않는 전염이었다.

박테리아를 볼 수 있는 광학 현미경에서조차 나타나지 않는다는 사실 때문에 바이러스는 난해하고 혼란스러우며 믿을 수 없는 존재, 나아가 환상적인 존재로까지 격상됐다. 1929년 미국의 생물학자 프랜시스 홈스가 담배 모자이크 바이러스를 이용해 바이러스가 낱낱의 이산(離散) 입자이며, 밀집할수록 더욱 강력한 효력을 발휘한다는 것을 증명하는 방법을 개발했다. 그러나 그의 방법은 바이러스를 어느 정도 가시화하긴 했으나 사진만큼은 아니었다. 이후 1931년에 전자 현미경이 발명돼 이 유난스럽게 작은 미생물을 시각적으로 구현할 수 있는 길이 닦였고, 1935년에 마침내 미국의 생화학자이자 바이러스학자인 웬들 스탠리가 이 작업을 성공했다(스탠리는 엑스레이로 '볼 수 있는' 결정화된 바이러스 샘플을 만들어낸 공로로 1946년 노벨 화학상을 수상했다). 그러다 1941년 투과 전자 현미경이 발명되고 나서 담배 모자이크 바이러스를 또렷한 사진으로 처음 선보이게 됐다. 담배 모자이크

바이러스는 투과 전자 현미경에서 가느다랗고 막대 같은 형태를 드러냈다(로절린드 프랭클린은 DNA의 이중 나선형 구조를 발견했고, 이어 1955년에 명확한 담배 모자이크 바이러스의 엑스레이 회절 이미지를 만들어냈다).

이 시각 증거가 과학의 전환점이 되면서 기존의 의심을 불식시켰으며, 바이러스의 존재 자체에 의문을 품었던 회의론자들을 잠재웠다. 이미지에 나타난 바이러스는 단단한 단백질 분자 외피에 둘러싸인 유전 물질로 만들어진 단순한 구조를 하고 있었다(코로나19 바이러스의 경우, 공 모양을 하고 있으며 외피가 지방질로 돼 있어 손을 씻을 때 묻히는 비누에 유난히 취약하다). 박테리아와 바이러스는 둘 다 너무 작아서 현미경 없이 볼 수 없는 존재들이긴 하나, 미생물학자들은 이 둘의 차이가 기린과 금붕어 정도로 현격하다고 말한다. 박테리아 쪽이 좀 더 복잡한 단세포 유기체로, 겉에 튼튼한 외벽이 있어 액체로 가득 채워진 물컹한 비치 볼 같은 내부를 보호한다. 그런데 박테리아와 바이러스의 가장 중요한 차이는 따로 있다. 박테리아는 자기 복제가 가능한 덕분에 35억 년 동안 존재해왔을 것으로 예측되는 반면, 바이러스는 상대적으로 미소(微小)할 뿐 아니라 다른 세포에 달라붙어야 복제가 가능하다. 바이러스는 실제로 살아 있는 게 아니므로 바이러스를 죽이는 일은 불가능하다. 쉽게 말해, 바이러스는 미생물 세계의 좀비다.

사실 바이러스를 '미생물'이라고 불러야 하는지도 논쟁거리다. 혼자서는 살 수 없고, 단 하나의 세포도 지니고 있지 않고, 먹고 호흡하고 번식하고 심지어 죽는 등 일반적으로 동식물에 적용하는 생리적인 활동도 전혀 하지 않기 때문이다. 오히려 복제하고 유지하기 위해 다른 장치—숙주—를 필요로 하는 데이터 비트에 더 가깝다. 바이러스를 캡시드(바이러스의 핵산을 싸는 단백질 껍질 - 옮긴이) 코드화 유기체 또는 CEOcapsid-encoding organisms라고도 하는데, 실제로 이것들이 코드가 담긴 자루인 까닭에서다. 인간은 자라지도 움직이지도 않는 바이러스를 돌아다닐 수 있게 해준다. 뿐만 아니라 인간은 바이러스가 이들의 소프트웨어 프로그램을 인체 내에서 돌릴 수 있도록 도와주는 거대한 컴퓨터 같은 역할도 한다. 코로나19 바이러스의 경우, 질 나쁜 컴퓨터 바이러스로 보면 이해가 쉬울 것이다. 이 바이러스는 악성 버그처럼 인체의 통제권을 장악함으로써 우리 내부의 시스템이 다름 아닌 우리 자신을 공격하게 만든다.

사스의 자손

인간의 진화는 느렸다. 그리고 꾸준했다. 인간종의 게놈이 1% 진화하는 데만 800만 년이 걸렸다. 그러나 바이러스에게 누구를 감염시킬 목적으로 옷장에서 옷 몇 벌을 꺼내 갈아입고 적응 변화를 준비하는 데 얼마나 걸리느냐고 묻는다면, 단 하루만 있으면 충분하다고 답할 것이다. 바이러스는 날씨에 따라 변화한다. 코로나19 바이러스를 포함해 동물을 감염시키는 다수의 바이러스는 며칠 만에 1% 이상 진화할 수 있다. 단일 가닥 RNA 분자인 코로나바이러스는 인간의 DNA보다 100만 배 빠른 비율로 돌연변이를 늘려간다. 이것들은 단순하고 작고 재빠르다. 반면에 우리 호모 사피엔스들은 복잡하고 커다랗고 서투르기 짝이 없다.

우선 DNA와 RNA의 차이에 대해 간단하게 짚고 넘어가자. 두 분자 모두 생명을 유지하고 유전 정보를 전달한다는 면에서 모든 생명체의 동력원이긴 하지만 구조가 다르다. RNA는 한 가닥의 띠로 돼 있지만 DNA는 이중 가닥으로 돼 있어 더 안정적이고 견고하다. 꼬인 사다리 같은 DNA 구조를 생물 교과서에서 한 번쯤 봤을 것이다. DNA와 RNA는 화학적 구성 또는 '성분'도 서로 다르다. 기본적인 건축 자재의 역할을 하는 RNA 뉴클레오티드(핵산의 구성 성분 - 옮긴이)에는 리보오스(오탄당의 일종 - 옮긴이)가 들어 있고, DNA에는 디옥시리보스(역시 오탄당의 일종 - 옮긴이)가 들어 있다. 유전자를 연구하는 모든 과학자가 인정하는 사실 중 하나는, 우라실(리보 핵산을 구성하는 염기의 종류 - 옮긴이)이 RNA 고유의 것이며 티민(DNA를 구성하는 염기의 종류 - 옮긴이)은 DNA에 존재한다는 것이다(이 내용으로 시험을 보겠다는 게 아니니 어려워도 당황해하지 마라). DNA와 RNA는 생명의 청사진을 유지하는 기능을 수행하는 파트너이며, 주 임무는 지구 생명체를 지탱하는 핵심 산물인 단백질을 생산하는 것이다.

DNA는 대개의 유기체에서 생명체를 형성하는 유전 정보를 저장하며 이 소중한 암호를 후손에게 전해준다. 이에 반해 RNA는 주로 단백질 합성의 유전 정보를 전달함으로써 몸이 생명을 지탱하는 단백질을 생산할 수 있게 하는 데 관여한다. 단백질은 몸의 일꾼이다. 모든 조직과 기관을 구성하면서 이것들이 기능을 수행하고 조절하는 데 필요한 게 바로 단백질이다. 간단히 말해, 단백질은 세포의 생명과 건강을 유지하는 데 필요한 화학 반응을 조종한다. DNA는 대부분 세포의 핵에서 발견되고, RNA는 주변의 세포질에서 발견된다. 최근까지도 RNA를 DNA와 단백질 사이의 전달자로만 생각했지만 RNA의 역할은 이보다 훨씬 크다. 실제로 RNA는 단백질과 마찬가지로 화학 반응을 촉진하며 DNA처럼 유전 정보를 전달하기 때문에, 대다수 과학자가 RNA의 세상에서—DNA와 단백질 없이—생명이 시작됐다고 생각하는 것은 어찌 보면 당연한 일이다. RNA와 바이러스는 더 복잡한 DNA 분자가 지구 생명체 이야기에 등장하기 전부터 오랫동안 공존했을 가능성이 크다.

바이러스에 있는 RNA는 돌연변이 비율이 DNA보다 훨씬 큰 덕분에 인체의 면역 체계가 퍼붓는 맹공으로부터 살아남는 비범한 생존 능력을 지니게 됐다. 이것들은 빠른 속도로 옷 갈아입기를 수행하거나 스파이크 단백질을 바꿔 인간의 세포 안으로 들어갈 수 있도록 인체의 수용기와 단단히 결합한다. 대표적인 게 바로 코로나바이러스로, 갑자기 나타나 바이러스를 더 강하게 전파하거나 더 치명적으로 만드는 코로나19 변이 바이러스에 대해 우리가 귀에 못이 박히게 듣게 된 이유도 여기에 있다.

박쥐 같은 동물에서 인간에게로 흘러든 바이러스를 인수 공통 바이러스라고 한다. 오늘날 인간에게 영향을 미치는 새로운 감염성 질병 전체의 4분의 3이 동물에서 유래하며, 지난 30년간 사스, 메르스, 또 이번 코로나19를 포함해 최소 30가지의 새로운 감염성 질병이 새로 등장했다. 이 말인즉슨, 수억 명의 인류 건강이 바이러스의 위협을 받았고 지금도 받고 있다는 것이다. 여기에 평균 '4개월마다' 새로운 감염성 질병이 인간에게서 나타난다는 유엔의 보고가 발표돼 우려가 더욱 고조되고 있다. 이유야 많겠지만 기후 변화, 인구 증가, 미생물체의 유전적 적응, 국제 무역과 여행, 토지 이용의 변화가 한데 어우러진 결과로 볼 수 있다.

에볼라 출혈열 같은 희귀한 감염병이 창궐하면 헤드라인 뉴스에 대서특필되지만 문제는 따로 있다. 바로, 전염성이 매우 높으면서 호흡, 대화, 속삭임, 입맞춤, 악수, 포옹, 노래 등을 통해 전파되는 바이러스 종류다. 이것들은 인간보다 훨씬 더 빨리 진화하는 탓에 우리에게 주어진 자연 면역으로는 따라갈 수 없다. 게다가 자연 상태에서 이런 바이러스와 마주칠 일이 점점 늘어나고 있다. 때문에 우리로서는 더 교묘한 전략으로 바이러스와 맞설 수밖에 없는 실정이며, 여러 방법 가운데서 백신이 강력한 한 방이 될 수 있다.

이전 세기들의 감염병과 구별되는 현대적 팬데믹의 특징 하나는 유래가 불분명하다는 것이다. 수천 년 동안 인간이 경험한 대부분의 감염성 질병은 기르던 동물에서 비롯됐다. 감기는 낙타에게서 유래했으며, 신종 플루, 조류 독감 등 다양한 종류의 독감은 돼지나 조류에게서 왔다. 반면에 오늘날의 팬데믹은 야생종과의 밀접 접촉에서 비롯된다. 에볼라 바이러스는 중앙아프리카와 서아프리카에서 몇 번이나 영장류 및 인간에게로 옮겨왔다. 메르스 코로나바이러스는 사우디아라비아에서 박쥐, 낙타, 인간의 순으로 점프했다. 미국에서는 1989년에 버지니아에 있는 영장류 연구 센터에서 수입한 짧은꼬리원숭이에서 에볼라 바이러스가 발생해 질병 통제 예방 센터가 이에 대응한 적이 있었다. 또 2003년 미드웨스트에서 가나에서 수입한 감염된 설치류로부터 원숭이두창이 확산돼 질병 통제 예방 센터가 나서서 통제, 관리한 전례가 있다. 일리노이주의 한 시설에서 병든 설치류 옆에 수용됐다가 애완동물로 팔린 프레리도그가 이후 사람을 감염시켰던 것이다. 이번 신종 코로나바이러스의 게놈은 박쥐 바이러스와 96%의 유사성을 지니고 있다. 단, 코로나바이러스가 얼마나 오래전에 박쥐에게서 인간으로 점프했으며, 이 작업에 필수적인 돌연변이를 언제 획득했는지는 아직 알려지지 않았다. 이 미생물이 인간 세포에 도달하기 전에 사향고양이나 천산갑 같은 다른 동물들을 매개로 갈아타기를 했을 수도 있다.

나는 기자로서 새로 생겨난 감염병의 핫 스폿으로 알려진 동남아시아와 중국에 있는 창궐의 진원지들을 둘러봤다. 이를 통해 빈곤, 인구 밀도, 농업 방식의 변화, 야생 동물과의 근접성 등이 어떤 식으로 어울려 감염병의 발생과 관련되는지 살펴볼 수 있었다.

그중에서도 특히 조류와의 근접성은 질병의 기세를 급격히 높이는 주요 요인으로 떠올랐다. 지구상에서 중국만큼 숱하게 많은 사람들이 숱하게 많은 새들과 그토록 가깝게 접촉하는 곳은 없다. 다음 번 창궐의 근원지가 어디가 될 것 같으냐고 감염병 전문가를 아무나 붙잡고 물어봐도 답은 만장일치로 중국일 것이다. 지난 세기에만 2번—1957, 1968년—의 독감 팬데믹이 중국에서 시작됐으며, 두 경우 모두 인간 사이에서 쉽게 전파될 수 있도록 진화한 조류 바이러스에 의해 촉발됐다. 중국은 현대의 병원체를 탄생시키는 온상이다. 다수 종이 혼합되면 물, 각종 도구들, 그리고 공기 중의 핏방울, 침, 배설물 같은 여러 분비물을 공유함으로써 질병을 퍼뜨리는 데 이상적인 조건을 형성한다. 중국 농장에서는 사람과 가축이 세균을 공유하며 가까이 사는 경우가 아주 많다. 특히 돼지의 경우, 조류 독감과 인간의 독감 바이러스 양쪽에 감염될 수 있으며 유전 성분들을 섞어서 치명적인 신종 변이를 만들어내기에 딱 좋은 혼합 그릇의 역할을 할 가능성이 크다. 뿐만 아니라 갓 잡은 고기를 선호하는 중국인들의 취향에 맞춰 생물을 사고파는 시장이 형성돼 있고, 철제 우리에 약이 바싹 오른 야생 동물을 포개 넣었다가 구매자 앞에서 도살하는 관행이 있어 인간이 신종 돌연변이에 접촉할 기회를 한층 확대시킨다. 질병 전파를 위해 이보다 완벽한 환경을 설계할 수는 없으며, 그야말로 궁극의 병균 축제장이다.

2019년 말 코로나19가 처음 확인됐을 때 한 여성이 박쥐 수프를 먹는 영상이 인터넷에 널리 퍼졌었다. 이에 중국에서 박쥐 수프를 먹는 관행이 창궐의 원인이며, 잘못된 정보가 쏟아지는 발단이 됐던 소문에 불이 붙었다(해당 영상은 2016년 서태평양에 있는 나라인 팔라우 공화국에서 촬영된 것으로, 영상 속 여성은 여행 쇼의 진행자 왕멍윈으로 밝혀졌다). 영상의 진위를 떠나서 박쥐가 신종 바이러스의 주요 저장소라는 데에는 의심의 여지가 없다. 박쥐는 개체가 많다. 지구상의 포유동물 4마리 중 무려 1마리가 박쥐이고, 포유동물의 50%가 설치류다. 인수공통 감염병의 원인 역시 박쥐와 설치류이며, 그중에서도 박쥐가 우위에 있다. 박쥐는 인간을 감염시킬 수 있는 바이러스를 60종 이상 갖고 있다. 에볼라 바이러스와 광견병 바이러스가 대표적이다. 또한 박쥐는 아프리카 국가들과 말레이시아, 방글라데시, 호주 등지에서 인간에게 질병을 일으키고 감염병을 발생시킨, 희귀하고 무시무시한 마버그 바이러스, 니파 바이러스, 헨드라 바이러스의 천연 저장소다. 박쥐는 다른 동물보다 인간 병원체를 더 많이 지니고 있다. 왜 그럴까? 이는 박쥐가 사람처럼 대단히 사회적 동물이어서 서로 밀착해 살아가는 것을 선호하기 때문이다. 그러니 자연스럽게 상호 간에 병원체를 퍼뜨릴 기회가 많을 수밖에 없다. 또한 박쥐는 동굴 속의 거대한 집단 서식지에서 사는 경우가 많아서 조밀한 환경이 바이러스를 주고받기에 제격이다. 참고로, 이런 동굴은 동남아시아와 중국에 많다.

무엇보다 박쥐는 비행 능력이 있어 더 광범위하게 감염을 전파하면서 정작 자신들은 바이러스의 영향에서 벗어날 수 있다. 비행에 필요한 생리 작용이 면역 체계를 강화해 바이러스의 은신처 역할을 하는 동시에 바이러스의 공격으로부터는 보호받을 수 있게 된 것이다. 뿐만 아니라 비행은 박쥐의 신진대사를 높여 체온을 약 38°C까지 끌어올리는데, 이는 박쥐가 수시로 인간의 '발열증'과 같은 상태에 있다는 것을 의미한다. 연구자들은 이런 점이 박쥐가 바이러스 감염에서 살아남는 데 도움이 되는 메커니즘이라고 예측하고 있다. 이 날개 달린 설치류는 제 몸에는 아무 영향도 받지 않으면서 툭하면 병원체들의 숙주가 된다. (박쥐가 수많은 끔찍한 병원체들의 저장소라면 그냥 박멸해버리면 되는 것 아니냐고 반문하는 사람도 있을 수 있다. 물론 문제는 그리 간단하지 않다. 박쥐는 지구 생태계에서 중요한 역할을 한다. 식물의 가루받이를 해주고 세상의 온갖 해충을 구제해준다. 무엇보다 박쥐는 건강한 노화, 암 예방, 질병 방지, 생체 모방 공학, 생태계 작용, 그리고 적응 진화에 관련된 연구의 훌륭한 대상이 되고 있다.)

인류는 아직 이 강력한 바이러스의 영향에서 벗어날 수 있을 만한 정도의 생물학적 기술을 발전시키지 못했다. 따라서 코로나19 바이러스처럼 인간을 희생시키는 병원체의 폐해는 어마어마하다. 실제로, 감염으로 인한 사망 중에는 병원체 자체의 공격이 아닌 자기 몸이 일으키는 염증 반응의 결과인 경우가 꽤 있다. 아군의 포격이 도를 넘어선 것이다. 코로나19로 쓰러진 많은 사람들이 이와 비슷한 경우였다. 병원체가 면역 체계에 치명적인 불길이 일도록 조장한 것이다. 사이토카인 폭풍이라고 하는 이 현상은 인체의 장기와 조직에 영구적인 손상을 남기기 전에는 절대 사그라들지 않는다. 사이토카인 폭풍은 바이러스가 사라진 뒤에도 몇 개월간 병증을 떨쳐버리지 못하는 코로나19 장기 후유증 환자들이 발생하는 여러 원인 중 하나일 수 있다. 바이러스는 마치 뺑소니 사고처럼 인간의 몸에 밀어닥쳐 모든 기관과 안정된 기능을 망치고 영원히 변해버리도록 내버려둔 다음 새로운 숙주를 찾아 떠난다.

코로나바이러스는 왕관을 닮은 스파이크가 구체(球體)의 표면에 돋아난 모습에서 이름이 유래한 바이러스 무리를 가리킨다(코로나는 라틴어로 왕관이라는 뜻이다). 1968년에 과학자들이 마침내 이 바이러스를 분리해내 전자 현미경으로 들여다보기 전까지 이름조차 없었지만, 사실 이 감염성 미생물은 수천 년은 물론이고 어쩌면 인류보다 앞서 수억 년 동안 지구에 존재했을 수 있다. 코로나바이러스는 독일의 수의사들이 배가 엄청나게 부풀어 오르고 고열이 나는 고양이의 진단을 두고 논쟁을 벌이는 과정에서 처음 보고됐다. 당시 의사들은 무엇이 문제인지 찾지 못했으며, 코로나바이러스가 닭에게서 기관지염을 일으키고, 돼지의 장에 질병을 일으켜 태어난 지 2주가 안 된 새끼 돼지를 죽인다는 사실에 대해서는 더더욱 몰랐다. 유해한 병원성 코로나바이러스와 인간을 포함한 동물들 사이의 연관 관계는 1960년대 후반까지도 미스터리로 남아 있었다. 코로나바이러스 중 일부 유형은 상대적으로 순한 감기 유발 인자에 머물지만, 다른 유형은 더 맹렬한 형태로 돌연변이해서 2000년대 초반에 발생했다가 빠르게 통제된 사스 같은 치명적인 감염병의 원인이 되기도 한다. 사실 사스가 나타나기 전까지 코로나바이러스가 인간에게 그토록 위험한 존재가 될 수 있다는 생각을 하는 사람은 없었다. 사스의 치명률은 무려 11%였고, 이 병에 걸린 65세 이상의 사람들의 절반이 넘는 수가 목숨을 잃었다.

사스는 전 세계를 휩쓴 코로나19 바이러스가 중국의 시장이 아닌 연구소에서 나왔을 가능성을 심각하게 받아들이는 이유가 되기도 한다. 2004년 사스 코로나바이러스는 9,098건의 발생 사례가 보고되고 공식적으로 774명의 사망자가 발생한 후 대체로 통제됐다. 이후 〈월스트리트 저널〉에 사스가 안전사고로 인해 소규모로 재확산됐다는 기사가 실렸다. 바이러스 자체는 자연적으로 발생하더라도 박쥐에서 인간으로 흘러 들어가는 것은 박쥐와의 직접 접촉 혹은 중국의 시장에서 볼 수 있는 사향고양이 같은 동물을 통해서일 수 있다. 그런데 사스의 경우 일부 감염이 실험실에서 탈출한 동물로 인해 발생했다는 것이다. 실제로 사스 코로나바이러스는 싱가포르와 타이완의 실험실에서 발생한 이력이 있고, 베이징의 실험실에서는 이런 일이 두 차례나 발생했다. 그렇다면 코로나19 바이러스는 어떨까?

실험실 누출 이론

제이미 메츨은 '실험실 누출' 이론의 오랜 신봉자다. 그는 우한 바이러스 연구소가 코로나19의 발단이라는 데에 대한 강력한 논거를 구축하기 위해 사실을 기반으로 한, 아주 오싹한 사례 일지를 꾸준히 써왔다. 나는 클린턴 행정부 시절 백악관에서 그와 함께 일한 적이 있다. 그는 챙이 있는 모자를 즐겨 쓰는 중국 지정학 전문가였다. 옥스퍼드 대학교에서 박사 학위를 따고 하버드 법학 대학에서 법학 박사 학위를 받았으며, 브라운 대학교에서 파이 베타 카파 회원으로 졸업한 그의 이력은 누가 봐도 성공적이다. 뿐만 아니라 그는 바쁜 와중에도 기막힌 실력을 뽐내는 트라이애슬론 선수다. 그는 미국 국가 안전 보장 회의, 국무부, 상원 외교 위원회를 두루 거쳤으며, 캄보디아에서 유엔 인권 담당관으로 일했다. 2019년에는 게놈 편집에 관한 세계 보건 기구의 전문가 자문 위원회에 위원으로 위촉됐고, 현재 국제 문제 분야의 싱크 탱크인 대서양 위원회에서 기술 및 국제 안보 선임 연구원을 맡고 있다. 그는 중국이 바이러스와 벌이는 게임에서 하고 있는 역할의 일부를 알고 있다고 주장한다. 메츨에 따르면, 팬데믹이 우한 바이러스 연구소의 우발적인 누출로 시작됐을 확률이 85%, 다른 이유로 발생했을 확률이 15%라고 한다. 그는 워싱턴 DC에서 가장 먼저 신종 코로나바이러스가 우한 연구소에서 뛰쳐나온 것일 수 있다고 말한 사람 중 하나며, 실험실 누출 가설이 음모론이 아닌 가능성으로 받아들여질 순간을 기다리고 있다.

우한은 중국의 중심부에 있으며 중국에서 9번째로 많은 인구 규모를 가진 인구 1,100만 명의 도시다(상하이의 인구는 2,600만 명, 베이징의 인구는 2,200만 명이다). 대다수 사람들은 코로나19 이전까지 우한에 대해 들어본 적이 없었을 수도 있겠으나, 과학계에서는 한동안 이곳을 예의 주시했었다. 우한에 중국 최초의 BSL-4(생물 안전 등급 4의 약자) 실험실이 있기 때문이다. 4등급은 가장 무서운 유기체, 즉 쉽게 전파되며 고도로 치명적인 유기체를 연구하는 실험실에 요구되는 가장 높은 생물학적 안전성 수준이다. 이를테면, 지구 밖 외계 물질을 연구하는 곳이 바로 BSL-4 실험실이다. 이 실험실의 작업자들은 우주인들이 입을 법한 양압 슈트를 착용하며, 그들이 입고 쓰고 만지는 모든 것은 정화 작업을 거쳐야 한다(영화에서 보는 그대로다). 실험실에서 나갈 때는 한 명 한 명이 화학 물질 샤워를 하며, 주변 어디에도 끝이 날카로운 물건이 없다. 장갑이나 가운이 찢어질 위험 요소를 애초부터 두지 않는 것이다. 이는 이 특별한 연구소가 다름 아닌 박쥐 코로나바이러스 같은, 팬데믹 가능성이 있는 유기체를 연구하는 곳이기 때문이다. 심지어 연구소가 공식적으로 인정한 바에 따르면, 팬데믹 이전부터 살아 있는 사스 유사 바이러스를 포함해 많은 코로나바이러스 연구가 이곳보다 덜 안전한 BSL-3, 심지어 BSL-2 실험실에서도 이뤄졌다고 한다.

메츨은 미친 과학자들이 생물 무기를 만들어내는 일에 골몰한 끝에 유전적으로 완전히 조작되거나 의도적으로 개조한 바이러스를 내놨다는 것을 폭로하는 데 목적을 두진 않는다. 그는 이 바이러스가 우연히 동물에서 인간으로 점프해 순전히 실험실 밖의 자연에서 태어났을 가능성 또한 무시하지 않는다. 다만, 실험실 이론을 철저하게 검증해야 마땅하다고 여긴다. 그는 코로나19 바이러스라는 생물 무기가 자연에서 생겨났으되, 이후 과학에 의해 배양됐을 가능성에 대해서도 언급했다. 이 과정에서 바이러스가 인간을 더 잘 감염시키는 방법을 학습했으리라는 것이다. 레드필드 박사도 같은 생각이었다.

"실험실에서 연구 중인 호흡기 병원체가 실험실 작업자를 감염시키는 일은 종종 발생합니다. (중략) 그런데 그 작업자가 무증상 환자라면 어떨까요? 자기가 감염이 된 줄도 모른다면요."

레드필드 박사는 단 한 사람의 무증상 환자가 팬데믹이라는 거대한 빙산의 일각일 수 있다는 점을 지적했다.

그는 바이러스가 박쥐나 사향고양이 같은 동물에서 인간에게로 점프하자마자 감염성과 전파성이 강한 병원체로 변하는 일이 불가능하진 않지만 그다지 타당한 이야기는 아니라고 한다. 병원체가 야생 동물에서 인간으로 옮겨진 후 곧장 인간 간 전파에 최적화된 효율성을 나타내는 건 생물학적 이치에 맞지 않다는 것이다. 병원체가 그 정도 수준의 적합성이나 기능을 획득하는 데는 시간이 걸린다. 비유적으로 말해, 바이러스가 인간 숙주의 체내에서 근육을 풀어 활동성을 얻기까지 한동안 걷기 운동을 해야 한다. 레드필드 박사도 메츨처럼 바이러스가 최상의 적응을 위한 훈련장이라고 할 만한 실험실에서 인간의 세포와 상호 작용하면서 학습과 교육을 거쳤다고 하는 것이 더 그럴듯하다고 판단했다. 그러다 우발적인 상황에서 제어가 풀려 대중에게로 뛰쳐나갔다는 것이다. 레드필드 박사는 이렇게 설명했다.

> 대부분의 실험실에서는 바이러스를 배양할 때 더 잘 자라도록 북돋워줍니다. 그래야 원활한 실험이 가능하고 이 실험을 통해 바이러스를 충분히 파악할 수 있기 때문입니다. 이를 '기능 획득 연구'라고 합니다. 실험실에서는 미생물을 수정해 페트리 접시나 다른 동물에게 옮겨 감염성을 높이고 특정한 것을 하도록 가르칩니다. 전 과정이 해당 병원체의 전파성, 나아가 병독성까지 강화시키려는 목적을 가지고 행해집니다. 왜 그렇게 할까요? 바이러스보다 한발 앞서기 위해서, 즉 대자연보다 한 수 위를 점유하기 위해서입니다. 자연 상태에서 바이러스는 지나친 치사율을 갖고 싶어 하지 않습니다. 숙주를 죽이면 자신들도 '죽기' 때문입니다. 바꿔 말해, 증식이 불가능한 막다른 곳에 다다른다는 뜻입니다. 바이러스는 더 약한 대상으로 넘어가 생존하고 증식합니다. 그러므로 어떤 나쁜 바이러스가 점점 더 많은 사람들을 효율적으로 감염시키는 유난스러운 힘을 지녔을 때는 그 날개를 어떻게 획득하게 됐는지 의심해

봐야 합니다.

레드필드 박사는 평범한 시민으로서 의견을 제시한 거라고 선을 그었지만, 가공되지 않은 날것의 데이터를 보거나 정보를 수집할 수 있는 권한이 있는 미국 질병 통제 예방 센터의 전 수장의 의견이 일반 시민의 그것과 같을 순 없다.

2020년 1월, 우한의 중국 과학자들조차 우려를 제기했었다. 서로 다른 대학에 있는 두 사람이 던진 질문은 절묘하게 일치했다.

'신종 박쥐 코로나바이러스가 어떻게 해서 하필 대부분의 박쥐들이 동면하는 한겨울에 대도시에 나타났으며, 박쥐 판매가 이뤄지지 않는 시장을 창궐의 발생지로 만들었을까?'

박쥐 코로나바이러스를 연구하는 두 군데의 지역 실험실을 지목한 중국 과학자들의 논문은 잠시 인터넷에 떠 있다가 자취를 감췄다. 이런 식으로 얼마나 많은 관련 논문, 과학자, 언론인이 중국에서 소리소문 없이 자취를 감췄는지 결코 알 수 없으리라.

2021년 1월에 세계 보건 기구가 이끄는 국제 과학자 팀이 팬데믹의 기원을 찾기 위해 우한을 찾았다. 그러나 꼬박 1년이 지난 후라 다수의 증거가 쓸모없어졌고, 문제의 수산 시장은 오랜 시간을 들여 정화하고 봉쇄한 상태였다. 중국 정부의 주최와 통제하에 대단히 엄격한 감시 속에서 이뤄진, 흡사 현장 학습이나 마찬가지였던 이 조사는 오히려 의문—한동안 코로나바이러스를 만지작거리던 우한 연구소에서 바이러스가 탈출한 게 맞는지, 코로나바이러스의 표적을 인간 세포가 가진 것과 동일한 수용체로 정하고 실험을 진행한 게 맞는지 등—만 증폭시키는 결과를 낳았다. 이와 관련된 내용은 논문과 연구 문서로도 출간됐다. 우한 연구소는 박쥐 코로나바이러스 연구의 세계적 선두 주자로 성장했으며 최대 규모의 균주 컬렉션을 구축했지만, 동시에 안전 기준을 느슨하게 운영해온 역사를 지니고 있었다. 세계적인 창궐은 바로 이 연구소의 뒷마당에서 시작됐다. 연구소장인 스정리 박사는 박쥐 코로나바이러스를 조작해 인간에게 더 많은 감염을 일으키는 방법에 대한 연구 결과를 발표하기도 했다. 스정리 박사는 연구를 위해 동굴을 헤매고 다니며 박쥐를 잡아온 긴 이력 때문에 '박쥐 여인'이라는 별명까지 얻었다. 그녀는 동료인 지에 쿠이와 함께 사스 코로나바이러스가 중국 남부 윈난성의 동굴에 서식하는 관박쥐의 개체군에서 유래했을 가능성이 있다는 점도 밝혀냈다. 이들은 2017년의 논문에서 '또 다른 사스의 치명적인 창궐이 언제든 나타날 수 있다'는 경고까지 했다.

또 하나의 얄궂은 예언적 아이러니는, 2010년 스정리 박사가 감염된 설치류에 의해 중국의 실험실에서 치명적인 바이러스가 누출되는 시나리오를 묘사하는 논문을 출간했다는 것이다. '중국 윈난성 실험실과 관련된 한타 바이러스 창궐'이라는 제목의 이 논문은 2003년 쿤밍의 어느 대학 실험실에서 누출 사고가 일어나 고열과 신장 질환을 일으키는 치명적인 한타 바이러스가 창궐한 사건을 보고하고 있다. 그래서인지 코로나바이러스가 팬데믹의 원인으로 확인되자 그녀는 한 인터뷰에서 혹시 자신의 실험실에서 이번 창궐이 비롯된 게 아닌지 의심스럽다고 말하기도 했다. 물론 스정리 박사가 악의적인 의도에서 이런 바이러스를 연구하고 기능성을 시험하진 않았을 것이다. 스정리 박사는 과학자가 바이러스의 전파와 복제 뒤에 숨은 생물학적 메커니즘을 알아내는 전형적인 방법을 취하고 있다. 또한 이런 연구는 돌연변이의 가능성을 예측해 실제로 돌연변이가 일어나 창궐하기 전에 백신을 준비할 수 있는 여지를 제공하기도 한다. 궁극적으로 더 효율적인 공동체 감시가 가능할 수 있게 하는 것이다. 단, 여기에는 어두운 그림자를 드리우는 미세한 균열이 있긴 하다.

메츨은 중국이 자체적으로 자료 수집을 한 후 이를 세계 보건 기구 팀에 넘겨주는 방식으로 이뤄진 2021년의 조사에 대해, '체르노빌을 공동 조사하라고' 소련을 다독였던 일과 비교하며 비판적인 시각을 보인다. 그는 영화 '카사블랑카'에 나온 험프리 보거트의 대사를 즐겨 인용한다.

"온 세상의 하고많은 곳 중에 왜 하필이면… 우한일까요?"

메츨은 뉴스에 나오지 않은 3가지 '사실'에 대해 강조한다. 첫째, 2012년에 박쥐가 우글거리는 윈난성의 구리 광산에서 일하던 광부 6명이 박쥐 코로나바이러스에 감염됐고, 전원이 지금의 코로나19와 정확히 일치하는 증상을 보였으며 3명이 목숨을 잃었다. 둘째, 이 광부들에게서 채취한 바이러스 샘플은 중국 유일의 생물 안전 4등급 연구소이자 박쥐 바이러스를 연구하는 우한 연구소로 옮겨졌다. 셋째, 2019년 말 코로나19가 우한에 실체를 드러냈을 때 이와 가장 근접한 것이 바로 윈난성의 광부들이 감염됐던 것과 똑같은 샘플이라고 알려졌다.

20여 년 전 발생한 사스는 코로나바이러스가 치명적인 호흡기 질병을 일으킬 수 있으며, 이 사실을 절대로 무시해선 안 된다는 경종을 울려줬다. 뿐만 아니라 실험실 누출의 실제 가능성도 보여줬다. 당시 사스로 죽은 미국인이 1명도 없었으므로 일상생활에서 겁을 먹은 사람은 없었다. 게다가 여행지에서 바이러스 감염으로 판정된 미국인은 고작 8명에 지나지 않았다. 잠복기가 2~7일로, 상대적으로 짧아서 잠복기 동안 쉽사리 전파되지도 않았다. 최근 연구에서는 사스 코로나바이러스가 코로나19 바이러스보다 더 치명적이지만 감염력은 비교가 되지 않을 만큼 차이가 난다는 사실을 밝혀냈다. 코로나19 바이러스는 사스 코로나바이러스와 게놈 서열이 79% 동일하나 독보적이고 사악한 감염력을 가졌다. 코로나19 바이러스는 훨씬 더 사회적인 미생물로 빠른 이동을 선호한다. 또한 질병으로 발전하고 병증의 징후를 보이기 시작해 증상을 일으키기까지 시간이 꽤 걸린다. 그러는 사이에 감염자들은 자신도 모르게 다른 사람들을 감염시키고 전파 사슬을 영속화시킨다.

커다랗고 끈적거리고

코로나19를 일으키는 RNA 바이러스는 상대적으로 큰 게놈을 갖고 있다. 더 자세히 설명하면, 단백질 및 지방 멤브레인에 감싸인 대략 3만 개의 생화학적 구성 요소(앞서 언급했듯, 이것을 뉴클레오티드라고 한다)가 하나의 끈을 이루고 있는데, 평균적인 독감 바이러스보다 2배, HIV나 C형 간염 바이러스보다 3배 크다. 그렇지만 워낙 작아서 인간의 머리카락 굵기의 1천 분의 1이 될까 말까다. 과학자 출신 작가 앨런 버딕은 〈뉴욕 타임스〉에서 바이러스의 크기에 대해 다음과 같이 표현했다.

'사람이 지구 크기라고 가정할 때 바이러스는 사람 크기만 할 것이다.'

코로나19 바이러스는 요령 좋은 바이러스다. 이것의 핵심 코드는 무려 29개의 단백질에 대한 유전자를 포함하고 있으며, 그중 4개는 바이러스의 구조를 형성한다. 예를 들어, 'S' 단백질은 바이러스의 표면에 스파이크를 생성하고 목표 세포의 문을 여는 중요한 역할을 담당한다. 이 단백질은 ACE 2angiotensin converting enzyme 2(안지오텐신 전환 효소 2)라는 수용체에 달라붙거나 수용체를 감싸서 세포에 진입하는데, 그 자체가 자물쇠에 꽂혀 들어가는 열쇠처럼 작동한다. 문제는 코로나19 바이러스의 스파이크 단백질은 사스 코로나바이러스에 있는 것과 거의 동일한 구조이되 코로나19 쪽이 목표물의 도킹 스테이션에 훨씬 잘 안착하는 성질—끈적끈적한 점착성—을 지니고 있다는 것이다. 일부 연구자들은 신종 바이러스가 인간을 그토록 효과적으로 감염시키는 이유가 이런 부분으로 어느 정도 설명된다고 여긴다. 일단 바이러스가 ACE 2 진입로를 통해 세포로 들어가고 나면 RNA에 의해 코드화된 다른 단백질들은 다양한 임무를 받아 움직인다. 세포 조직을 장악하고, 세포의 경보 체계를 효과적으로 꺼버리고, 새로운 바이러스성 단백질을 복사해내고, 새 바이러스의 싹이 형성되도록 지원하고, 뇌관에 스스로 불을 붙여 수천 개로 폭발해서 먹이를 찾아 헤매다가 다른 세포들을 감염시킨다. 복사 과정에서 실수가 발생하면 돌연변이가 생기기도 하는데, 이 순간 짠 하고 신종 변이 바이러스가 탄생한다. 변종 바이러스의 치명도는 달라질 수 있을지언정 기본적으로 감염, 복제, 확산이라는 주 기능을 수행하는 능력을 잃는 법은 거의 없다. 그리고 이 과정을 거듭 반복하다 보면 영국에서 생긴 변이 B.1.1.7.(알파형)의 경우처럼 더 효과적으로 감염시킬 수 있는 변종이 아예 지배적인 위치를 차지하기도 한다. 새로운 변종이 숙주에게 '더 빠르게' 이동해서 이전에 있던 변종을 일선에서 밀어내는 것이다. 인도에서 생겨난 델타형 변이 바이러스가 무서운 속도로 전파되고 감염력도 매우 센 것처럼 말이다.

우리는 계속해서 코로나19 바이러스의 돌연변이종들을 뒤쫓아 백신으로 저격하게 될 것이다. 단, 코로나바이러스는 다른 대부분의 RNA 바이러스보다 느리게 변화한다. 아마도 치명적인 복사 실수를 바로잡는 '교정' 효소 때문일 것이다. 일반적인 코로나19 바이러스는 1달에 단 2개의 단자(單字) 돌연변이만 게놈에 축적한다. 이는 인플루엔자 바이러스의 절반가량, 그리고 HIV의 4분의 1에 해당하는 변화율이다. 벅스 박사는 HIV 팬데믹을 통제하기 위해 변종들과 싸워온 전력이 있어 이 부분에 정통하다.

"바이러스는 생각을 하지 않습니다."

쉽게 말해, '나는 세포에 더 잘 들어가야 해. 그러니까 자물쇠에 딱 들어맞게 열쇠의 형태를 바꿔보자.'라고 하진 않는다는 것이다. 바이러스는 인간을 더 잘 감염시키기 위해, 또는 면역 체계 및 약품과 백신을 동원한 인간의 보복을 피하기 위해 전략이며 도구를 미리 개발해두는 존재가 아니다. 바이러스는 그저 자연의 힘에 따라 바뀔 뿐이다. 이 힘에는 인간이 가하는 다양한 압력도 포함된다. 바이러스에게는 증식하는 것 외에 다른 계획이나 최종 단계 같은 게 없다. 벅스 박사는 코로나19 바이러스에 대해 다음과 같이 요약했다.

> 코로나19 바이러스를 알려면 우리 자신부터 알아야 합니다. 바이러스는 기계적이고, 상대를 분별하지 않으며, 일관된 노선을 견지합니다. 덕분에 지구상에서 가장 순수하면서도 생물에 가까운 데이터의 표본이라 할 수 있습니다. 바이러스는 존재하고 움직이고 늘어납니다. 바이러스는 '자아'가 없습니다.

단일 클론 항체 주입 또는 백신 주사로 유도된 치료나 면역 반응을 통해 바이러스에게 면역 압력을 가하면 바이러스는 임의 돌연변이를 한다. 그리고 돌연변이가 증식에 도움이 되는 방향이면 그 바이러스는 우세 바이러스가 된다. 벅스 박사는 HIV가 확산되는 지역 사회에서 이와 같은 상황을 겪었고, HIV가 옷을 갈아입는 것을 지켜봤다. 이 현상은 바이러스의 유전자 서열에서 변종이 우세를 점할 수 있게 하는 돌연변이를 이해하고 그 지도를 그리는 것을 목적으로 하는 연구, 즉 분자 역학의 기초가 된다. HIV는 절대로 몸에서 제거되지 않는다는 점에서 코로나19 바이러스와 핵심적인 차이를 보인다. HIV는 림프구나 백혈구 속에 숨어서 면역 체계에 노출되지 않고, 킬러 T 세포(암세포 등 해로운 세포를 파괴해 면역 기능을 하는 세포 - 옮긴이)에 저항하는 성질이 있어 본질적으로 죽이기 어렵다. 따라서 HIV 양성 반응 환자는 끝내 치료가 되지 않고 양성을 유지하게 된다. 인체가 HIV에 대해 적절한 면역 반응을 일으키지 않는 이유는 여전히 미스터리로 남아 있다. 반면에 코로나19 바이러스는 면역 체계가 바이러스의 활동성을 무력화하고 제거하면 지속되지 않으며, 감염의 영향에서 살아남으면 음성이 될 수 있다.

인간의 폐 세포 안에서 재빠르게 좋은 집을 찾아내고 즉각적으로 증상을 유발하는 첫 번째 사스 코로나바이러스(사스 클래식이라고도 한다)와 달리, 이것의 자손인 코로나19 바이러스는 코와 목에 조용히 모여 서식하다가 폐 속으로 이동하는 쪽을 선호한다. 감염자들은 첫

주, 즉 감염의 첫 단계 동안을 가벼운 감기 같은 증상(미약 증상) 또는 증상이 없는(무증상) 상태로 지나는데, 그 사이에도 감염력은 여전히 강하며 퍼뜨리는 바이러스의 양도 많다. 이후 사람에 따라 다르나 발열, 마른기침, 인후통, 후각과 미각의 소실, 두통, 전신 통증이 나타난다. 바이러스가 일단 폐까지 이르면 감염이 두 번째 단계로 접어들면서 완전히 새로운 상황이 전개된다. 이 과정에서 섬세한 폐포—ACE 2 수용체가 풍부한 세포들이 한 겹으로 늘어선 작은 주머니—가 손상을 입는다. 폐포는 산소와 이산화탄소의 교환을 담당하는 곳이어서 어떤 식으로든 폐포가 손상되면 바로 전신 손상으로 이어진다. 또한 폐를 늪지대로 만들어버리는 사건이 물밀듯 밀려들어 폐렴이 생길 수도 있다. 감염이 호흡 기능을 너무 많이 빼앗아 급성 호흡 장애가 생기고, 산소가 필요해지면 인공호흡기를 써야 하는 상황도 발생한다. 인공호흡기를 쓴 코로나19 희생자들을 부검해보면 폐포가 체액, 백혈구, 점액, 망가진 폐 세포의 찌꺼기 등으로 막힌 것을 볼 수 있다.

코로나19가 가하는 손상은 폐나 호흡기에서 그치지 않는다. 사실상 신체의 어떤 부분도 잠재적 손상에서 자유롭지 않은 것으로 보이며, 코로나19의 광범위한 영향을 연구하는 많은 과학자들은 이를 혈관 관련 질환으로 특징 짓는 방향으로 기울고 있다. 세포를 드나드는 출입구라 할 수 있는 ACE 2는 온갖 유형의 세포와 조직 속에 깃들어 있어 폐, 심장, 혈관, 신장, 방광, 뇌, 눈, 췌장, 간, 장 할 것 없이 온몸에 존재한다. ACE 2는 조직을 감싸 보호 장벽을 만드는 상피 세포에 존재하기 때문에 신체의 어떤 기관이나 계통도 이 결정적인 수용체에서 분리될 수 없다. 심지어 전립선, 고환, 태반에서도 발견될 정도다. 그만큼 ACE 2 시스템은 혈압 조절, 상처 회복, 염증 등 다양한 생물학적 프로세스에서 핵심적인 역할을 한다. 이런 ACE 2 수용체에 바이러스가 달라붙어 본질을 어지럽히면 ACE 2는 가장 기본적이고도 중요한 기능을 수행할 수 없게 된다.

ACE 2 수용체가 온몸 어디에나 존재한다는 것은 코로나19가 어떻게 해서 인체에 교묘히 숨어들어 폐뿐만 아니라 머리부터 발끝까지 고루 복잡한 이상을 초래하는지에 대한 부분적인 설명이 가능하다. 코로나19 바이러스는 폐를 시작 지점이자 다른 사람들을 감염시키기 위해 더 많은 바이러스 입자를 분출하는 기능적인 발사대로 만드는 일 외에도, 혈관 내벽을 공격하고 혈전을 생성하고 심장의 근육 벽을 손상시키고 뇌졸중, 발작, 뇌의 염증을 유발하고 신장을 상하게 한다. 이 바이러스의 가장 큰 위력 중 하나는 후유증, 즉 면역 체계가 바이러스를 무력화시킨 후 남는 파편들이다. 실제 바이러스는 사라졌지만 몸이 전(前) 염증(염증 생성 또는 촉진 - 옮긴이) 상태에 갇혀 있어 증상이 가시지 않는 것이다. 이 바이러스에 관해서는 차후 연구를 통해 밝혀야 할 것—바이러스에 감염된 사람 중 왜 누구는 아무 증상이 없고 또 누구는 며칠도 안 돼 사망하는가? 경미한 증상을 보이던 환자가 왜 다양하고 굴절이 심한 병증을 오래 앓는가? 어린아이들이 감염되고 몇 개월 후에 왜 전혀 알지 못했던 만성 질환 증세를 나타내는가?—이 너무나 많다. 아마 이에 대한 답은 한마디로 정리할 수 있는 성질의 것은 아닐 터다. 그동안 우리가 봐온, 코로나19로 고통받는 사람들의 광범위한 병증을 설명하려면 순수한 유전적 요인에서부터 환경 요인, 기존의 건강 상태에 이르기까지 복잡하게 얽혀 있는 여러 작용 요소들도 함께 고려해야 한다. 일각에서는 이미 코로나19 바이러스 감염으로 위험에 빠지는가 그렇지 않은가를 가르는 ACE 2 수용체의 작동 방식에 사람들의 유전적 차이가 어떤 영향을 미치는지 판단하는 연구가 이뤄지고 있다. ACE 2 수용체의 다양성은 연령, 성별, 나아가 민족이 복합적으로 작용하는 함수일 수 있다.

이제 우리는 다음과 같은 부분들을 고민해야 한다.

'코로나19 바이러스가 몸속에 숨어서 지속적인 손상을 가할 수 있을까? 병증의 급성기가 지나간 이후에도 이상이 오랫동안 계속되는 건 아닐까? 코로나19 장기 후유증 환자로 분류돼 만성적 증상을 겪게 되진 않을까?'

안타깝게도 지속적인 코로나19를 증명하는 일은 혈액 검사처럼 간단하지 않다. 면봉으로 인후를 검사하는 PCRpolymerase chain reaction(중합 효소 연쇄 반응)검사는 바이러스 같은 특정 미생물에게서 유전물질을 증폭시켜 검출하는 데 이용하는 것이다. PCR 검사는 개인에게서 활동성 코로나19 바이러스 감염을 감지하는 검사로서 정확하고 신뢰도가 높아 질병 진단의 '황금 기준'으로 여겨지지만, 검사가 유효하려면 충분한 표본을 수집해야 한다. 특히 급성 감염기 이후 바이러스가 예상하지 못한 세포와 조직에 숨어 있는 경우, 바이러스의 지속적인 존재를 확인하기 위해서는 몸에 기구를 투입하는 식의 힘든 조치가 필요할 때가 있어 연구에 동의한 환자가 아닌 사람들에게 PCR 검사를 쓰기 어렵다. 이 말인즉슨, 수많은 사례에서 바이러스의 지속성 여부가 증명되지 않는다는 것이다. 하지만 바이러스가 지속적이지 않다는 증거 역시 없다. 증거의 부재가 부재의 증거는 아니듯이 말이다.

코로나바이러스를 포함해 일부 바이러스가 어떤 식으로 장기적 감염을 일으키는지, 급성기를 지나 회복된 것으로 판단한 지 오래 지난 후에도 감염이 지속되는 이유는 무엇인지에 관한 연구가 진행 중이다. 코로나바이러스가 몸에 잔존해 있을 수 있다는 가설은 1979년에 제시된 적이 있다. 우리는 여기서 한발 더 나아가 코로나19 바이러스가 호흡기 계통과 상관없는 어디에 어떻게 숨어 있을 수 있는지에 대해서도 증명해야 한다. 만약 바이러스가 일부 사람들의 몸에 남아서 만성 질환을 일으킨다면, 급성 코로나19를 겪고 난 후 또는 감염의 활동성 단계 이후에 만성 질환을 경험한 사람들에게서도 마찬가지로 바이러스가 사라지지 않을 수 있다는 중요한 가능성을 시사하기 때문이다.

과학계의 많은 주목을 받고 〈뉴잉글랜드 의학 저널〉에도 실린 눈에 띄는 사례가 있었다. 환자는 45세 남성으로 중증의 희귀 자가 면역 질환을 앓고 있었다. 그는 2020년 봄 코로나19에 감염된 후 면역 체계를 억제하는 다양한 약물을 복용해야 했다. 그는 보스턴의 브리검 여성 병원에 5일간 입원했다가 퇴원했으며, 이후 몇 달에 걸쳐 혼자 사는 자신의 집에서 격리 생활을 했다. 그 사이에 감염이 재발해 재입원하는 일이 여러 차례 반복됐다. 그는 다양한 항바이러스 약물을 처방받았고, 이 중에는 실험적인 항체 의약품도 있었다.

바이러스로부터 놓여났다고 생각하는 순간 다시 병원으로 실려가는 일이 반복되다가 154일간의 고통스러운 싸움 끝에 환자는 코로나19로 사망했다. 이 사례 보고는 수개월 동안 높은 수준으로 바이러스를 보유하는 사람들에 대한 우려를 제기하는 명백한 증거가 됐다. 보고서의 저자는 다음과 같이 썼다.

'면역 체계가 약한 사람들 대부분이 코로나19 감염을 효과적으로 해소한다. 그러나 이 사례를 놓고 보면 면역 저하 상태에서는 감염의 지속 및 바이러스 진화가 가속화될 가능성이 있다.'

한 가지는 확실하다. 가능한 한 많은 사람을 감염시키려면 문지기인 ACE 2 수용체가 코로나19의 공모자가 돼야 한다. 이 '보니 앤드 클라이드(국내에 '우리에게 내일은 없다'라는 제목으로 개봉된 영화의 원제이자 영화 속 주인공들의 이름 - 옮긴이)' 듀오는 지구 전체를 가로지르며 최대한 많은 사람에게 확산되고 최대한 많은 몸을 파괴할 수 있도록 완벽한 짝을 이룬다. 한 과학자는 〈사이언스〉에 다음과 같은 글을 게재했다.

'이 바이러스는 인류가 그동안 봐온 병원체와는 완전히 다르게 움직인다. 어찌나 흉포한지 숨이 멎고 기가 꺾일 정도다.'

파우치 박사는 바이러스의 입을 빌어 코로나19가 완벽에 가깝게 인간에게 적응하는 과정에 대해 설명해줬다.

"나는 당신을 감염시킬 겁니다. 단, 감염된 사람 중 다수에게 증상을 일으키지 않겠다는 점을 확실히 해두겠습니다. 그리고 무증상자들이 전체 전파 비율의 50%를 차지하도록 안배할 겁니다. 나는 젊고 건강한 사람들, 즉 무증상 감염자들을 이용해 확산을 최대화할 겁니다. 전파자 역할로는 이 사람들을 따라갈 수 없으니까. 그들은 크게 아프지 않을 테고, 슈퍼 전파자 행사를 벌여 친구들까지 감염시킬 겁니다. 물론 취약자들도 잊지 않고 찾아갈 겁니다. 노령층과 기저 질환자들 말입니다. 취약자들을 죽인다고 해서 인구에 큰 영향을 미치지는 않으니까. 나로서는 감염시킬 사람들이 많을수록 좋은 거 아니겠습니까."

말하자면, 이런 식입니다. 미친 소리같이 들리겠지만 코로나19에 딱 맞는 은유입니다. '젠장!'이라는 소리가 절로 나오지 않습니까. 이 바이러스는 악질적인 방식으로 일하는 아주 나쁜 악마 같은 바이러스입니다. 건강한 사람들은 전파에 이용하고, 취약한 사람들은 죽음으로 이끄는 겁니다. 정말, 아주 나쁜 바이러스입니다.

애초에 감염 사실조차 모르는 사람들을 포함해 바이러스를 일소(一掃)하지 못하는 사람들은 변이 균주의 온상이 될 수 있다. 중증 질환을 앓으며 면역 불능의 상태에 있던 앞의 45세 남성을 연구하던 과학자들은 처음에 이 환자가 새로운 변이 바이러스에 재감염된 게 아닌가 의심했지만, 결국 원래 바이러스가 시간이 지나면서 놀라운 속도로 체내에서 새로운 변종 무리를 획득해나가며 진화했다는 결론을 내렸다. 남성은 약한 면역 반응이나마 약간의 항체를 생성했지만 바이러스를 몰아내기에 저항 수준이 너무 낮았고, 오히려 바이러스를 부추기는 결과를 불러일으켰다. 바이러스는 생존을 위해 변해야 하는 환경에서만 살도록 돼 있기 때문이다. 물론 이 남성의 사례가 흔한 것은 아니다. 그러나 이런 사례들은 바이러스의 번성보다 앞서서 변종을 통제하는 데 반드시 해결해야 할 중요한 의문을 제기한다. 그리고 이러한 의문점은 질병을 예방하고 팬데믹을 종식시키기 위한 백신에 대한 논의로 이어진다.

4장
소

2020년 1월 바이러스의 코드가 공개되고 3시간 후 전 세계 과학자들이 일제히 진단 검사와 백신 개발에 나섰다. 파우치 박사가 팀원들에게 백신 개발을 주문했을 때 미국에서는 단 1건의 확진 사례도 없었다. 파우치 박사는 말했다.

"1월 10일에 전력을 다해 백신을 개발하자고 한 것이 제가 연구소 소장으로서 중재 끝에 내린 최고의 결정이었을 겁니다."

백신 개발에 대한 전면적인 접근은 비용이 많이 드는 일이었고, 당시로서는 무슨 일이 일어날지 모르는 상황이었으므로 그들의 결정은 도박이나 마찬가지였다. '팬데믹'이 선언되지도 않았을 때였으니 말이다.

하늘은 무심하게 맑았지만 파우치 박사의 마음 뒤편에서는 가능한 모든 시나리오들이 움직이고 있었다. 그로서는 아직 나빠지지 않았더라도 나빠질 가능성이 있는 것들을 외면하기 힘들었다. 그는 코로나19 백신에 연구소의 모든 역량을 집중하기로 했던 순간을 기억한다.

"저는 직원들을 향해 말했습니다. '돈 걱정은 내가 합니다. 가서 할 일 해주세요.' 그때 그런 결정을 내린 건 천만다행이었습니다."

1월 15일 파우치 박사 팀은 백신 개발과 관련해 모더나와 협력을 맺은 상태였다. 그리고 63일 후 그들은 임상 1상에 돌입했다.

"막 1상을 시작하려는 참이었습니다. 세어보니 마침 1월 10일로부터 60일인 겁니다. 뉴욕에서 코로나19가 폭발하는 중이었죠."

2020년 추수 감사절이 임박한 어느 추운 일요일 밤, 파우치 박사는 옷을 껴입고 테라스에 앉아 (물리적으로 떨어져서) 친구와 가볍게 술을 한잔하고 있었다. 그때 전화가 걸려왔다. 화이자의 CEO 앨버트 불라였다. 화이자는 2020년 5월 초 바이오엔테크와 개발 중인 백신의 임상 시험을 시작했다. 화이자의 백신 역시 모더나와 동일한 기법을 바탕으로 하고 있었다.

불라는 1상과 2상 이후 몇 달에 걸쳐 3상을 진행했고 그 결과를 갖고 전화한 것이었다. 불라는 결과가 '굉장하다'고 말했다. 파우치 박사는 격앙된 그리스 억양으로 희소식을 전해주는 불라를 흉내 내며 웃었다.

"파우치 박사님, 위중한 코로나19 발병의 위험을 줄이는 데 90%

이상 효과가 있다고요!"

앞서 50%의 효과만 돼도 승인 가치가 있다고 했던 미국 식품 의약국의 말을 기억하는가. 실제로 계절성 독감 주사는 어느 해를 막론하고 40~60%의 효과를 보인다. 파우치 박사 같은 과학자에게 이보다 더 깊은 감동을 주는 카타르시스의 순간은 없었으리라.

일주일 후 모더나 역시 같은 결과를 발표했다. 새로운 mRNA 기술에 기반한 2가지 백신은 연령, 인종, 민족 집단을 막론하고 모든 사람들에게 효과를 나타냈다. 이는 세포 수준에서 개인 보호구를 착용하는 것이나 마찬가지로, 인간의 몸을 백신 공장으로 만드는 것과 같다.

분자 생물학자에게 새로운 mRNA 백신에 대해 물으면 아마 신데렐라가 무도회에 나간 격이라는 답이 돌아올 것이다. 이 말인즉슨, mRNA가 기술상의 아름다움에도 불구하고 이 순간까지도 간과돼온 측면이 컸는데 마침내 밝게 빛날 기회를 얻게 됐다는 것이다. 반세기 전에 생명의 암호인 DNA를 알아낸 이후 우리는 인체와 DNA가 어떻게 기능하고 생물학적 임무를 수행하는지 프로그래밍하는 방식에 대해 많은 것을 해독했다. 그러나 DNA 연구는 질병에 대항하는 실제적 방어책을 내놓지 못했다. 이 한계를 해결한 게 바로 RNA 연구다. 이제 RNA 기반 백신은 다른 모든 종류의 질병에서도 고려될 뿐 아니라 여타의 접근 방식으로는 불가능한 부분까지 가능하게 한다. 나중에 설명하겠지만, RNA 기술을 제약에서 사용하는 부분 역시 궤도에 접어드는 중이다. 물론 지금 개발된 백신이 고작 수십 년의 연구에서 태어난 '새로운' 것이라는 생각에 초조하고 걱정스러울 수 있다. 하지만 크게 우려할 필요는 없다. 이 두 백신에는 디지털 기술이 적용돼 있기 때문이다.

분자 생물학에서 DNA 이중 나선의 발견은 부정할 수 없는 보편적 진리다. 우리 삶은 유전자 서열이 단백질을 암호화하기 위해 모이는 방식의 관계 속에서 결정된다. 이 단백질의 특징적인 형태는 다양한 아미노산이 서로 연결되고 접히는 방식에서 비롯된다. 이들은 일면 언어와 비슷하다. 문자는 단어를 형성하고, 단어는 문장을 이룬다. 이때 단어들이 어떻게 조합되는지에 따라 문장의 의미가 달라지고, 결과적으로 하나의 독특한 이야기가 만들어진다. 마찬가지로 세포의 게놈 라이브러리에서 전달하는 정보를 어떻게 해석하는가에 따라 모든 것이 달라진다. 이를 물리적으로 해석하는 것—단백질—이 번역기 역할을 하는 RNA다. 따라서 단백질은 RNA의 특정 형태에 따라 다르게 형성된다. 일단 유전자 서열이 DNA에서 RNA로 1차 복사되면, 이 RNA '전사 유전 정보'—DNA로부터의 지시 사항을 기록한 것—는 편집 과정을 거쳐 메신저 RNAmRNA라고 하는 분자 형태가 된다. 그리고 이 분자가 생명을 유지하고 증식시키는 궁극적인 산물인 단백질을 만든다.

천연두, 소아마비 같은 끔찍한 질병이 없어진 지 오래인 21세기에 백신의 힘을 인정하기란 쉬운 일이 아니다. 그러나 백신은 역사상 그 어떤 의학적 성과보다 인류에게 유익한 역할을 해왔다. 게다가 대상자가 수십억 명에 이르기 때문에 가장 잘 연구돼 있기도 하다. 레드필드 박사는 대중 연설을 할 때마다 강조한다.

"백신 접종은 현대 의학이 선사해준 가장 영향력 있는 과학적 선물입니다."

한편, 로타바이러스 백신의 공동 개발자인 폴 오피트 박사는 이렇게 말했다.

"인간은 많은 질병에 대한 기억을 지워왔습니다."

우리는 질병에 대한 기억이 없는 탓에 질병으로 인한 위험을 직접 맞닥뜨리지 않는 이상 이러한 위험을 쉽사리 과소평가하거나 무시해 버린다. 소아마비, 백일해, 디프테리아, 홍역 등의 질병도 그 위험성이 잘 기록돼 있지만 이들 질병에 대한 개인의 생생한 기억이 소실돼 백신 반대 정서가 고조되는 데 한몫했을 가능성이 크다.

천연두는 인류가 마주한 가장 무서운 질병이었다. 천연두는 수만 년 전부터 아프리카, 중국, 유럽 전역에서 수많은 인명을 앗아갔다. 이집트의 파라오 람세스 5세의 미라에서 전형적인 천연두 자국이 발견된 것으로 미뤄 천연두가 사망 원인이 아닌가 추정하기도 한다. 천연두는 서유럽을 초토화시키며 흑사병보다 더 많은 사람들을 휩쓸고 난 다음, 유럽에서 건너온 정착민들과 함께 미국에 상륙했다. 희미하게나마 백신 접종의 개념이 생기기 1세기 전쯤인 17세기, 의사들은 천연두의 농포에서 새로 생긴 물질, 즉 고름을 살짝 긁어내 감염되지 않은 사람의 피부 안쪽에 넣어주면 질병이 어느 정도 예방된다는 사실을 알아냈다. 참고로, 오늘날 '접종inoculation'이라는 용어는 라틴어의 '이식하다inoculare'에서 유래한 것이다.

1700년대 초 영국의 귀족 시인 메리 워틀리 몬터규가 천연두에 걸렸다. 그녀는 심각한 외상을 입었지만 목숨은 건졌다. 그러나 같이 천연두에 걸렸던 오빠는 사망하고 말았다. 그녀는 병을 앓고 나서 자녀들에게 일제히 백신 접종을 명했다. 귀족 가문에서 백신을 맞는다는 소문이 퍼지자 백신 접종에 대한 사람들의 인식이 나아지기 시작했다. 다만, 이후로도 백신 접종의 효과가 과학적으로 인정되기까지 반세기가량의 세월이 더 흘러야 했다.

다른 많은 획기적인 발견이 그렇듯, 최초의 천연두 백신은 의도하지 않은 기념비적 관찰에서 시작됐다. 1700년대 말 어느 작은 마을의 의사였던 에드워드 제너는 우두(牛痘)에 노출된 농부들과 소젖을 짜는 여자들이 천연두가 빈번히 창궐하는 동안 이 병으로 고통받은 적이 없다는 사실에 주목했다. 소젖을 짜는 여자들은 병에 걸려도 짧고 가볍게 앓았으며, 아름답고 티 없는 피부를 유지했다. 반면에 다른 사람들은 심하면 죽음에 이르기도 했으며, 병에서 살아남더라도 얼굴에 흉한 마맛자국이 남았다. 제너는 이 일꾼들이 우두 바이러스에 노출됨으로써 자연스럽게 천연두 바이러스를 방어하는 종두(종두를 뜻하는 영어 단어 vaccination의 'vacca'는 라틴어로 'cow', 즉 '소'라는 뜻이다) 효과를 지니게 된 것이 아닌지 조사하기 시작했다.

폭스바이러스(우두, 점액종, 천연두 따위를 일으키는 병원성 바이러스를 통틀어 이르는 말 - 옮긴이)는 여러 동물을 감염시키는 것으로 알려져 있다. 당시 우두는 소에게서 흔히 나타나는 질병으로, 상대적으로 훨씬 치명적인 천연두에 비해 증상이 아주 경미했다. 1796년 소젖 짜는 일을 하던 사라 넬름스라는 젊은 여자가 양손에 우두로 인한 병변이 생겨 제너를 찾아갔다. 제너는 그녀의 손을 관찰하고 농포가 유독 소젖을 짜는 부위에 집중적으로 생긴 것을 알아챘다. 그는 소의 건강 상태가 어떤지 물었다. 그녀는 블로섬이라는 이름의 젖소가 최근 우두에 감염됐었다고 대답했다. 그 시대에는 의사가 자신의 이론을 실험해보기 위해 심의 위원회로부터 별도의 승인을 받을 필요가 없었다. 제너는 사라의 손에서 물질을 채취한 다음 정원사의 8살 난 아들 제임스 핍스의 팔에 넣었다.

일주일 후 핍스는 오한, 발열, 가벼운 전신 통증, 식욕 감퇴 등의 일시적인 증상을 보였다. 제너는 의도적으로 어린아이를 천연두 물질에 노출시키는 위험천만한 인체 실험을 했다. 당시 천연두가 치명적인 질병으로 알려져 있었던 데에다 과연 제너의 실험이 효과가 있을지에 대해서는 아무도 장담하지 못했다. 이 실험의 결과를 알고 있는 현대의 나로서는 소년이 무사했을 때 관련자들이 얼마나 안도했을지 그 심정만 조금 헤아릴 수 있을 뿐이다. 아무튼 제너는 실험 대상자가 치명적인 천연두로부터 보호됐다는 결론을 내렸다. 그렇다고 해서 우두 바이러스를 소량 긁어내 건강한 사람에게 투여한다는 접종의 개념이 처음부터 쉽게 받아들여진 것은 아니었지만, 결국 사람들은 팔에 바늘을 찌르는 데 동의했다. 백신은 백시니아라는 이름의 살아 있는 바이러스 그 자체였으며, 두 갈래로 갈라진 바늘을 통해 피부 아래로 주입됐다. 1972년 이전에 태어난 사람들 대부분은 팔 윗부분에 둥그스름한 형태로 반쯤 함몰된 흉터를 접종의 표시로 지니고 있다.

현대의 백신과 달리 천연두 주사는 매우 높은 바이럴 로드(특정 바이러스의 양을 수치로 표현한 것 - 옮긴이)의 상태로 피부 표면의 바로 아래에 주입되는 것으로서 국소적인 천연두 감염을 발생시켜 지름 2.5센티가량의 흉터를 남겼다. 수십 년 동안 전 세계적으로 백신이 접종된 후 내가 태어나기 불과 몇 년 전인 1972년에 미국에서 천연두의 근절이 선언됐다. 1977년에 소말리아에서 단 1건의 천연두 사례가 발생한 것을 마지막으로 1980년에 세계 보건 기구는 천연두가 지구상에서 근절된 것으로 간주한다고 발표했다.

하지만 이야기는 여기서 끝이 아니다. 최근 오리지널 백신이 소가 아닌 말에서 나왔다는 소문이 돌면서 과학자들이 수백 년 전 이야기를 재고하게 됐다. 제너도 우두가 마두에서 기원한 게 아닌가 하는 의심이 들어 때때로 말에서 직접 얻은 물질을 사용해 천연두를 접종했다.

그러나 마두에 대해서는 알려진 사실이 그리 많지 않고 바이러스 자체가 아예 사라진 것 같기도 하다. 어쩌면 어느 저장소에 남아 순환하고 있을지도 모르지만 말이다. 아무튼 마두의 게놈을 지도로 만드는 연구에서 이것이 일부 오래된 백시니아 균주와 매우 유사한 것으로 나타났다. 이는 천연두 백신이 말에서 유래했을 가능성에 대한 가설에 힘을 실어줬다. 2017년에 발간된 〈뉴잉글랜드 의학 저널〉에 연구자들이 편집자에게 보낸 편지가 실렸다. 내용인즉슨, 마두 바이러스가 담긴 19세기의 천연두 백신 바이알(유리병 - 옮긴이)을 발견했다는 것이었다. 더 당혹스러운 이야기를 보태자면, 마두와 우두는 원래 아주 드물게 가축을 감염시키는 설치류의 폭스바이러스였을 수 있다고 한다. 오늘날 일부 기업에서 이 살아 있는 변형 마두 바이러스를 다시 찾는 작업을 하고 있다. 코로나19 스파이크 단백질을 표적으로 삼도록 변형시켜 코로나19 백신을 개발하기 위해서다.

감염병학자, 과학 기술 전문가, 자선가인 래리 브릴리언트 박사는 1970년대에 세계 보건 기구와 공조해 '반점투성이 괴물'이라 불린 천연두의 재앙을 끝내기 위한 전쟁을 벌였다. 이 과정에서 그는 지구상의 마지막 천연두 사례를 확인하는 특권(?)을 누렸다. 팬디펜스 어드바이저리의 CEO이자 비정부 자문 기구인 엔딩 팬데믹스의 회장이기도 한 그는 현 팬데믹의 종식에 대한 날카로운 안목을 가진, 우리 시대의 가장 훌륭한 공중 보건 전문가로 꼽힌다. 1975년 10월 브릴리언트 박사는 인도에서 일하며 바이러스에 감염됐다가 목숨을 건진 2세 여아 라히마 바누를 만났다. 당시 인도는 지구에서 천연두가 버티던 마지막 장소였고, 이 아이는 람세스 이전으로 거슬러 오르는 1만 년의 오랜 세월 동안 한 번도 끊어진 적이 없는 천연두 사슬의 맨 마지막에 위치한 감염자였다. 브릴리언트 박사는 말했다.

"수십억 명이 천연두로 죽었습니다."

천연두 바이러스는 유럽 전역을 가로지르는 위험한 행보를 벌이며 연간 40만 명의 목숨을 빼앗았다. 단일 사망 원인으로는 가장 큰 수치였다. 북미 원주민이 초토화된 건 물론이고 문화 전체가 붕괴됐다. 천연두 바이러스는 감염자의 30%를 학살했다. 살아남은 사람의 3분의 1에게서 시력을 빼앗았으며, 죽지 않은 사람들 모두에게 평생 지지 않는 흉터를 남겼다. 의학 역사가들은 오늘날 우리가 장수—2020년의 기대 수명은 1920년의 2배—하는 데에 천연두 백신, 그리고 행동주의와 백신 접종 캠페인을 통한 질병 근절의 힘이 크다고 주장한다.

브릴리언트 박사는 말했다.

"사람들이 합심해서 팬데믹을 종식시켰다는 부분이 바로 기적인 겁니다. 마술이 과학에서 비롯된다면 기적은 인간이 만들어내는 거죠."

천연두 바이러스는 인간만 감염시키는 특유한 미생물로 다른 숙주가 전혀 없었기 때문에 백신으로 근절시키기 쉬운 편이었다. 그러나 코로나19 바이러스는 다른 동물에서도 변이를 일으키고 순환하는 탓에 부득이하게 뒤를 쫓아야 하는 바이러스가 될 것이다. 다시 말해, 온 세상 사람들이 백신을 맞기 전까지 코로나19의 고객은 늘 존재할 거라는 의미다.

브릴리언트 박사에게 안티 백서(백신 접종 거부자, 넓게는 스스로를 건강 전문가로 간주하고 건강을 위한 처방을 거부하는 사람을 가리킨다 – 옮긴이)

에 대해 어떻게 생각하느냐고 물으니 그는 장난스럽게 핵심을 찔렀다.

"아, 소를 싫어하는 사람들 말이죠?"

백신을 회피하는 사람들 대부분은 백신이 질병을 막기는커녕 오히려 질병에 걸리게 할 수 있다는 두려움을 갖고 있다. 그러나 이거야말로 백신의 장점이다. 위중해지지 않는 선에서 질병을 막아주기 때문이다. 게다가 오늘날의 백신은 현대 과학의 이점까지 더해 대단히 안전하고 엄격한 테스트를 거친다. (긴급 사용 승인을 받은 새로운 코로나19 백신도 수만 명을 대상으로 한 임상 시험을 거쳤으며, 백신으로 인한 부작용 또한 지극히 드물다. 미국 질병 통제 예방 센터의 자료에 따르면, 벼락을 맞을 확률이 코로나19 백신을 맞고 죽을 확률보다 3배 높다.)

브릴리언트 박사는 역사상의 안티 백서 선전물에 관심이 많다. 여기에 담긴 어처구니없는 내용들은 안티 백서 운동이 전혀 새로운 게 아니라는 사실을 보여준다. 백신 접종 반대 운동에 자양분이 되는 의사와 정부에 대한 불신이 최근에 생긴 현상은 아니다. 사실, 안티 백서 운동이 뿌리내리기 시작한 지 한 세기가 넘었다. 19세기 후반에도 수만 명의 사람들이 천연두 강제 접종을 반대하며 거리로 나섰었다. 사람들이 체포되고, 벌금이 부과되고, 심지어 감옥에 갇히기도 했다. 당시 안티 백서들이 썼던 슬로건 중 일부는 오늘날에도 여전히 사용되고 있다. 뿐만 아니라 인터넷과 소셜 미디어 플랫폼의 영향으로 그 힘이 훨씬 강력해졌다. 사람들이 목소리를 높일 수 있는 연단은 더 커지고 확성기는 더 요란해졌다. 나는 팬데믹이 오기 전에 우연히 백신 거부 현상에 대한 다큐멘터리를 제작했었고, 이것을 살짝 손봐서 2021년 4월에 방영했다(세계 보건 기구에서 2019년 글로벌 건강을 위협하는 상위 10개의 요소 중에 백신 거부 현상을 지목했다는 점이 흥미롭다). 나는 세계적으로 유명한 바이러스학자이자 백신 옹호자인 피터 호테즈 박사와 이 다큐멘터리를 두고 이야기를 나눴다. 그는 백신을 '인류가 발명한 가장 강력한 기술'이라고 칭했다. 그가 이끄는 베일러 의과 대학 팀은 최초의 사스 백신 중 하나를 생산했으며, 그 스스로는 오래전부터 백신 외교를 옹호해왔다. 백신 외교는 주요 건강 문제를 예방하기 위해 부유한 국가와 가난한 국가 간에 구축하는 글로벌 파트너십을 말한다. 그는 최근에 와서 안티 백서 운동이 더욱 힘을 얻었으며 2015년경 주변부에서 주류로 이동한 것으로 보고 있다. 표적을 제대로 겨냥한 메시지의 전달, 기민한 조직력, 강력한 리더십 등 안티 백서 운동의 양상은 대부분의 리더들이 금자탑 속에서 침묵하는 과학계의 그것과는 거리가 있다. 또한 책, 행사, 의료 제품의 형태로 백신 접종 반대 운동에 불을 지피게끔 해줄 재정 능력이 빵빵하다. 수많은 사람들이 안정성이나 유효성 테스트를 거치지 않은 제품을 소비하면서 정작 엄중하고 정밀한 의학 시험을 통과한 백신은 회피한다. 이 얼마나 부조리한 태도인가.

과학자들은 너무 오랫동안 과학 배격주의자들이 떠들거나 말거나 귀를 막고 관심을 주지 않으면 된다는 생각으로 못 본 체했다. 그러나 지금은 백신 접종 반대자들의 공동체가 그릇된 정보를 영속화하는 추종자들까지 확보하면서 상황이 크게 바뀌었다. 새로운 코로나19 백신의 놀라운 과학에 경탄하는 것만으로는 부족하다. 충분한 수의 사람들이 백신을 맞아야 백신의 온전한 유용성이 인정받을 수 있다. 과학은 우리가 제 역할을 할 때만 우리를 구원할 수 있다.

백신은 면역 체계에 병원체—바이러스, 박테리아, 균류, 기생충 등—가 어떻게 생겼는지 알려준다. 쉽게 말해, 면역 체계에 이 나쁜 녀석들의 이름과 자세한 생김새의 목록이 담긴 커다란 '수배 전단'을 제공해 여차하면 공격할 수 있게 하는 것이다. 여기에는 몇 가지 방법이 있다. 불활화 백신, 약독화 생백신, 변형 독소 백신, 서브유닛·재조합·접합 백신, 바이러스 벡터 백신, 그리고 새로 개발된 mRNA 백신이 그것이다.

불활화 백신에는 살아 있는 바이러스나 박테리아가 들어 있지 않고 2가지 모두 완전히 죽은 상태로 혹은 단순히 이들 미생물의 부분만 포함돼 있다. 미생물의 부분이라고 하면 미생물의 표면에 있는 DNA, 단백질, 또는 특정 분자를 가리킨다. 이것들을 우리의 면역 체계에 적으로 인식시킴으로써 병원체가 침입하면 미리 알아차리도록 하는 것이다. 이와 같은 식으로 면역 체계 세포는 다음번에 이 미생물과 마주치면 인식할 수 있는 기억을 갖게 되며 맞서 싸울 수 있는 항체를 생산할 수 있게 된다. 이후로도 면역 세포는 인체가 진짜 병원체에 노출됐을 경우에 대비해 감염을 멈출 준비 태세를 갖추고 혈액 속을 순환하면서 경계를 선다. 무장한 채 침공에 한참 앞서 대비하는 것이다. 그러나 이 항체가 몸에 머무는 기간은 영구적이지 않은 경우가 대부분이고 한 번의 접종으로 충분한 예방이 되지도 않는다. 그래서 백일해나 광견병의 경우 부스터 샷, 즉 추가 면역 조치가 권장된다. 불활화 백신은 A형 간염과 일부 유형의 독감 예방에도 이용된다.

천연두 백신은 약독화 생백신이었다. 홍역 백신, 로타바이러스 백신, 수두 백신, 황열 백신 등이 약독화 생백신에 속한다. 변형 독소 백신은 박테리아의 독소를 불활화한 백신의 한 형태로, '독소'와 혼동해선 안 된다. 디프테리아와 파상풍 백신이 여기에 속하며, 이 유형의 백신은 진짜 독소가 나타났을 때 인체가 이를 무해하게 만들어 버리도록 해준다. 물론 파상풍은 오늘날 아주 드물게 나타나므로(미국에서 한 해에 30건 미만으로 발생한다) 의사들 대부분이 실제로 파상풍 환자를 만나는 일은 없다고 봐도 무방하다. 파상풍은 사람들 사이에서 전파되는 감염과는 다르다. 이것은 아포(특정한 세균 체내에 형성되는 원형 또는 타원형의 구조 - 옮긴이) 형성 토양 박테리아로서 상처 부위에 들어가서 옮겨진다. 아포는 녹슨 못 같은 것의 표면에서 오랫동안 생존하며, 누가 모르고 그 못을 밟으면 그 사람에게서만 복제를 시작한다. 아포가 만들어내는 독소는 상당히 강력해 생명을 위협하는 근육 수축을 일으킬 가능성이 있되, 백신을 맞지 않은 사람에 한해서다.

불활성 전(全)세포 백신과 마찬가지로 서브 유닛 · 재조합 · 접합 백신도 병원체의 살아 있는 성분은 들어 있지 않고 병원체 외부 표면 단백질의 작은 조각이 들어 있어 이것이 보호 면역 반응을 자극한다. 서브 유닛·재조합·접합 백신의 예로는 B형 간염, HPVhuman papilloma virus(사람 유두종 바이러스), 수막 구균성 질환, 그리고 일부 독감 및 대상 포진 백신 등이 있다.

바이러스 벡터 백신은 다른 바이러스가 변형된 버전을 보호의 수단으로 사용한다. 예를 들어, 코로나19 백신인 얀센 백신과 아스트라제네카 백신은 해를 끼칠 수 없도록 무력화된 아데노바이러스를 채용해 항체를 만드는 지침을 전달한다. 아데노바이러스는 활성화 형태에서 감기를 유발한다. 이 바이러스는 코로나바이러스와 무관하지만, 사람을 감염시키지 않고 면역 체계가 반응하도록 자극하는 역할을 한다. 바이러스 벡터 백신은 에볼라 바이러스의 창궐에 대응해 사용되기도 했다. 현재 지카 바이러스, 독감 바이러스, HIV에 대해서도 연구가 진행 중이다.

새로운 mRNA 코로나19 백신은 RNA 기술 덕분에 새로운 계급의 백신처럼 여겨지지만 기본 개념은 같다. 면역 체계가 나쁜 녀석이라는 태그를 붙일 수 있도록 몸에 단백질을 만드는 지침을 넣어주는 것이다. 바꿔 말해, 진짜 나쁜 녀석이 나타났을 때 몸이 쉽게 싸우고 처리할 준비가 돼 있도록 하는 것이다(우리는 이 싸움의 존재를 아예 모를 수도 있다). 단언컨대, 이 mRNA 백신에는 코로나19를 유발하는 살아 있는 바이러스가 함유돼 있지 않다. 오로지 바이러스의 작은 부분, 즉 스파이크 단백질에 대한 암호만 들어 있을 뿐이다. 그리고 이것은 인체의 DNA에 그 어떤 영향을 미치지 않으며 당연히 상호 작용도 하지 않는다. 사실 mRNA는 절대로 DNA가 보관되는 세포핵으로 들어가지 않는다. 세포는 메시지를 이용하는 일이 끝나면 즉시 mRNA를 분해해 제거해버린다.

백신은 마치 언어를 가르치는 강사와 같다. 인간의 몸에 새로운 언어를 가르쳐주는 역할을 하기 때문이다. 바이러스에 정기적으로 노출돼 계속 그 언어로 대화하다 보면 면역 체계가 새로운 언어로 소통하는 데 꽤 능숙해진다. 그러다 바이러스가 쇠퇴하기 시작하면 새 언어로 대화하는 일 또한 줄어든다. 더러는 부스터 샷의 형태로 보습 과정을 이수해야 할 경우도 생기겠지만, 이 경우 인체는 바이러스와 싸우는 방법을 빠른 속도로 복기할 수 있다. 원래의 변이에서 살짝 의상을 바꿔 입은 바이러스라면 더더욱 그렇다.

앞서 언급한 것처럼 바이러스는 단백질 외피에 싸인 유전자 핵을 지니며 유전자 핵은 DNA 또는 RNA로 이뤄진다. 코로나19 바이러스의 경우 RNA 기반으로, RNA 유전자가 mRNA를 만들어 그 유명한 스파이크 단백질의 생산을 유도한다. 특정 구조를 지닌 mRNA가 별개 구조로 된 단백질을 만드는 것이다.

재차 강조하건대, mRNA는 메시지이며 이 순간에도 우리 몸에서는 이런 메시지 수천 개가 전달되고 있다. 이 메시지들은 마치 스냅챗(사진과 동영상으로 대화하는 형식의 애플리케이션으로 최대 10초씩 보기가 가능하다 - 옮긴이)처럼 빠른 속도로 사라지거나 효력을 잃는다. 백신은 바이러스를 형성하는 수십 개의 단백질이 아니라 하나의 특정한 코로나바이러스 단백질에만 해당하는 메시지이므로 mRNA가 실제로 몸속에서 바이러스를 생성할 순 없다. 그래서 백신을 맞은 사람의 항체와 감염으로 인해 생긴 항체가 다른 것이다. 백신을 맞은 사람의 항체는 스파이크 (S) 단백질에 특정돼 있으며, 감염을 통해 생긴 항체는 뉴클레오캡시드 (N) 단백질 등 바이러스의 다른 부분들에서도 나타날 수 있다. 2가지 항체를 모두 가지고 있는 사람은 이전의 감염에서 면역을 얻었을 가능성이 크다.

mRNA 기반 백신의 첫 단계를 내딛는 일이 '워프 스피드 작전(초고속 작전이라는 뜻으로, 트럼프 전 대통령의 주문에 따라 수립된 백신 개발 계획을 말한다 - 옮긴이)'의 시행 첫날에 이뤄진 것은 아니다. 과학자들이 가능성을 탐색하기 시작한 것은 그 이전부터다. 이들이 제기한 질문은 다음과 같은 것이었다.

'만약 코로나19 병원체의 스파이크 단백질처럼 바이러스 단백질 외피의 중요한 부분을 만드는 mRNA의 정확한 구조를 안다면 실험실 환경에서 mRNA를 쉽고 빠르게 만들 수 있는가?'

개념 자체는 단순하고 충분히 가능한 듯했다.

'특정 바이러스의 단백질 외피에 대한 제조법을 담고 있는 mRNA를 만든다. → mRNA를 사람에게 주사한다. → mRNA가 혈류를 따라 이동하면서 면역 체계 세포에 경계경보를 발령한다. → 면역이 생긴다.'

그러나 위업은 생각만큼 쉽게 달성되지 않았다.

가장 먼저 할 일은 mRNA가 치명적일 수 있는 폭력적인 면역 체계 반응을 일으키지 않도록 mRNA를 수정하는 방법을 터득하는 것이다. 이 단계를 성공하면 다음으로 인간의 세포가 혈액 속을 지나가는 mRNA를 건져 올려 중요한 단백질 조각을 대량으로 생산하고 단백질 항체를 생성하도록 촉진하는 데 숙달되는 일이 이뤄져야 한다. 마지막으로, mRNA를 극미하게 작은 캡슐 안에 넣음으로써 혈중 화학물질에 의한 파괴를 막는 방법을 익힌다. 이 과정은 과학자들이 새로운 백신을 개발하는 작업을 하면서 수행한 mRNA 연구 계획을 지극히 단순한 문장으로 정리한 것이다.

한편, 코로나19 백신 개발 도중에 기대하지 않았던 발견과 조우하기도 했다. mRNA 백신이 전통적인 백신에 비해 더 강력한 유형의 면역을 촉발시킨다는 사실을 알게 된 것이다. mRNA 기반의 새로운 코로나19 백신은 바이러스에게 이중의 타격을 입히는 힘을 갖고 있다. 면역 체계를 자극해 항체뿐 아니라 면역 체계 킬러 세포까지 만들어내는 것이다. 말하자면, 하나가 듣지 않을 때를 대비해 서로 다른 폭탄을 2개 보유하는 셈이다.

2020년 12월 11일 화이자/바이오엔테크 mRNA 백신이 처음으로 긴급 사용 승인을 받았다. 나는 운 좋게도 백신 개발의 주역인 수석 과학자 2명과 이야기를 나눌 기회를 얻었다. 단언컨대, 팬데믹과 관련해 진행한 수천 건의 인터뷰 가운데 가장 즐거운 만남이었다. 1월에 중국에서 바이러스의 유전자 암호를 발표하고 몇 분 지나지 않아 우구르 샤힌과 외즐렘 튀레지 박사 부부는 1만5천 킬로미터 밖의 독일 연구실로 날아가 바이러스를 공격할 mRNA 백신 설계에 돌입했다. 그 연구실에서는 원래 암을 위한 mRNA 기술 연구가 진행 중이었지만 새로운, 그리고 시급한 과제를 위해서라면 얼마든지 방향을 선회할 준비가 돼 있었다. 그곳에는 마음껏 사용할 수 있는 온갖 장비가 갖춰져 있었고, 그들에게는 수행 능력과 수용력이 있었다. 이전까지는 새로운 백신이 개발되는 데 최소 4년이 소요됐으나 미친 듯이 날뛰는 팬데믹과의 경주에는 4년이라는 시간을 기다릴 틈이 없었다.

샤힌과 튀레지 박사는 터키계 부부로 2008년 독일에서 바이오엔테크를 설립했다. 이들은 2002년에 결혼식을 마치자마자 곧장 연구실로 돌아가 일을 시작했다. 샤힌 박사가 말했다.

"우리는 과학을 생존으로 바꾸는 데 뜻을 같이했습니다. 과학으로 신약과 백신을 개발하는 여정에 동참하기로 한 것도 같은 이유에서입니다."

그들은 암 전문의답게 2020년 1월 중국에서 빠르게 확산되던 코로나바이러스에 관한 〈랜싯〉의 기사를 처음 접했을 때의 느낌을 '암이 사람들의 생명에 일으키는 긴박감'이라는 말로 표현했다. 튀레지 박사의 본능은 팬데믹의 창궐을 온몸으로 외치고 있었다. 그들은 휴가를 반납하고 '프로젝트 라이트스피드(광속 계획이라는 뜻 – 옮긴이)'에 돌입했다.

그들은 몇 가지 유망한 백신 후보를 확인한 다음 이를 시험하고 출시할 수 있도록 도와줄 곳을 찾았다. 그리고 2020년 3월 그들은 화이자와 관계를 구축했다. 그들의 표현을 빌리자면 '아름다운 우정과 협업'이 이뤄졌고 그 결과 세계 최초로 유효하면서도 안전한 코로나19 백신이 탄생했다. 화이자는 백신을 연구하고 개발하는 데 트럼프 정부의 워프 스피드 작전에서 나오는 연방 자금을 지원받지 않았다. 된다는 보장이 없는 위험이 큰 도박을 한 셈이지만 결국 백신 수백만 분을 공급하는 계약을 일궈내며 대가를 돌려받았다.

새로운 백신이 이전부터 쌓아온 수많은 혁신—DNA 및 이 DNA의 mRNA 자손의 구조와 기능을 이해하는 생물학적 요소부터, 몇 초 만에 전 세계로 대량의 정보 묶음(예를 들어, 서열 자료)을 전달하는 기술적 요소에 이르기까지—위에 구축됐다는 점은 아무리 강조해도 지나치지 않다. 샤힌 박사는 mRNA가 지식을 세포에 전달하는 가장 기본적인 방법이라고 하면서 세포 내 정보 분자라는 우아한 표현을 사용했다. 그러면서 DNA 속에서 숙달된 원대한 계획 아래 단백질이 생산될 수 있도록 자연이 발명해낸 생명 최초의 생체 분자라고 했다. 쉽게 말해, DNA는 하드 카피(인쇄물 출력 형태 - 옮긴이) 정보이고, mRNA는 할 일을 세포에게 전달하는 소프트 카피(디스플레이에 표현되는 출력 형태 - 옮긴이) 정보다. 이름대로 mRNA는 전달자, 즉 인체의 택배 기사다.

mRNA 기술은 겸상 적혈구 빈혈증이라는 질병의 치료에 이용되고 있다. 또한 에볼라 바이러스, 지카 바이러스, 광견병 바이러스, 시토메갈로바이러스(거대 세포 바이러스, 흔한 헤르페스 바이러스다), 독감 바이러스 등의 감염원에 대한 사용에도 실험 중이다. 샤힌과 튀레지 박사는 mRNA 기술이 개별 환자에게 결핍된 필수 단백질을 생산할 수 있다는 점에서 암 치료는 물론 낭포성 섬유증 같은 유전병을 포함해 여러 제약 분야에서 혁신을 일으킬 것으로 기대한다. 암세포도 mRNA 백신의 표적이 될 수 있는 단백질을 만들기 때문에 충분히 도전해볼 법하지만 더 어렵다. 암이라고 해서 다 같은 암이 아니다. 하나의 암세포 군집 내에 다른 표지자를 지닌 다양한 세포가 들어 있기도 하고, 사람마다 갖고 있는 암도 다르다. mRNA 백신이 특유한 암세포를 표적으로 삼을 수 있게 설계돼 개인별 맞춤 암 치료가 이뤄져야 하는 이유도 여기에 있다. mRNA 기술을 활용하면 개인 특유의 암세포에서 분자 구성을 파악해 정보를 추출하고, 맞춤 주문 제작된 mRNA 백신이 사용될 표지자를 선택할 수 있다. 이처럼 mRNA 기술의 수행 능력과 속도는 놀랍고도 무궁무진하다.

샤힌과 튀레지 박사는 백신 개발로 수십억 달러를 손에 넣었지만 이들의 삶은 예전과 크게 다르지 않다. 그들은 여전히 10대 딸과 함께 사무실 근처 아파트에서 거주하며 차 없이 자전거로 출퇴근하는 수수한 날을 보내고 있다. 이 회사의 또 한 명의 스타 생화학자로서 역시 mRNA 기술의 주창자이기도 한 헝가리 태생의 연구원 카탈린 카리코는 수십 년간 실험실의 붙박이를 자처하며 갖은 고생과 학계의 폄하를 견뎌야 했던 과거를 회상했다. 그녀와 그녀의 오랜 협력자인 면역학자 드류 와이즈먼 박사는 mRNA 기술 작동법을 알아낸 장본인이다. 카리코는 2013년에 펜실베이니아 대학교가 그녀에게 '교수의 자질이 없다'는 결정을 내리자 미련 없이 바이오엔테크로 옮겼다. 그녀는 현재 바이오엔테크의 수석 부사장으로서 mRNA 작업을 총괄한다. 그녀는 자신이 일궈온 40년의 연구가 전 세계 수십억 명의 삶을 바꿀 준비가 돼 있다는 사실이 아직도 믿기지 않는다고 했다.

백신으로 코로나19를 따라잡기 위해서는 속도와 융통성이 중요하다. 스파이크 단백질에서 일어나는 변화들이 변이를 촉발하겠지만 우리가 가진 백신으로 충분히 문제를 해결할 수 있다. 물론 더 많은 돌연변이가 축적되는 만큼 백신의 조정이 불가피할 것이다. 우리는 질병을 감시하고 정례적인 염기 서열 분석으로 바이러스가 진화하는 특성을 추적함으로써 코로나19에 대비할 수 있다. 바이러스를 억제하고 변이를 거듭하는 바이러스의 경향성을 저지하기 위해서는 백신을 통해 바이러스의 전파를 예방하는 것이 필수적이라는 사실을 명심해야 한다.

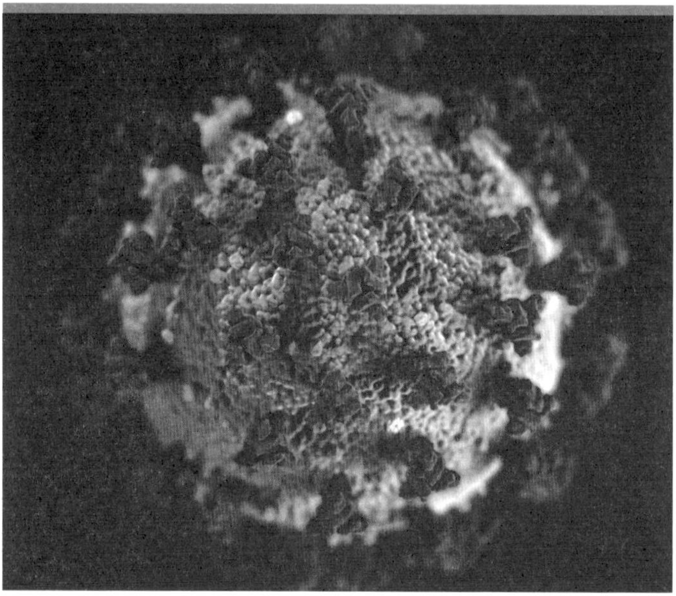

코로나바이러스가 지닌 초미세 구조의 형태를 보여주는 그림이다. 바이러스의 외피에 있는 스파이크들이 비리온을 둘러싸고 있어 코로나 또는 왕관의 형상을 이룬다.

출처 : 미국 질병 통제 예방 센터

면역학의 기초

인체의 면역 체계에 관한 기본적인 생물학 몇 가지를 짚고 넘어가지 않으면 백신의 이점을 제대로 다룰 수 없다. 이는 백신이 왜 그렇게까지 중요한지에 대한 개념을 정리하는 데 도움이 될 것이다.

인간의 면역 체계는 박테리아, 바이러스, 균류, 기생충, 그 외 침입자들에 맞서 건강을 지키는 임무를 띠고 있으며, 선천 면역계와 후천 면역계의 2개 요소로 구성돼 있다. 선천 면역계는 1차 방어선이다. 피부나 점막 같은 물리적 장벽이 여기에 포함되며 침입자가 들어오는 것을 물리적으로 저지한다. 특정 세포, 단백질, 염증을 생성하고 침입한 세포를 파괴하는 등의 일을 하는 화학 물질 또한 선천 면역계에 속한다. 선천 면역계가 즉각적, 비특이적으로 반응하는 반면(몸에 들어오는 것은 무엇이든 막으려 한다), 후천 면역계는 특정 대상과 이전에 인지했던 침입자를 표적으로 삼기 때문에 작동하는 데 시간이 좀 걸린다.

후천 면역계는 B 세포라고 하는 일종의 백혈구를 포함하고 있다. B 세포는 몸을 순찰하면서 나쁜 녀석들을 찾아다닌다. B 세포의 표면에 있는 특유한 항체는 특유한 항원(외부 침입자)과 결합해 숙주 세포로 들어가는 것을 막아준다. 나쁜 녀석을 발견해 결합할 때 B 세포가 활성화되면서 자기 복제를 하고 항체를 대량으로 생성하며, 결국 문제의 침입자를 무력화시키는 중화제의 군대를 만드는 것이다.

이는 코로나19에 걸렸던 사람들의 면역 체계가 항체를 형성하는 과정이기도 하다. 불행하게도 코로나바이러스에 대한 항체는 꽤 빠르게 사라진다는 몇몇 연구 결과가 있고, 특히 코로나19를 가볍게 겪은 이들에게서 더 많은 사례가 발견됐다. 연구자들은 항체 반응이 빠르게 사라지면 이 바이러스에 한번 감염됐던 사람이 새로운 감염을 방어할 수 있는 기간이 어느 정도나 될지 알 수 없다는 점을 걱정한다. 인간은 주로 백신에 의존해 항체 반응을 촉발하고 있으며 방어 기간을 길게 가져가는 일은 중요하므로 우려하는 게 당연하다.

다행히 인간의 후천 면역계가 감염 방지에 사용하는 무기가 항체 하나는 아니다. 지금부터 또 다른 무기인 T 세포 이야기를 해보려고 한다. T 세포는 한번 감염된 후에 똑같은 침입자로부터 또다시 감염되는 상황에 대비해 체내에서 생성되는 것이다. T 세포의 종류는 3가지다. 침입자가 다시 인체의 문을 두드릴 경우를 대비해 그 침입자를 몸이 기억하도록 돕는 T 세포가 있고, 감염된 숙주 세포를 뒤쫓아 파괴하는 T 세포가 있고, 다양한 방식의 지원 사격을 보내는 T 세포가 있다.

mRNA 코로나19 백신을 접종하면 팔 근육에 있는 세포에서 mRNA가 들어 있는 조그만 지방질의 물방울을 받아들인다. 이 세포들이 스파이크 단백질을 만들기 시작하면 인체는 근육 세포가 코로나바이러스에 감염된 것으로 간주한다. 이때부터 몸은 선천 면역계를 작동시켜 세포 속의 모의 감염과의 싸움에 나선다. 이것이 사람들이 겪게 되는 몇 가지 염증—팔 통증, 발열, 근육통 등—의 원인이다. 다음 과정은 항체를 생성하는 특별한 세포와 소통할 수 있는 면역 세포들이 코로나19 스파이크 단백질(RNA)을 복제한 세포들을 덮쳐 그 자리를 차지하는 것이다. 이런 교환을 통해 코로나19를 겨냥하는 고유의 항체가 생성된다. 참고로, 이 과정은 후천 면역계에서 일어난다.

DNA로 만든 다른 백신들도 결과는 같다. 코로나19 바이러스를 알아차릴 수 있게 면역 체계에 지시 사항을 전달한다. 물론 mRNA 가닥을 통해 직접 전달하는 방식은 아니고 개조된 아데노바이러스를 이용한다. 아데노바이러스는 우리 주변에 비교적 흔하며 주로 감기나 독감 유사 증상을 일으킨다. 과학자들은 아데노바이러스를 비활성화시켜 세포 내부에서 복제하는 능력이 없는 상태로(감염을 일으킬 수 없다는 뜻이다) 코로나바이러스 스파이크 단백질을 세포에 운반해주는 탈것처럼 기능하도록 만든다. 백신이 팔 속으로 들어가면 아데노바이러스가 세포에 가 부딪히면서 표면에 있는 단백질에 달라붙는다. 그러면 세포는 거품으로 바이러스를 감싸 내부로 끌어들인다. 내부로 들어간 아데노바이러스는 거품에서 놓여나 세포의 DNA가 저장된 핵으로 이동한다. 아데노바이러스는 자신의 DNA를 핵 속으로 삽입해 스파이크 단백질 지침을 세포가 읽을 수 있게 함으로써 mRNA에 복사된다. 그러면 mRNA가 핵에서 나와 스파이크 단백질을 조립하기 시작한다. 이어 스파이크 단백질이 급증하고, 이것이 면역 체계에 경보를 발령하면 앞서 언급한 내용과 마찬가지로 코로나19 바이러스에 특화된 항체가 생산되고 B 세포와 T 세포가 활성화된다.

mRNA와 DNA 기반의 백신들 다수는 몇 주 간격으로 2회 접종해야 한다. 2회 접종 후 1~2일 정도 불편감을 느끼는 사람들은 면역체계가 백신 효과를 보여주는 신호로 받아들이면 된다. 첫 번째 접종이 감염에 대한 모의 연습을 하며 군대를 조직하는 것이라면, 두 번째 접종은 군대를 부추기며 심각한 상황임을 알려 바이러스를 상대하는 데 면역 체계의 능력을 최고치로 끌어올리게 하는 것이다. 첫 번째 주사에서부터 반응을 경험하는 사람들은 본인이 알고 있든 모르고 있든 간에 이전에 코로나19 바이러스에 노출된 적이 있어서다. 단, 코로나19 바이러스의 자연 감염을 겪은 사람이라고 하더라도 반드시 백신을 접종해서 앞으로의 감염 가능성에 대한 전반적인 대응력을 끌어올려야 한다. 이렇게 여러 차례 접종해야 하는 백신에는 홍역 · 이하선염 · 풍진 백신(MMR 백신), A형 간염 백신, B형 간염 백신, 대상 포진 백신 등이 있다.

2021년 봄, 나는 미국이 백신의 출시에 박차를 가하는 것에 발맞춰 미시간주의 캘러머주에 있는 화이자 공장을 방문했다. 나는 그곳에서 글로벌 공급 부문 대표 마이크 맥더모트를 만났다. 공장에서는 매주 수백만 회분의 백신을 생산 중이었고 연말까지 20억 회분의 생산이 예정돼 있었다. 화이자는 경이로운 혁신을 통해 생산 규모를 10배까지 끌어올렸다. 뿐만 아니라 기존 장비의 용도를 변경해 사용할 수 있었는데도 그렇게 하지 않았다. 내가 본 장비 대부분이 이전에는 없던 새것이었다. 화이자는 임상 시험을 통해 제품의 효과를 입증하기 한참 전부터 이미 수억 달러를 쏟아부었다. 내가 방문한 시점까지 들어간 비용이 자그마치 20억 달러에 달했다.

화이자가 마지막 백신 후보들을 결정하기 전에 검토하고 있던 옵션은 4가지였다. 이 말인즉슨, 맥더모트와 그의 팀은 4가지 방향 중 어느 쪽이든 나아갈 준비가 돼 있었다는 뜻이었다. 그는 당시의 딜레마에 대해 근사한 디저트를 만들 계획을 세웠지만 무엇을 만들지 정하진 않은 상태와 같았다고 했다. 케이크가 될지, 브라우니가 될지, 파이가 될지, 아이스크림이 될지 모르는 상황에서 재료부터 사야 했다는 것이다. 그는 농담조로 말했다.

"일단 모든 재료로 이 식료품 보관함을 가득 채워야 했습니다. 꽤 큰 비용이 들었습니다."

맥더모트 팀의 일정을 늦출 가능성이 있는 장애물 중 하나는 바로 원료의 가용성이었다. 특히 mRNA가 세포에 도착할 때까지 안전한 덮개가 돼줄 지방 물질, 즉 지질이 충분한지가 관건이었다. 지질 나노 입자가 상업적으로 폭넓게 제품화돼 있지 않았기에 공급업자들은 갑작스럽게 높은 수요를 맞닥뜨릴 수밖에 없었다. 화이자는 공급업자들과 긴밀히 협력함으로써 지질의 생산성을 높이면서 한편으로는 현장에서도 지질을 만들기 시작했다,

엄청난 양의 백신을 생산해내는 일이 성공하느냐 못하느냐는 25

센트 동전 크기의 장치로 귀결됐다. 맥더모트는 손가락을 빙빙 회전시켜 보이면서 말했다.

"충돌 제트 믹서라고 하는 부분이 기계의 심장부입니다."

차(茶) 교반기로도 알려진 충돌 제트 믹서는 한쪽에서 지질을, 다른 쪽에서 mRNA를 펌프질해 180킬로그램의 압력으로 모이게 하는 장치다. 그리고 이런 방식으로 만들어진 지질 나노 입자가 바로 백신이다. 물론 단순히 지질을 만들어내는 게 다는 아니다. 4가지 지질이 알맞게 결합되도록 설계해 mRNA가 세포까지 무사히 도착할 수 있게 보호하고, 도착 후 mRNA를 놓아줄 수 있게 하는 것까지가 화이자의 몫이었다. 맥더모트는 지질 나노 입자를 생성하는 과정은 새로운 게 아니지만, 문제는 이 과정을 확장시키는 것이었다고 했다. 맥더모트는 충동 제트 믹서를 처음 봤을 때 '설마, 진짜는 아니겠지?' 하고 생각했다. 그는 자신이 없었다. 이 장치로 수십억 회분의 백신을 만들어내는 게 도저히 가능할 것 같지 않았다. 그러나 그는 동전 크기의 믹서를 복제하고 효율성을 제고하는 기술을 투입해서 끝내 문제를 해결했다. 그야말로 맥더모트의 문샷(달에 로켓을 쏘아 올렸다는 의미로, 혁신적 프로젝트를 의미한다 - 옮긴이)이었던 것이다.

"제가 어렸을 때 아버지가 나사에서 일했습니다. 아버지는 닐 암스트롱이 달에 발을 디딘 역사적인 순간에 휴스턴의 우주 관제 센터에 있었습니다. 저로서는 인생에서 그런 순간을 맞이할 수 있다는 것이 상상조차 되지 않았습니다. 그와 같은 일이 또 일어날 확률이 얼마나 되겠습니까?"

2020년 12월 13일, 첫 번째 백신 물량을 선적했을 때 맥더모트에게도 문샷의 순간이 찾아왔다.

나는 공장 내 창고, 백신 생산 구역, 테스트 전에 백신을 보관하는 영하 80℃(일반 가정집 냉동고는 영하 20℃ 정도다)의 극저온 냉동 설비 등을 살펴봤다. 순도 테스트, 가공 처리, 문서 작업에 30일 정도가 걸렸고, 그다음 바이알 형태로 선적 준비가 완료됐다. 그들은 백신 생산을 계속해나가면서 필요에 따라 새로운 변이에 대한 백신을 개발하는 경주를 다시 시작할 예정이라고 했다. 2020년 12월 어느 저녁, TV에 출연해서 새로 승인된 백신에 관해 이야기한 기억이 난다. 당시 앵커가 백신이 승인된 순간에 어떤 생각부터 들었는지 물었다. 나는 백신 시험 과정, 데이터 해석 및 제조에만 몰두해 보도해왔었기 때문에 이런 부분은 미처 생각하지 못했다. 나는 잠시 뜸을 들이다 이렇게 대답했다.

"지금의 백신 이야기는 세대를 이어 전해질 겁니다."

나는 과거 역사에서 이룬 놀라운 공중 보건의 발전에 대해 보내는 것과 같은 경의를 담아 말했다. 올해 이뤄낸 의학의 혁신은 이번 팬데믹을 뛰어넘어 공중 보건의 역사를 영원히 변화시켜놨다.

로저 배니스터(영국의 중거리 달리기 선수 - 옮긴이)와 4분의 벽 일화에 대해 들어본 적이 있는가? 1956년 그는 역사상 최초로 인간에게 불가능하다고 여겨지던 4분의 벽을 깨는 기록을 세웠다. 그러나 얼마

지나지 않아 누군가 배니스터보다 더 빨리 달렸고, 지금은 10대들이 비슷한 기록을 내고 있다. 그럼에도 그가 세운 최초의 기록 자체가 지닌 위대함은 말할 것도 없거니와 후대에 가능성을 열어줬다는 점 역시 높이 살 만하다. 지금의 백신도 이와 다르지 않다.

나는 사람들이 백신이 어떻게 작동하며 어떤 결과를 내는지 더 많이 알게 되길 바란다. 그리하여 백신을 두려워하거나 회피하지 않고 현대의 경이를 보편적으로 받아들였으면 한다. 의사라는 직업 때문에 '당신이라면 어떻게 하겠습니까?'와 같은 질문을 받는 일이 왕왕 있다. 이럴 때 나는 크고 작은 모든 정보—임상 시험 결과, 사례 보고 등—를 종합해 결정을 내리곤 한다. 당연히 내 환자들, 내 가족들에게도 똑같이 한다. 이번 팬데믹에도 주어진 정보를 숙지하고 나서 내가 한 일은 나부터 백신을 맞고 부모님에게 권하는 것이었다. 내 딸들의 연령대를 대상으로 한 백신 접종이 시작되자마자 아이들도 백신을 맞혔다. 그러면서 백신 접종이 자신을 보호할 뿐 아니라 전체적인 바이러스의 확산을 억제하는 효과가 있다는 사실을 확신시켜줬다. 어린아이들에 대한 백신 접종에 대해 물으면 나는 이렇게 대답한다.

"제가 아이들의 백신 접종을 권하는 이유는 제 아이들을 사랑하듯 여러분의 아이들도 사랑하기 때문입니다."

백신에 관한 속설과 진실 10가지

| 속설 | 백신이 불임, 암, 치매의 위험을 높인다.

| 진실 | 코로나19 백신은 생식력에 영향을 미치지 않는다. 앞서 언급한 신사이틴-1 단백질이 포유류의 태반에서 중요한 구성 물질이라는 이유로 코로나19 백신과 연결 지어 생각하는 오류가 생겼다. 신종 코로나바이러스의 스파이크와 부분적으로 비슷한 유전 지침을 지닌 백신이 몸속에서 신사이틴-1 단백질에 대항하는 항체를 만들게 하거나, 태반에 있는 단백질을 공격하고 거부 반응을 일으켜 여성의 불임을 초래할 수 있다는 것이다. 그러나 실제로 유사하다고 해도 일치할 정도로 가깝진 않다. 전화번호에 5가 포함돼 있는 두 사람의 관계와 같다고나 할까. 두 사람이 숫자 하나를 공유하긴 하지만 이쪽 번호로 저쪽 사람과 통화할 순 없지 않은가. 더욱이 불임이 사실이라면 감염되거나 백신을 맞은 수천만 명에게서 불임률의 변화가 나타날 법한데 전혀 그렇지 않다. 화이자 임상 시험에 자원한 여성 중 연구에 참여한 이들 23명이 임신 중이었는데, 유산을 겪은 사람은 단 1명이었고 그나마도 백신이 아닌 위약을 접종했다.

| 속설 | 백신이 DNA를 바꾼다.

| 진실 | 생화학에 대한 이해가 없으면 유전 물질을 체내에 주입했을 시 몸속 DNA에 어떤 식으로든 섞여서 DNA에 변화를 줄지 모

른다고 생각하기 쉽다. 하지만 이는 사실이 아니다. 백신을 맞았다고 해서 우리가 GMO(유전자 변형 생물체)가 되진 않는다. 게다가 '유전자 요법'은 백신과 거리가 먼 데다 코로나19와 전혀 상관없는 주제다. mRNA 백신은 전달자 역할로 세포까지만 간다. 즉, 핵으로는 들어가지 않으며, 스파이크 단백질 제조법을 직접 건네주고 곧장 세포에 의해 파괴된다(세포가 전달자를 저격하는 것이다). 또한 DNA를 이용하는 바이러스 벡터 백신—아데노바이러스 등—은 세포의 핵으로 들어가되 인체의 DNA와 합쳐지지 않는다. 이 종류의 백신은 50년의 역사를 지니고 있으며 동일한 항원 코로나19 스파이크 단백질을 만들 수 있도록 유전자를 가져다주는 배달 셔틀처럼 작동할 뿐이다. HIV 같은 레트로바이러스와 달리, 야생형 아데노바이러스는 숙주 세포의 DNA로 통합돼 들어가는 데 필수적인 효소 조직을 실어 나르지 않는다. 그렇기에 이들을 감염성 질병의 백신 플랫폼을 만드는 데 최적이라고 하는 것이다.

| 속설 | 새 백신을 먼저 맞는 사람들은 실험실의 동물이나 마찬가지다. 연구자들이 코로나19 백신을 급하게 개발했기 때문에 효과나 안전성을 믿을 수 없다.

| 진실 | 백신이 빠르게 승인될 수 있었던 것은 절차를 무시해서가 아니라 불필요한 형식적 절차를 건너뛰었기 때문이다. 앞서 말한 것처럼 mRNA 백신은 수십 년의 개발에서 나온 방법으로 만들어졌다.

각 회사가 이 기술을 전개해나갈 준비가 돼 있었으므로 팬데믹 초기에 백신 개발 프로세스를 시작할 수 있었다. 전통적인 백신들도 이와 똑같이 수십 년의 경험에서 탄생했다. 백신 개발자들은 시험 단계를 단 하나도 건너뛰지 않았으며, 일부 단계를 동시에 진행하는 방식으로 데이터를 더 빨리 수집하고 공유했다. 이들이 이렇게 분발할 수 있었던 데에는 풍부한 자원이 뒷받침된 영향이 컸다. 미국 정부는 코로나19 관련 연구에 많은 돈을 투자하거나 백신 비용을 미리 지불했다. 때로는 이 2가지를 동시에 지원하기도 했다. 한편, 소셜 미디어는 연구 참가 지원자들을 찾아서 참여시키는 데 도움을 줬다. 덕분에 수백만 명의 사람들이 백신의 성공을 몸소 증명했다. 무엇보다 소셜 미디어 덕택에 코로나19가 전염성이 강하고 널리 퍼져 있음에도 백신 접종자들에게서 효과를 확인하는 데 오랜 시간이 걸리지 않았다.

| 속설 | 독감 백신을 맞으면 독감에 걸린다고 들어서 한 번도 독감 백신을 맞지 않았다. 그런데 왜 부작용을 겪거나 코로나19에 걸리는 위험을 감수해가며 백신을 맞아야 하는가.

| 진실 | 코로나19 백신은 질병을 유발하지 않는다. 바이러스를 인식해서 싸우도록 면역 체계를 자극하는 스파이크 단백질은 어떤 종류의 감염도 일으키지 않는다. 백신으로 인한 모든 부작용은 면역 체계를 일깨워 제 일을 하게 하는 것과 관련된다. 그리고 독감에 관해 말하자면, 독감 주사를 맞고 독감에 걸리는 일은 없다. 독감 주사를

맞고 아프다고 느끼는 사람들은 제 할 일을 잘하는 자신의 면역 체계를 탓하거나, 독감 주사가 제대로 작동할 시간을 주지 않고 자연적으로 몸에 침투한 질병을 탓하는 게 맞을 것이다. 코로나19 백신 역시 제대로 작동하려면 시간이 필요하다. 접종했다고 곧바로 바이러스에 면역되진 않는다. 존슨앤드존슨의 1회 접종용 백신은 접종 후 2주가 지나야 온전한 예방 상태에 도달하며, mRNA 주사는 2회 차 접종 후 1, 2주가 지나야 한다. 따라서 2차 mRNA 접종을 빠뜨리지 않는 게 중요하다. 1차 접종 후 2주가 지나면 어느 정도 면역이 생기긴 하지만 50%를 조금 넘는 수준이며, 2차 접종까지 마쳐야 90% 이상의 예방 수준으로 면역을 끌어올릴 수 있다. 백신을 접종하고 얼마 지나지 않아서 코로나19 양성 반응이 나오고 증상이 발현한다는 것은 백신이 작동하기 전에 바이러스에 감염됐다는 뜻이거나, 충분한 예방 효과를 보지 못하는 소수의 사람들에 본인이 속한다는 뜻이다. 그리고 백신을 맞았다고 해서 바이러스가 주변 사람들에게 전파되진 않는다.

| 속설 | 이미 코로나19에 걸렸으니 자연 면역이 된 상태인데 왜 백신을 맞아야 하는가. 게다가 알레르기도 있고….

| 진실 | 코로나19에 걸린 적이 있다면 이전의 감염에서 항체가 생기고 면역 체계의 다른 부분 역시 활발하게 움직일 가능성이 큰 것은 사실이다. 그렇지만 백신이 새롭게 등장하는 변이들에 대해 더 강력

하고 더 나은 보호막을 제공해주는 것으로 밝혀졌으므로 접종하는 게 좋다. 미국에서는 재감염 비율이 심각한 수치를 기록하지 않았지만, 브라질처럼 변종이 등장한 다른 나라에서는 상당한 타격을 입은 것으로 전해진다. 에피펜(교감 신경 자극을 위한 에피네프린 주사제 - 옮긴이) 등을 휴대하고 다녀야 하는 사람들을 포함해 심한 알레르기가 있는 사람들도 안전하게 백신을 맞을 수 있다. 대신 의료 환경이 갖춰진 곳에서 특별한 관리하에 접종하기를 권장한다. 코로나19에 걸려 장기 후유증을 겪고 있는 사람들이 백신을 맞으면 많은 경우 증상이 현저히 호전되거나 완전히 사라지는 게 확인되기도 했다.

| 속설 | 백신에 의심스러운 물질이 포함돼 있다고 한다. 그중에는 사람을 감시하거나 통제하는 것도 있고, 심지어 좀비로 만들어버린다는 말도 있다.

| 진실 | 온라인에서 떠도는 잘못된 소문과 달리, 백신에는 어떤 의심스러운 재료나 '독소'가 들어 있지 않다. 당연히 이식물, 마이크로칩, 추적 장치 같은 수상한 물질도 들어 있지 않다. 유전 지침 속에 코로나19를 죽이는 주재료 외에 포함돼 있는 것을 꼽으라 하면, 보조원으로 작용하는 지방, 소금, 소량의 설탕뿐이다. 알다시피 이런 성분은 태아성 조직으로 발달하지 않는다.

| 속설 | 일단 백신을 맞으면 완벽히 방어가 돼서 일상생활로 완전

히 돌아갈 수 있다.

| 진실 | 백신을 맞으면 위중증, 돌파 감염, 여전한 감염의 가능성으로부터 잘 보호받게 된다. 그렇지만 전 국민, 그리고 커다란 비율의 세계인들이 면역될 때까지는 감염 예방 조치를 해야 한다. 여전히 바이러스 전파가 심각한 지역에서는 가능성이 크진 않지만 백신을 맞은 뒤에도 자신이 모르는 사이에 보균자가 될 확률이 상대적으로 높다. 해법은 간단하다. 충분한 인원이 면역될 때까지, 즉 그 지역에서 일일 검사 결과 양성 판정을 받는 사람이 평균 5% 미만으로 신규 확진 사례가 아주 낮게 나올 때까지 특정 상황이나 환경에서는 마스크를 착용해야 한다. 이 수치는 코로나바이러스 대응이 '완화'에서 '억제'로 옮겨갈 수 있는 시기를 의미한다. 그때가 되면 우리는 코로나바이러스를 정복하고 시험, 추적, 격리를 통해 질병의 마지막 불씨를 꺼트릴 수 있게 된다. 또 그 시점에서는 바이러스가 남아 있다 해도 크게 신경 쓸 일이 아닌 수준으로 정리된다.

| 속설 | 주변 사람들은 이미 모두 백신을 맞았고 팬데믹이 통제가 되고 있는데 왜 나까지 백신을 맞는 수고를 해야 하는가. 사람들 속에 섞여서 백신을 맞지 않고 지나가면 안 되는가.

| 진실 | 우리는 지역 사회에서 어느 수준의 면역이 '군중' 면역을 형성하는지 모른다. 코로나19의 집단 면역에 필요한 정확한 비율은 '움직이는 목표'다. 전파성이 강한 홍역의 집단 면역은 인구의 95%

정도가 면역될 때 가능하다. 2021년 봄, 바이러스의 전염성을 기준으로 정한 코로나19의 면역 목표 비율은 75% 내외였다. 그러나 새로운 변종이 나타나면서 집단 면역의 방정식이 계속해서 바뀌고 있다. 바이러스의 전염성이 강해질수록 백신을 맞아야 하는 사람들의 비율도 높아질 수밖에 없다. 무엇보다 전 세계적으로 백신의 보급이 고르지 않아 백신을 맞지 않은 사람들의 공동체가 변종들에게 연료를 공급하는 역할을 하면서 언제든 비행기에 올라 백신 접종이 잘 된 지역의 생명을 위협할 수 있다. 저소득 국가와 고소득 국가, 특히 자체적으로 백신을 생산할 수 있는 국가와 그렇지 않은 국가 간의 불균형은 세계 백신 면역 연합, 감염병 대비 혁신 연합 등의 프로그램을 통해 공평한 글로벌 접근이 실현될 때까지 계속될 것으로 보인다. 다른 지적 재산권과 달리 백신은 특허를 풀고 제조법을 공유하는 식으로 쉽사리 복제할 수 없다. 백신을 전개하는 기술에는 다년간의 경험이 필요한 까닭이다. 더구나 고품질의 백신을 대량 생산할 수 있는 숙련된 직원들을 확보하는 것은 물론이고, 온갖 장비와 인프라, 백신 원료를 갖춰 새로운 제조 시설을 빠르게 구축하는 것은 더더욱 어렵다. 마지막으로, 미국 인구의 대략 75%가 성인인데 이들 모두가 백신을 맞을 의향이 있는 것은 아니며, 개중에는 인구의 25%를 구성하는 자녀들에게 백신을 맞히지 않는 선택을 하는 사람들이 있다는 사실도 고려해야 한다. 진실은 하나다. 모든 연령대에서 백신 접종을 권장할수록 집단 면역은 더 가까워진다.

| 속설 | 변종들은 결국 나타날 테고 계속해서 백신을 따돌릴 텐데 왜 쓸모없는 백신을 받아들여야 하는가. 백신이 감염이나 전파를 막아주지 못한다는 이야기만 들리는데 말이다.

| 진실 | 변종과의 전쟁은 바이러스의 복제와 변이를 막기 위한 공격적인 백신 접종으로부터 시작된다. 그리고 바이러스가 변종에 의해 약화됐다 하더라도 백신이 쓸모없는 건 아니다. 중간 목표물을 맞히든, 바이러스의 체력을 무력화하든 백신은 바이러스에 대항하는 총알이다. 레드필드 박사가 감염에 관해 들려준 이야기에 따르면, 바이러스와 백신의 관계에 관해 대부분의 사람들이 간과하는 의외의 세부 사항이 있다고 한다. 바로, 백신이 반드시 감염의 예방에만 목적을 두는 건 아니라는 점이다. 백신은 바이러스와 숙주의 상호 작용을 변경시킴으로써 숙주의 편에서 저울추를 움직여 바이러스가 질병을 유발할 가능성을 낮춰준다. 가령, 백신을 맞고도 근처에 있던 사람이 재채기를 해서 바이러스 샤워를 당해 감염될 수 있다. 다만, 바이러스가 침투해도 숙주는 그전처럼 바이러스를 순순히 받아주는 환경이 아니기 때문에 바이러스가 복제를 잘 못하거나 충분히 복제하지 못해서 증상을 일으키는 데까지 가지 못한다. 델타형 같은 강력한 신종 변이 바이러스는 백신을 접종한 사람들에게도 전파될 가능성이 있다. 이 경우 백신은 반드시 감염을 예방하는 것은 아니지만 전파와 병증을 완화시켜주는 데 큰 효과를 보인다. 또한 감염으로 인한 사망을 막아주는 데 100%에 가까운 효과를 보이는 부분 역시 과소평가돼서는

안 된다. 참고로, 추가 접종을 할 때 앞서 맞은 백신과 같은 브랜드나 유형일 필요는 없다는 말을 덧붙여둔다. 목적에 따라 다르게 짜 맞추는 교차 접종 접근법이 우리를 보호하는 데 훨씬 효과적일 수 있다.

| 속설 | 만성 염증과 만성 알레르기를 앓고 있고, 여러 환경에 노출될 때 화학 물질에 민감한 체질인 것까지 포함해서 온갖 기저 질환이 있다. 이런 사람의 몸은 백신처럼 어마어마한 것에 노출되면 감당이 되지 않는다.

| 진실 | 코로나19 병증을 악화시키고 더 복잡하게 만들 수 있는 기저 질환이 있는 사람들일수록 더욱 백신을 접종해야 한다. 실제로 백신은 암, 자가 면역 질환, 심장 질환 등 위험도가 높은 의학적 질환이 있는 사람에게 우선적으로 접종된다. 백신은 기저 질환을 악화시키는 '노출'이 아니다. 자신의 상태와 백신으로 인한 잠재적인 부작용이 심히 걱정되면 결정 과정에서 도움을 줄 의사와 협력하는 것도 좋은 생각이다. 그러나 다시 말하지만, 중대한 이상 반응과 백신 접종 후 예견되는 부작용을 혼동해서는 안 된다. 백신 접종자의 10~15%에서 두통, 팔 통증, 피로, 발열 등의 부작용이 있을 수 있다. 이 증상들은 1~2일이면 해소된다. 강조하건대, 이는 백신이 제대로 작동하고 있다는 증거이며 면역 체계가 코로나바이러스와 싸울 준비를 하고 있다는 뜻이다.

잠자는 거인

지금껏 유전자 서열이 직접적으로 밝혀진 가장 오래된 바이러스는 B형 간염의 멸종된 혈통에 속하는 종류다. 이는 현재 독일의 중부 지역에 해당하는 어느 계곡에서 7천 년 전쯤 쓰러져 사망한 20대 중후반의 남자에게서 얻은 것이다. 그는 농부였을 것으로 추정된다. 오늘날의 유전자 도구를 이용해 그가 왜 젊은 나이에 사망했는지 설명해 줄 감질나는 단서를 치아에서 채취했더니 간을 감염시킨 바이러스 DNA 암호 한 조각이 나왔다. 이제 B형 간염은 백신으로 예방할 수 있다. 그럼에도 전 세계적으로 수억 명이 계속해서 이 질병에 감염되고 여전히 주요 글로벌 건강 문제로 남아 있다. 또한 이 바이러스는 간을 표적으로 삼아 감염시키지만 혈류로도 들어가기 때문에 몸 전체를 순환하면서 뼈와 치아에 자리를 잡고 보전될 수 있다. 세계 보건 기구는 이 고대의 역병에 대항해 전 세계를 면역시키기 위한 백신 접종 캠페인을 이끌고 있다.

앞으로 우리가 남은 인생을 새로 등장한 역병인 코로나19와 함께하는 환경 속에서 살 수도 있다는 것을 인식하는 순간 낙담하게 되는 건 당연하다. 그러나 이것은 우리가 이 팬데믹에서 회복해 언젠가 닥칠 다른 팬데믹을 준비하는 과정에서 겪는 최소한의 걱정거리에 지나지 않을 수도 있다. 코로나19보다 더 치명적인 수많은 병원체가 인류와의 초근접 조우를 기다리며 잠복 중이기 때문이다. 그중에서도 바이러스는 다른 병원체에 비해 유리한 조건을 지니고 있다. 바로, 바이러스가 살아 있지 않다는 점이다. 이론상 바이러스는 조건이 딱 맞을 때를 기다리며 얼마든지 오랫동안 숨어 있을 수 있다.

몇 년 전 프랑스 과학자들이 시베리아 영구 동토층에서 3만 년 동안 잠들어 있던 거대한 고대 바이러스를 깨웠다. 그런데 이 바이러스를 분석한 결과 재감염 준비가 된 게 확인됐다. 피토비루스 시베리쿰으로 명명된 이 바이러스는 다행히 단세포 아메바만 감염시키는 것으로 알려졌다. 이 발견으로 말미암아 과학자들은 녹고 있는 영구 동토층에 숨어서 새로운 숙주를 찾을 기회를 노리는 다른 미생물에 대해서도 궁금증을 품게 됐다. 3만 년 된 바이러스가 감염력을 유지할 수 있다면 다른 미생물이 재앙적인 방식으로 인류를 다시 찾아오지 말란 법이 없지 않은가. 바이러스의 완전 박멸은 불가하다. 조심하지 않으면 천연두 같은 끔찍한 질병이 또다시 우리의 발목을 잡을지도 모른다.

다행스럽게도 우리에게는 현대 과학이 있으며 우리가 얻은 교훈은 우리 편이다.

지구상에 연약한 생물체가 존재한다는 생각은 그야말로 망상이다. 확실히 이러한 망상은 개연성이 불투명하고 죽음도 통과할 수 없는 우주에서나 상상 가능한 아주 단단한 막과 같다. 인간은 섬세하다. 섬모마냥 찰나적이고 취약하다. 인간에게 있어 다른 생물체보다 우위에 있다고 생각하는 존재를 만들어내는 일은 전혀 새롭지 않다. 이는 인간이 천년 동안 끈질기게 해온 지적(知的) 노력이기도 하다. 다만 모든 망상이 그렇듯, 과거에 인간은 한 번도 만족한 적이 없었고 현재도 마찬가지다.

_루이스 토머스,
《세포라는 대우주Lives of a Cell》,
1974

2부

팬데믹은 P.R.O.O.F. 되는 중

2020년 어느 봄날, 나는 대략 1만4천 통의 메일을 받았다. 6초에 1통꼴로 메일이 온 것이었다. 스마트워치가 진동할 때마다 나의 뇌는 매번 새로운 방향으로 향했다. 1분에 10번, 심지어 잠을 자고 있어야 할 시간에도 계속 메일이 왔다. 살면서 이토록 감당 못할 정도로 일이 쇄도하고 바빴던 적은 없었다. 신경외과 수석 레지던트 시절 일주일에 100시간 넘게 일하던 때와 비교해도 이 정도는 아니었다. 메일에 답을 하는 동안에도 몇 번씩이나 메일 수신 알림이 왔고, 개중에는 내용을 읽을 새도 없이 긴급 회신을 요구하는 것들이 수두룩했다.

아내는 이게 다 무슨 메일이냐고 물었고, 나는 웃으면서 아마도 삼색털 고양이의 새 혈통에 관한 게 아닌가 싶다며 농담조로 대답했다. 아내는 혹시 신종 코로나바이러스에 관한 메일 아니냐고 했지만 나는 고개를 저으며 받아쳤다.

"아니. 코로나19가 뭔데?"

싱겁게 들리겠지만, 아내와 나는 이런 사소한 농담이 주는 작은 위로가 절실히 필요했다.

우리는 모두 인생에서 역대급이라고 할 만한 큰일을 겪었다. 우리는 우리 자신, 다른 이들과의 관계, 우리를 둘러싼 환경, 그리고 지구의 섬세한 균형에 대해 많은 것을 배우게 됐다. 과학자들이 수십 년 전부터 이런 팬데믹을 정확히 예견해왔다는 사실이 무색하게도 전 세계가 충격의 도가니였고 이 상황은 아직도 진행 중이다. 아마도 테러 공격, 사이버 안보 침해 같은 더 즉각적인 위협에 신경 쓰느라 팬데믹의 위협을 애써 부정하고 다른 데만 관심을 쏟은 탓이 크리라. 우리 인간은 눈에 보이지 않거나 만져지지 않는 것들, 부모 세대들조차 한 번도 경험해보지 못한 일들을 대비하는 데 취약하다. 허리케인 같은 자연재해의 영향을 완화하기 위한 조치는 잘 취한다. 이런 것들은 자주 발생하거니와 예측이 가능하기 때문이다. 그러나 코로나19 정도의 규모를 지닌 공중 보건의 위기에 대해서는 어떨까? 설사 2010년의 누가 나서서 10년 후에 무슨 일이 일어날지 미리 경고해줬다고 쳐도 대부분은 회의적인 반응을 보였을 게 분명하다. 한 세기에 한 번 병원체가 지구를 휩쓸며 사회와 경제를 괴멸시키는 모습을 상상이나 할 수 있겠느냐는 말이다.

팬데믹이 일어날 확률은 어제건 내일이건 똑같을 것이며, 오늘도 예외는 아니다. 그런데 엄청나게 달라진 게 하나 있다. 바로 우리의 인식이다. 의약이나 공중 보건 분야와 무관한 삶을 살던 내 친구들이 바이러스 역학이며 항체, 백신에 대해 주목하기 시작했다. 전 세계의 다른 문화권에서 다른 언어로 같은 이야기를 주고받고 있다. 우리는 온갖 미생물과 지구를 공유하고 있고 이 미생물은 언제든 새로운 숙주를 찾아 나설 수 있다는 뼈아픈 교훈을 얻었다.

인간은 점점 더 많은 병원체의 위협에 노출돼 살아갈 것이고, 이 병원체는 바이러스일 확률이 높다. 바이러스는 다른 동물에서 사람에게로 점프하고 질병을 일으키고 인간 간 전파의 형태로 속도를 높이다가, 다음 순간 아무것도 모르는 숙주의 몸을 이용해 비행기, 기차, 배를 타고 이동하며 전 지구적 혼란을 몰고 올 것이다. 여기에 기후 변화, 삼림 벌채, 서식장 손실, 인구 이동, 대량 이동 수단 증가, 경제 발전을 위한 무분별한 야생 개발 등이 합쳐져 질병의 창궐을 더 흔하고 위험하게 만드는 터를 닦게 될 것이다. 뿐만 아니라 이 병원체들은 취약한 사람들을 귀신같이 골라 희생시키고, 악수, 포옹, 입맞춤 등 우리가 서로를 만지고 같은 공기를 마시는 가장 인간적인 상호 작용을 할 때를 포착하는 극악한 행태를 보이기도 할 것이다. 일단 바이러스는 목적지에 도착하고 나면 영원히 머무르고 싶어 할 것이다.

레드필드 박사는 말했다.

"바이러스는 미국이 미국으로 존재하는 한 함께할 겁니다. 영원히 사라지지 않을 거예요."

1918년의 독감도 마찬가지로 사라지지 않았다. 이것의 후예들이 좀 더 예측 가능한 계절성 독감의 형태로 여전히 우리 주위를 맴돌고 있다.

하지만 레드필드 박사는 인류의 미래가 마냥 어둡지만은 않다고 말한다. 지금의 팬데믹과 유사한 상황이 발생했을 때 어떻게 장단을 맞출지 배우고 있기 때문이다. 즉, 바이러스가 변화하고, 돌연변이를 일으키고, 백신이나 자연 면역을 통해 압력을 가할 때 반응하는 방식에 대응하며 공존하는 방법을 배울 수 있다는 것이다. 시간이 지나면서 더 많은 사람들이 면역이 되고 바이러스에 대한 방어력이 강화될수록 바이러스의 활동도 변화한다. 마치 양방향 도로처럼 우리가 바이러스에 대해 알게 되면 바이러스도 우리에 대해 알게 된다. 인간이 적응하면 바이러스도 적응한다. 꼭 누가 빠른지 겨루는 경주를 하는 것처럼 말이다. 바이러스가 문을 돌파하는 방법을 배우기 전에 방어 면역을 구축해야 한다. 그런 다음 미생물, 병원체와 공생하면서 지구에서의 삶을 헤쳐나가며 장단을 맞춰야 한다. 레드필드 박사는 '과학을 등한시하지 마라'라는 신념 아래 공중 보건의 핵심 지침을 굳게 믿고 있다.

그렇다면 이 모든 일의 다음이 의미하는 건 무엇일까? 과학이 놀라운 백신의 형태로 우리를 구원하는 것 외에, 다음에 올 재앙적인 병원체에 대응해 우리를 안전하게 지키기 위해서 개별적으로 행할 수 있는 방법은 무엇일까? 어떻게 하면 우리의 몸과 정신을 보호할 수 있을까? 자신은 물론 사랑하는 사람들의 미래의 건강을 보호하기 위해 지금부터 따라야 할 실천적 교훈은 어떤 게 있을까? 또 감염에서 비롯된 장기 후유증으로 건강에 만성적인 문제가 생겨서 언제 나아질지 모른다면 어떻게 해야 할까? 이와 같은 질문들에 대한 답과 이보다 훨씬 많은 내용이 2부에 담겨 있다. 앞으로 우리 앞에 놓인 삶은 '오로지 백신'에 관한 것이 아니라 '백신 그리고'에 관한 것이다.

나는 되도록 사회 모든 분야의 전문가들과 수백 시간에 걸쳐 대화를 주고받았다. 그리고 그 결과는 하나의 주제로 귀결됐다. 대담하게 들릴 수 있겠지만, 한 사회를 본질적으로 팬데믹 프루프proof(새어 들지 않게 막다 - 옮긴이), 즉 팬데믹 방어 상태로 만드는 일은 가능하다. 국가 안보나 인터넷 보안과 마찬가지로 팬데믹 방어 역시 많은 투자, 계획, 수고를 필요로 한다. 그래서 나는 전 세계의 전문가들로부터 수집한 정보를 한데 모아 팬데믹 방어 계획을 수립했다. 이 계획은 다음의 P.R.O.O.F. 머리글자로 정리될 수 있다.

P : 미리 '계획plan'한다. 다시는 방심하다가 허를 찔려선 안 된다.

R : 위험을 '재고rethink'하고 '재구성rewire'한다. 불확실성을 산정해 보이지 않는 위협에 대처한다.

O : 건강 상태를 '최적화optimize'한다. 팬데믹 방어를 위해 신체를 단련한다.

O : 가족생활을 '체계화organize'한다. 일상을 새롭게 (조금씩 바꿔가며) 사는 법을 배운다.

F : 미래를 위해 '투쟁fight'한다. 우리의 건강은 전 세계의 모든 사람과 연결돼 있다.

루이스 토머스는 당대 최고의 사상가이자 의학 시인이자 철학자로 메모리얼 슬론-케터링 암 센터의 대표와 뉴욕대 및 예일대 의과 대학의 학장을 역임했다. 하지만 그를 유명하게 만든 것은 대중들에게 생물학의 신비를 알기 쉽게 풀어서 설명한 명쾌한 에세이들이었다. 가히 고전이라고 할 만한 저서《세포라는 대우주》는 1974년에 전미 도서 상을 수상했다. 이 책은 한때 풍요로웠던 행성에서 살아가는 인간들의 연약함에 대해 다루고 있다. 이 책의 시각은 내가 종종 생각해오던 것들과 딱 맞아떨어진다. '만약 인간이 바이러스라면?' 하고 가정해보는 것이다. 그러면 다음과 같은 은유가 성립된다.

'인간은 자신들을 순순히 받아주는 지구라는 이름의 행성을 숙주로 삼은 덕분에 자원을 마음껏 쓰며 살고 있다. 인간은 숙주를 죽음 직전까지 내몰았다가 자아를 상실한 숙주를 껍데기만 남긴 채 살려둔다. 인간은 지구 온난화라는 형태로 발열을 일으키고, 바이러스가 몸의 면역 체계를 천천히 망가뜨리듯이 지구의 방어 능력을 점차로 마비시킨다. 급기야 인간은 인근 행성 중에서 화성 같은 새로운 숙주를 물색하기 시작한다. 과연 인간은 얼마나 멀리 갈 수 있을까? 그리고 어떻게 살아남을까?'

《코로나19 세계 대전》은 인간과 숙주, 바이러스와 인간, 그리고 인간과 지구 사이에 올바른 균형을 찾을 수 있으리라는 믿음을 바탕으로 다양한 방면에서 행동해보자고 요구하는 책이다. 내가 던지고 싶은 진짜 질문은 다음과 같다.

'지구에서 인간이 공존하고 번영할 수 있는 방법은 무엇일까? 아낌없이 주는 숙주와 같은 지구를 보호하는 동시에, 공격 태세를 갖추고 나타나는 코로나19 바이러스 같은 병원체들의 지속적인 위협 속

에서 공생하는 방법은 무엇일까?'

앞으로 이에 대한 해답을 찾아보려고 한다. 더 나은 일상을 향한 여정에 동참한 것을 환영한다.

5장
P : 미리 계획해라
다시는 방심하다가 허를 찔려선 안 된다

캐나다의 브리티시컬럼비아주 보건 공무원인 보니 헨리 박사는 바이러스가 이 지역에 상륙했을 때 북미 전체를 통틀어 방심하지 않았던 몇 안 되는 사람 중 하나다. 그녀는 미국의 어느 누구도 무엇이 다가오고 있는지 알아채지 못하고 있던 시기부터 자신이 속한 주에서 대응 방식을 강구하고 있었다. 헨리 박사가 정기적인 대중 연설로 정보를 공유한 덕분에 주 내에서 그녀의 이름을 모르는 사람이 없을 정도였다. 이제 그녀는 '친절, 침착, 안전'이라는 구호를 바탕으로 팬데믹에 이성적으로 대처한 상징적 인물로서 받아들여진다. 뿐만 아니라 미국 내 코로나바이러스 검사에서 최고 득점을 올리며 공중 보건계에서 가장 유능한 인물이라는 찬사를 듣고 있다.

일단 헨리 박사는 데비 벅스 박사와 마찬가지로 초짜가 아니었다. 그녀는 데이터 패턴—여기에는 바이러스의 확산뿐 아니라 정부 기관이 이전 창궐에서 배운 교훈을 잊어버리는 경향이 있다는 내용까지 포함돼 있었다—을 읽어내는 데 능숙했다. 또한 헨리 박사는 벅스 박사처럼 힘들게 얻은 경험을 바탕으로 바이러스의 확산을 억제하고 완화하기 위한 자신만의 노력을 실제로 적용해볼 기회를 얻었다.

브리티시컬럼비아주는 바이러스 번성에 안성맞춤인 지역이다. 북미에서 첫 사례가 발발한 곳인 워싱턴주에 인접해 있고, 많은 거주자들이 창궐이 시작된 중국을 자주 왕래한다. 그럼에도 브리티시컬럼비아주는 (적어도 초기에는) 코로나19로 큰 타격을 입지 않았다. 주 정부는 헨리 박사의 리더십 아래 2020년 1월 둘째 주에 일찌감치 과감한 조치에 들어갔다. 안전을 위해 무슨 일을 해야 하며 이유는 무엇인지, 그리고 방법은 무엇인지에 대해 사람들과 효과적으로 소통했다. 이들이 실시한 효과적인 대응의 3가지 요건을 정리하면 다음과 같다.

- 무엇을 할 것인가?
- 왜 이 일을 해야 하는가?
- 이 일을 수행하기 위해 정부가 어떻게 도울 것인가?

예를 들어, 바이러스에 노출됐거나 감염된 가족 구성원이 있을 경우 헨리 박사는 자신의 팀을 직접 해당 집으로 보내 격리를 잘 할 수 있게 지원하고, 생활에 필요한 기본적인 사항—식료품 제공, 아이 돌봄, 반려견 산책, 약 처방 등—을 챙겼다. 헨리 박사는 말했다.

"일단 감염자들을 지원하는 작업을 강행했습니다. 이를 반대하는 사람들과 맞서는 건 나중 일이니까요."

그녀에게는 분명 쉽지 않은 여정이었을 것이다. 막대한 비용을 들이고, 학교와 술집 폐쇄, 감염자 격리, 엄격한 사회적 거리 두기를 포함한 대대적인 사회 정책을 시행하도록 중앙 정부를 설득해야 했으니 말이다. 미국의 일부 지역에서는 집에 머무르기를 시행하는 부분에서 수많은 반대와 도전에 부딪혔다. 브리티시컬러비아주도 그중 하나였다. 헨리 박사가 초기부터 대중에게 '곧 확진 사례를 보게 될 것'이라고 했던 경고의 말 역시 불신과 분노의 대상으로 변했다. 이런 사전 경고는 그녀의 상관인 보건부 차관의 심기까지 건드렸다. 그러나 그녀는 자신이 봉사하는 사람들과의 신뢰를 쌓기 위해선 머지않아 닥칠 끔찍한 상황이며 삶의 붕괴에 대해 솔직하게 털어놓는 게 중요하다는 사실을 잘 알고 있었다. 헨리 박사의 예측이 점점 맞아떨어지면서 그동안의 끈질긴 노력이 결실을 보이기 시작했다. 처음 중국에서 발생한 '비정형 폐렴'에 대해 전해 들었을 때부터 그녀는 애초에는 고려되지 않다시피 했던 '기밀 유지'에 각별히 신경 썼다. 브리티시컬럼비아주는 아시아계 사람들이 많은 지역인 데에다 미국에서 팬데믹이 시작된 이후 아시아인에 대한 인종 차별이나 혐오 범죄가 증가하고 있었다. 특히 확진 사례의 관련성이 주로 중국에 국한돼 있어 '중국 바이러스' 또는 '우한 독감'이라고 부르던 팬데믹 초기에 이런 사태가 두드러졌다. 이에 헨리 박사는 감염자들이 표적이 돼 이웃에게 부당한 차별을 당하지 않도록 각 가정에 지원 팀을 배치하면서 재량권도 같이 부여하는 기지를 발휘했다.

헨리 박사는 30년의 의료계 경력으로 코로나19와의 전쟁에 잘 대비했다. 바다에서는 1천 명의 남자들을 돌보는 의무 장교였고, 도심의 샌디에이고 클리닉에서는 가족 주치의였고, 우간다에서는 에볼라 바이러스에 노출된 사람들을 위한 검역소를 설립하는 감염병학자였고, 2003년 치명적인 사스가 창궐했을 때는 토론토 보건 당국의 운영 지도자였다. 특히 사스 창궐은 그녀에게나 또 미국에게나 잊히지 않을 교훈이 됐다. 2003년 3월 7일 한 청년이 결핵과 유사하되 낯선 증상으로 응급실에 실려왔다. 이 남성의 사례를 조사하기 위해 헨리 박사가 파견됐다. 사실 그녀는 대부분의 사람들이 간과하고 있던 것, 즉 홍콩에서 감염병이 돈다는 것에 관심을 두고 있었기에 짐작 가는 바가 있었다. 몇 주 전 이미 그녀는 사스가 미국에서 멀리 떨어진 곳에서 창궐했을 때부터 경보를 발령했으며, 언제라도 이 질병이 미국에 상륙할 수 있다고 경고도 해둔 상태였다. 그녀는 팬데믹의 징후가 급속도로 증가한다는 사실을 알아챘다. 그러나 병원 의사들은 독감의 위중한 사례들—특히 건강한 사람들—에 대해 경계 태세를 갖춰야 한다는 그녀의 요청을 묵살했다. 그러는 동안 한 청년에게서 비롯된 감염이 응급실을 통해 급속도로 번져나가기 시작했다. 후에 그는 '사례 A'로 기록됐다. 남성의 어머니가 이 '벌레'를 홍콩에서 가져왔고 그녀는 이틀 전에 자택에서 사망한 상태였다. 헨리 박사는 곧바로 업무에 돌입했다. 그녀는 캐나다의 사스 창궐을 억제하기 위한 계획을 수립하고 시행했다. 결국 사스는 토론토 시민 44명의 생명을 앗아갔으며, 그들 중 많은 수가 최초의 병원과 연관돼 있었다. 그래서 2020년 초, 우한에서 식별되지 않는 심각한 호흡기 감염이 빠르게 확산되고 있다는 떠들썩한 소리를 다시 한 번 들었을 때 헨리 박사는 귀를 바짝 기울이지 않을 수 없었다. 이는 명백히 이례적이며 '우려되는' 상황이었고, 그녀는 이것이 팬데믹의 시작이 될 것을 직감했다. 세계 보건 기구가 관례를 참고해 공식적으로 팬데믹을 선언하기 10주나 앞선 시기였지만 헨리 박사는 이미 '사스의 후예'가 탄생했다는 사실을 알아챘고, 다음 단계로서 이제는 적절하게 대응할 일만 남았다고 생각했다.

세계 보건 기구의 일원으로 우간다에서 에볼라 바이러스 창궐을 추적하는 동안 그녀는 종종 간과되는 요소에 대해 배울 수 있었다. 그것은 바로 사람들에게 무엇을 왜 해야 하는지 설명하고 나서 한 가지 단계를 추가해야 한다는 것—실제로 이행되는지 확인시키고 어떻게 하면 되는지 설명하는 것—이었다. 예를 들어, 검역소가 효과적으로 운영되기 위해서는 음식과 생활 시설, 그리고 끊임없는 소통이 우선적으로 제공돼야 한다. 공중 보건 조치를 무시하는 사람들에게 자유를 제한하는 명령을 내리고 벌금을 물리는 등의 징벌적 수단을 쓰는 것은 그녀가 우간다에서 배워서 2020년에 실천한 교훈과는 거리가 멀었다. 그녀는 다음의 3C를 앞세웠다.

- 타인과 자신에 대한 신뢰confidence
- 해낼 수 있는 능력competence
- 측은지심compassion

헨리 박사는 창궐에 대응하며 지낸 시간 내내 신뢰와 능력을 가감 없이 보여줬다.

측은지심은 위기 시 사람들의 행동을 관리하는 데 좋은 효과가 있다. 사람들은 위기가 닥치면 불안해하기 마련이다. 그녀는 대참사가 일어날지도 모른다는 소식을 전해서 사람들의 신경을 곤두서게 하는 것과 점점 퍼져나가는 위기를 솔직하게 알려서 사람들이 자신과 사랑하는 사람들을 지킬 수 있도록 대비하게 하는 것 사이의 균형을 맞춰야 했다. 헨리 박사는 말했다.

"공중 보건과 관련된 정책을 밀어붙일 때는 적정한 시행 시기를 파악하는 일이 선행돼야 합니다. 필요하다면 해법을 살짝 넣어뒀다가 정치적으로나 사회적으로 알맞은 순간을 포착해 꺼내야 합니다."

다만 정확하게 균형이 맞아떨어지는 지점을 찾는 일은 늘 어려운 과제였다. 지역에서 확진 사례가 증가하면서 사스 창궐 당시에 그녀가 맞닥뜨렸던 두려움, 비통함, 슬픔, 분노가 일시에 되살아났다. 그녀는 대중에게 상황 발표를 하며 애써 눈물을 참았다. 그녀는 친절함과 측은지심, 다른 이의 고통을 이해하는 것이 공동체가 팬데믹을 극복할 수 있는 최선의 길이라는 것을 잘 알았다.

헨리 박사는 내가 기사를 쓸 때나 보고를 할 때 종종 다뤘던 질문을 던졌다.

'전문가들은 복잡성을 이해하는 대중의 능력을 과소평가하고 있는가?'

나는 사람들이 최전선에서 활약하는 과학자와 의사들의 말을 듣길 좋아한다는 결론을 내렸다. 대중은 전문가 집단이 가설을 세우고 명확한 결론을 내지 못하더라도 능력을 인정해준다. 또한 대중은 전문가 집단이 '잘 모른다'라고 하는 말을 포용력 있게 수용해주고, 전문가가 내린 결론이 빈약하더라도 문제에 관해 진솔하고 투명한 태도를 보이면 용서해준다. 특히 대중은 과학자들이 문제 해법을 찾는 과정을 지켜보는 걸 좋아한다. '시카고 메디컬Chicago Hope'부터 '그레이 아나토미Grey's Anatomy'까지 여러 의학 드라마의 주된 내용은 의사와 간호사가 저지를 수 있는 오류와 딜레마를 보여주는 한편 생명을 구하는 그들의 힘에 찬사를 보내는 것이다. 하지만 현실 세계에는 배경지식을 충분히 공유하지 않고 애매한 구석이 있는 적당한 말만 전달하는 의사들도 많다. 대중에게 딱히 유용하지 않은 정보도 부지기수다. 나는 20년간 의학 기자로 활동하면서 대중의 지성과 세부 사항에 대한 호기심을 과소평가해선 안 된다는 신념을 갖게 됐다. 더구나 이들이 알고 싶어 하는 부분이 자신이나 주변 사람의 건강에 대한 것이라면 아무리 복잡한 내용일지라도 충분히 이해할 수 있다.

전문가들은 코로나19가 HIV처럼 주변에 상주하며 변화를 거듭하는 풍토병으로 남을지, 아니면 결핵이나 독감처럼 해마다 돌아와 전 세계에서 수백만 명을 괴롭히는 호흡기 질환의 패턴을 따라갈지를 알려줄 의무가 있다. 한 가지 확실한 점은 한 세기가 흘렀음에도 독감에 대해 우리가 알아야 할 게 여전히 차고 넘친다는 것이다. 아직도 공동체에서 독감이 유행하기 시작할 때 이를 알려줄 조기 경보 시스템이나, 독감 유행 후 급증하는 사례들을 대량으로 확인하고 거를 수 있는 체제가 전무하다. 벅스 박사는 말했다.

"앞으로 체제 구축을 점진적으로 해나가야겠죠. 팬데믹 대비책으로서 진작부터 실시됐어야 했겠지만요. 한 명 한 명 진단해 독감 환자의 실태를 정확히 파악해서 독감에 무증상 요소가 있는지, 학교에 독감을 퍼뜨리는 것으로 추측되는 아이들이 있는지, 이 아이들이 정말 독감 확산의 중심인지를 알아내는 겁니다. 우리는 기술이 있어도 잘 활용하지 않습니다."

이제는 감염병 확산의 정도를 파악하게 해주고, 신종 변이가 나타나기 시작하면 바로 감지할 수 있는 더욱 정교한 감시 시스템의 구축이 필요하다. 동물에서 인간으로 전파되는 순간을 파악하는 일은 과거에 우리가 알고 있던 것 이상으로 중요하다. 병원체들이 야생동물로부터 인간에게 처음 침입할 때 감시를 통해 곧바로 확인한다면 얼마나 많은 생명을 구할 수 있을지 상상해보라. 인류는 미생물의 위협을 감지해내는 일을 매우 어려워한다. 그도 그럴 것이 병원균은 보이지 않고 냄새와 소리도 없으며 맛보거나 느끼거나 심지어 낌새를 차릴 수도 없기 때문이다. 진화론적으로 고대 상태에 머물고 있는 인간의 '도마뱀 뇌(뇌에서 위험을 감지하는 부분 - 옮긴이)'는 미생물의 위협에 대해 무방비로 노출돼 있다. 우리의 뇌는 어둠을 두려워하게 하고 큰 소리에 펄쩍 뛰게 하고(청각 놀람 반사라고 한다) 낙하에 대해 선천적인 공포를 갖게 하지만, 질병과 관련된 환경에 이상이 생겼을 때는 작동하지 않으므로 첨단 감시 시스템이 별도로 필요하다. 특정 공포는 반드시 '배워서 익혀야' 한다. 인간은 기본적인 생존을 위해 태생적으로 갖고 있는 공포심은 있으나 악질적인 미생물의 위협을 인지하도록 프로그램돼 있지는 않기 때문이다. 이를 위해 앞으로 2가지 중요한 조치를 취해야 한다.

- 바이러스가 어디에 있으며, 어디로 확산하는지 정기적으로 검사한다. 검사는 바이러스를 볼 수 있는 '눈'과 같다.
- 바이러스가 돌연변이를 일으켜 새로운 변이나 변종을 생성할 때 바이러스에 대한 유전자 분석을 시행한다. 유전자 염기 서열 분석은 바이러스의 진화를 정교하게 추적하는 것이다.

아마도 전염성이 강력하고 치명적인 바이러스 변종들이 수천 개는 될 터다. 과학자들은 이 새로운 변종이 일으키는 질병과 현재 돌고 있는 다른 변종이 일으키는 질병이 어떻게 다른지, 그리고 이러한 변종이 기존의 치료법, 백신, 검사에 어떤 영향을 미칠 수 있는지 연구 중이다. 미국은 영국 등의 다른 국가들보다 첨단 기술 감시 분야에서 크게 뒤처져 있었지만 지금은 거의 따라잡은 상태다. 이 순간에도 바이러스는 계속 변이 중이다. 이것들은 대부분 무해하며 그냥 왔다가 간다. 일부는 오래 머물되 널리 퍼지지 않는 반면, 다른 일부는 한동안 개체 수가 크게 늘다가 흐지부지되기도 한다. 이런 특징으로 말미암아 감염 패턴에 변화가 생긴 초기에는 흐름을 주도하는 게 무엇인지 콕 집어 말하기 힘들다. 사람들의 행동이 달라져서일 수도 있고 바이러스 자체가 변화한 것일 수도 있다. 그러므로 가능한 한 서둘러서 병원체의 위협을 식별해낼 수 있는 새로운 방법을 만들어야 한다.

헨리 박사와 벅스 박사의 공통점이 또 하나 있는데, 전달하고자 하는 메시지가 대중과 적절히 연결되지 못하면 자신들의 과학적 감각이 크게 떨어질 것이라고 인식하는 부분이었다. 벅스 박사와 몇 시간에 걸쳐 대화하는 동안 그녀가 정말로 전하고 싶어 한 교훈은 다음의 3가지였다.

- 사람들이 자각하는 것들이 그들의 현실이다.
- 행위는 법률로 정할 수 있다. 그렇지만 사람들이 어떻게

생각하는지 법제화하는 건 불가능하다.

- 우리는 사람들에게 말하고, 사람들의 말을 듣고, 사람들이 있는 곳으로 가서 그들을 만날 방법을 찾아야 한다. 메시지 전달자는 메시지 자체만큼 중요하다.

마지막 교훈은 벅스 박사가 미국 전역을 돌아다니는 동안 특히 더 와 닿았다고 한다. 그녀는 재단사처럼 청중에 맞춰 메시지를 재단하는가 하면, 전달자 역할에 충실하기 위해 스스로를 재단하는 데도 주저함이 없었다. 대학 캠퍼스에서는 과학자이자 친근한 할머니 역할을 자처하며 젊은 층들에게 감염을 가볍게 여기지 말라고 충고했다. 감염자 본인으로 인해 30, 40, 50대 누구라도 감염될 수 있기 때문이다(6장에서 살펴보겠지만, 아직 우리가 이해하지 못한 이유로 현재 바이러스에 감염된 어린이들이 질병의 급성 단계에서 합병증을 앓거나 수년 후에 병에 시달릴 수 있다).

벅스 박사는 공중 보건 감염병학자이자 사회 심리학자로서 지역 사회를 찾아가 공동체를 하나로 만들기 위해 헌신하는 지도자들과 대화를 나누고, 지역 사회 구성원들이 서로를 보호할 수 있도록 단결심을 확고히 해주는 역할도 도맡았다. 벅스 박사는 이렇게 지적했다.

"우리는 공동체에서 분리되는 게 아니라 공동체의 일부가 되는 방법을 배워야 합니다."

이러한 마음가짐은 우리를 P.R.O.O.F.의 P, 즉 준비 상태로 이끌어준다. 바이러스가 존재하는 미래를 준비하는 데는 3가지 중요한 단계가 있다. 그것은 바로 '시야를 넓힐 것, 가치 있고 믿을 만한 정보의 출처를 찾을 것, 즉각적으로 팬데믹 모드에 들어갈 준비를 할 것'이다. 각 단계에 대해 차례대로 살펴보자.

시야의 확보

코로나19로 세상이 얼마나 변했는지 생각하면 새삼 놀랄 때가 있다. 미국은 물론 전 세계 사람 중 누구도 집에만 있는 삶을 미처 상상하지 못했으리라. 사람들이 두문불출하자 공기가 맑아지고, 학교 수업이 빠르게 온라인으로 전환되고, 식당, 박물관, 체육관이 일제히 문을 닫았다. 내가 일하는 애틀랜타 에모리 대학 병원의 원격 진료는 거의 이용되지 않다시피 했는데 지금은 1달에 8만 명이 접속하고 있다. 미국 프로 농구 협회 같은 조직들이 엄청난 금전적 손실을 감수하면서 바이러스 확산을 저지하는 데 앞장서는 모습 또한 놀라웠다. 그러다 세상이 다시 문을 열기 시작하자 사람들은 충분히 조심하는 것과 과도하게 조심하지 않는 것 사이의 균형을 절묘하게 찾아냈다. 뉴 노멀, 즉 새로운 일상을 찾아내 '생활'이라고 부를 만한 것을 향해 사람들 스스로 방향을 돌렸던 것이다(7장에서 각자가 나아갈 길을 닦는 데 도움을 줄 수 있도록 건강을 최우선으로 하는 자기 돌봄 실천 방안들을 간

략하게 설명할 예정이다).

팬데믹의 기세는 여전하다. 사람들이 가택 연금되면서 세상 돌아가는 속도도 현저히 줄었다. 하지만 역설적이게도 우리는 급격히 변화하는 세상에서 그랬던 것처럼 여전히 탈진한 채로 부유하고 있다. 하루하루가 흐릿하게 넘어가면서 날짜 감각도 상실해버렸다. 내가 대화를 나눈 정신 건강 전문가들은 우울, 걱정, 스트레스, 불안이 팬데믹 전인 2019년에 비해 눈에 띄게 증가했다는 데 입을 모았다. 짐작하건대, 우리가 자신 또는 사랑하는 사람이 감염됐든 그렇지 않든 간에 일정 수준의 외상 후 스트레스 장애를 경험한 게 아닌가 한다. 바이러스로 인한 생명의 상실을 홀로 슬퍼해야 하는 상황을 비롯해, 아주 넓은 스펙트럼에 걸쳐 단계적 상실—직장·사업·소득의 상실, 건강·행복의 상실, 졸업·결혼·일생일대의 휴가·가족 상봉 같은 삶의 중요한 경험 및 이정표의 상실 등—이 이어졌다. '브레인 포그'라는 말은 질병의 인지적 영향으로 인해 고통받는 사람들뿐 아니라, 감염을 피했지만 팬데믹이 자신들을 걷히지 않는 안개 속에 가둔 것 같은 느낌을 받는 사람들에게도 일반적인 현상이 됐다. 이들은 사회적 고립에서 오는 외로움을 그 원인으로 꼽는다. 집중하기 힘들고 일상적인 일을 해내기도 쉽지 않다고 호소한다. 무엇보다 불확실성의 연속, 안전의 상실, 미래를 낙관하는 능력의 감퇴 등과 같은 엄청난 스트레스 요인이 끊이지 않고 있다. 그렇다면 이 모든 것들의 한가운데서 시야를 넓히고 유지하려면 어떻게 해야 하는 것일까?

나는 스트레스가 뇌 및 신체에 미치는 해로운 영향에 관해 폭넓게 보고하고 글을 써왔다. 사실상 팬데믹으로 인한 스트레스는 다음의 모든 항목에 해당하며, 개중에서도 가장 유해하고 정신적으로도 심각한 장애를 유발한다.

'혹독함, 끈질김, 역겨움, 제멋대로 날뜀, 궁극적으로 우리의 일상, 특히 건강에 관계된 일상에 매우 파괴적임'.

아무리 지독한 무엇이라도 끝나는 날이 정해져 있으면 정신적으로 대비할 수 있다. 그런데 팬데믹은 참고할 만한 달력이 없다. 감염병 의사들을 포함해 무수한 경력을 가진 전문가들이 하나같이 '잘 모르겠다'고 말한다. 믿음을 줘야 할 당국에서조차 모른다고 하는, 말 그대로 잔인한 정직함에 사람들의 마음은 불안해지고 절망감이 차오른다.

그렇기 때문에 시야의 확보는 준비의 중요한 구성 요소가 된다. 충분한 정보를 바탕으로 한 관점 없이는 다른 준비 계획들이 자리를 잡을 수 없다. 현재를 잘 살펴보고 분석적으로 미래를 내다보고 자신의 재량껏 일의 진행이 조절되고 있는지 끊임없이 확인하는 과정이 필요하다. 시야의 확보를 시작하기에 가장 생산적인 최선의 장소는 바로 우리 자신의 몸이다. 잘 자고, 잘 먹고, 규칙적인 운동으로 신체를 건강하게 하고, 부지런히 다른 사람들과 어울리고, 새로운 지식이나 취미, 기술을 개발하면서 정신 건강을 돌봐야 한다. 이 중 어느 하나 쉬운 건 없다. 생활의 기본 활동이라 할 이런 일들을 팬데믹 기간 동안 부분적으로 밀쳐놓거나 포기해버린 사람들이 많을 것이기 때문이다. 물론 2020년에 이전보다 더 건강하고 행복해진 사람들도 있겠지만 대다수는 인생 최악의 해를 보냈을 것이다. 그렇기에 더더욱 팬데믹 이전, 팬데믹 동안, 그리고 팬데믹 이후에도 다양한 활동이 삶에서 일정하게 이뤄지게 함으로써 적절한 준비를 해야 한다.

니컬러스 크리스타키스는 예일 대학교 의사이자 사회 과학자이며, 예일대 부속 휴먼 네이처 연구소의 수장이다. 또 《신의 화살Apollo's Arrow》의 저자다. 크리스타키스 박사는 의사로서의 경험도 풍부하지만 사회학자로서도 존경할 만한 경력을 지니고 있는데, 주로 사람들의 사회적 행위가 건강과 인간 생물학에 어떤 영향을 주고받는지를 연구한다. 그는 미래에 우리가 시도하고 기획할 것들의 관점에서 역사를 바라본다.

크리스타키스 박사는 코로나19의 영향을 시작 단계, 중간 단계, 팬데믹 이후 단계의 3가지 개별 단계로 생각해보면 더욱 쉽게 시야를 확보할 수 있다고 한다. 그는 2024년에 팬데믹 이후 단계가 현실적으로 시작될 거라고 믿는다. 바이러스의 확산을 늦추기 위해 계속 마스크를 착용하고, 사회적 거리 두기를 시행하며, 사업장과 학교의 임시 휴업이 간헐적으로 이어지면 그 시기가 얼마나 길든 시작 단계에 해당한다. 실제로 백신이 출시되기 시작했지만 2021년 말이나 2022년 초까지 지역 사회 면역이 달성될 수 있을지는 미지수다. 중간 단계는 지역 사회 면역이 달성된 상태를 말하며, 주로 백신을 통해 달성되겠지만 일부는 자연 감염으로도 이뤄질 수 있다.

크리스타키스 박사가 나에게 말한 바에 따르면, 중간 단계 동안 우리는 바이러스의 생물학적, 감염병학적 영향뿐만 아니라 바이러스가 주는 심리적, 사회적, 경제적 영향으로부터도 회복해야 한다. 수천 년에 걸친 심각한 감염병의 역사를 보면 인류가 충격에서 회복하는 데는 2년 남짓한 시간이 소요됐다. 이미 수백만 개의 사업체가 문을 닫았다. 수백만 명의 학생들이 학교에 가지 않았다. 수백만 명의 사람들이 사랑하는 사람을 잃고 슬픔에 잠겼다. 크리스타키스 박사는 팬데믹으로 목숨을 잃은 이들의 수에 비해 감염에서 살아남은 사람들이 심각한 장애를 일으키고 장기간의 건강 문제로 고통받는 경우가 5배 정도 많을 것으로 추산하고 있으며, 따라서 질병의 임상적 충격에서도 회복해야 할 필요가 있다고 주장한다. 즉, 팬데믹의 즉시 사망 영향이 한풀 꺾일지라도 수백만 명의 사람들에게 지속적인 의료 체계가 필요하다는 것이다. 이 모든 점을 감안하면 2023년 말과 2024년 초에서야 비로소 바이러스의 임상적, 심리적, 사회적, 경제적 영향에서 어느 정도 벗어날 수 있을 것으로 보인다.

그러고 나면 팬데믹 이후 단계로 들어갈 수 있다. 그는 이 기간이 1918년 인플루엔자 팬데믹 이후 20세기에 나타난 광란의 20년대와 비슷할 수도 있다고 말했다.

역병이 도는 시기에 사람들은 두려움에 떨고 실제로 심각

> 한 위협을 받기 때문에 대개는 더욱 종교적으로 변하곤 합니다. 또 사회적 접촉을 피하는 경향이 생깁니다. 사람들은 집에 머뭅니다. 치명적인 병원체가 퍼지면 사회적 상호 작용이 중단됩니다. 더 절제하면서 위험을 회피합니다. 그리고 돈을 쓰지 않게 됩니다. 이 모든 변화는 치명적인 병원체의 확산으로 인해 발생할 수밖에 없는 매우 전형적인 현상입니다. 그러나 전염병이 종식되면 전부 역전됩니다. 사람들은 더 이상 종교적인 모습을 보이지 않습니다. 너 나 할 것 없이 나이트클럽, 술집, 식당, 스포츠 행사, 정치 집회, 음악 공연 등을 찾아다니며 사교의 기회를 누리려고 기를 씁니다. (중략) 오랫동안 갇혀 있었기 때문이죠. 그리고 다시 돈을 쓰기 시작합니다. 예전처럼 위험을 감수할 생각도 슬슬 하게 됩니다. 사업 활동에도 참여합니다. 죽음에서 헤어 나온 사람들이잖아요. 그러니 삶에서 더 큰 의미를 지닌 것들에 눈을 돌리는 겁니다.

이는 팬데믹 이후의 삶에 관한 좋은 소식 중 일부다. 크리스타키스 박사는 팬데믹을 겪더라도 인간 상호 작용의 본질에서 근본적이고 장기적인 변화가 일어나지는 않을 것이라는 점도 덧붙였다. 역사적으로 역병이 닥쳤을 때 사람들은 도시를 떠나 시골로 피신했다. 2020년에 팬데믹이 전 세계로 퍼지기 시작했을 때도 이 오래된 패턴이 여지없이 반복됐다. 사람들은 도시에서 교외와 시골로 옮겨갔다. 아예 다른 국가를 선택하는 사람들도 있었다. 그러나 크리스타키스 박사는 직업의 기회, 활동에 대한 접근성 및 다양성을 갖춘 도시의 매력은 여전히 강력하며, 몇 년 후에 감염병이 지나가고 나면 사람들이 귀환하게 될 것이라고 여긴다.

반면에 악수, 과도한 출장, 심한 감기나 독감을 앓으면서 직장이나 학교에 가는 것과 같이 결코 팬데믹 전과 똑같이 되돌려지지 않을 일도 존재한다. 나 역시 독감 철에는 사람들이 붐비는 곳으로 갈 일이 생길 때를 대비해 마스크를 항상 갖고 다니게 될 것이다. 그동안 우리가 얼마나 자주 누가 봐도 아픈—재채기, 기침 등의 증상을 보이는—사람들에게 둘러싸여 있었으며, 이를 아무렇지도 않게 받아들였는지 생각하면 놀라움을 금할 수 없다. 더구나 무증상 확산이 있다는 걸 감안하면 전반적인 군중의 밀집도를 늘 염두에 두게 되지 않을까 싶다. 또한 공동으로 사용하는 기기로 상호 작용해야 할 때는 웬만하면 비접촉 시스템과 기술을 선택하고 재택 근무의 횟수도 늘리게 될 것이다.

의사들이 흔히 하는 말로 '출혈은 결국 멈춘다'는 표현이 있다. 크리스타키스 박사는 이를 팬데믹에도 적용하고 있다. 코로나19가 가늠할 수 없을 정도로 끈질기고 고집스럽게 느껴지긴 하나 역병은 언젠가 끝이 난다. 나 역시 백신이 지금까지 미친 영향과 환경 및 우리의 전반적인 건강에 불러일으킬 혁신을 고려하면 조만간 과학과 의학에 보낸 지원의 결실을 보게 될 것으로 낙관한다. 팬데믹의 세계적인 위협에 맞서는 일뿐만 아니라 기후 변화, 환경 보전 같은 다른 문제에서도 과학의 중요성은 드러날 것이다. 결과적으로 팬데믹은 문제를 제기하는 동시에 새로운 사고방식과 해결 방법을 찾는 계기가 됐다.

팬데믹 동안 온전한 시야를 확보한다는 것은 공중 보건과 경제적 건강 사이의 상호 의존성을 완전히 이해한다는 의미이기도 하다. 미국보다 엄격한 조치를 취하면서도 상황에 따라 유연하게 대처할 줄 알았던 유럽과 아시아의 일부 국가들은 경제 혼란을 최소화할 수 있었다. 나는 국가를 몸에 비유하곤 한다. 질병 초기 단계(국내 감염)에서의 치료는 후기 단계의 치료에 비해 덜 공격적이고 기간이 짧을 수 있지만 철저하고 일관돼야 한다. 항생제나 화학 요법을 섣부르게 중단하면 안 된다는 말을 들어봤을 것이다. 질병이 완전히 치료되지 않고 내성 세포가 남아서 다시 발병하면 다음에는 치료가 더 어렵다. 그런데 이 일이 미국에서 일어났다. 미국은 어중간한 조치를 내렸고, 그 결과 질병이 몇 번이고 더 큰 파도로 밀려온 탓에 기절초풍하고 말았다. 팬데믹은 한 차례의 조치로 회복되지 않는다. 특히 미국처럼 다양하고 이질적인 나라에서는 두말할 필요가 없다.

우리는 마스크 착용하기, 사회적 거리 두기 등 기본적인 공중 보건 활동을 통해 확산을 늦추는 방법을 배웠다. 그러나 감염의 확산을 차단할 수 있는 스위치 따위는 존재하지 않는다는 사실 또한 인정하고 대비해야 한다. 시야를 넓힌다는 것은 위협이 강 건너에 있는 것처럼 보일 때에도 불확실성에 대응해 행동하는 법을 배운다는 의미와 같다. 핵심은 뉴스에 뒤처지지 않는 것, 자료를 올바르게 받아들이는 것, 그리고 가족의 건강과 안전을 위해 현명한 판단을 내리는 것에 있다. 그리고 중요한 결정의 바탕이 되는 새로운 지식을 어떻게 획득하는가에 달려 있다.

과학적 근거가 뒷받침된 정보만 믿을 것

피터 호테즈는 백신학자이자 텍사스 휴스턴의 베일러 대학교에 있는 국립 열대 의학 대학의 학장이다. 그는 전 세계에 만연한 질병과 병적인 허약함을 종식시키는 일에 평생을 바쳤다. 또한 현대 미국인들은 걱정할 필요가 없는 빈곤 관련 질병—리슈마니아증, 샤가스병, 주혈흡충증 등 세계 각지의 풍토병—을 퇴치하는 데도 앞장서왔다. 그는 우리 세대의 전염병 및 열대 의학 분야의 뛰어난 학자로서 다방면에서 이번 팬데믹에 대비해왔다. 그는 생물학과 과학에 대한 폭넓은 식견은 물론 우리가 팬데믹에서 겪은 정치 프레임에 대해서까지 열린 태도를 견지했다. 그의 팀은 사람들이 코로나바이러스에 대해 들어보지도 못했던 10년 전에 이미 관련 연구를 시작했다. 그는 사스-1 백신을 만들어냈고 메르스 백신 개발도 막바지에 이르러 있었으므로 코로나19 유전자 염기 서열이 나왔을 때 누구보다 빠르게 백신 개발에 착수할 수 있었다.

나처럼 그도 특정 질병이 사람들과 국가에 미칠 수 있는 파괴적인 영향을 직접 목도했다. 그는 지구상에서 '가장 불안정한 힘'이 팬데믹 수준의 질병이라는 데에는 의심의 여지가 없다고 말한다. 그는 코로나19를 포함한 질병을 단지 건강 문제로만 여기지 말자고도 주장한다. 그에게 있어 질병은 모든 불안의 근본 원인이다. 질병은 사는 곳과 상관없이 모든 개인에게 궁극적인 영향을 미치기 때문이다. 그는 미국이 코로나19 대응에 실패한 이유로 과학자 양성 교육에 전쟁, 정치적 붕괴, 도시화, 기후 변화, 공격적인 반과학 운동 등에 대해 사고하는 과정이 포함돼 있지 않은 점을 들고 있다. 호테즈 박사는 이렇게 말했다.

"이번 팬데믹은 의사들을 지금보다 더 폭넓은 사고를 할 수 있도록 수련시키기 위해 의학 교육을 어떻게 재구상해야 하는지에 대한 경종을 울려준 겁니다."

의학 교육 과정에는 질병에 포위됐을 때 사람들이 어떻게 반응하고 행동하는지에 관한 내용도 포함돼야 한다. 이는 질병의 종식에 큰 도움이 된다. 질병에 대한 사람들의 행위는 상당 부분 예측 가능하다. 노벨상 수상 작가 알베르 카뮈가 1947년에 내놓은 실존주의 소설《페스트》는 2차 세계 대전 직후 프랑스령 알제리의 도시 오랑을 배경으로 한 가상의 림프절 페스트 창궐을 다루고 있다. 카뮈는 전화와 자동차 등 전쟁 후 일상에 등장한 기술을 통해 좀 더 현대적인 배경 속에서 역병이 번지는 상황을 묘사했다. 감염, 현실 부정, 검역, 대처 불가능한 발병, 더 큰 현실 부정, 경제 붕괴, 집 안에서 웅크리고 있는 시민들, 이웃을 위해 기꺼이 희생하려는 '일선 노동자들' 등 그 디테일이 놀랍도록 예지적이다. 카뮈는 이렇게 썼다.

'불과 며칠 전에 잠시만 떨어져 지내자고 했던 어머니와 아이, 부부와 연인이 갑작스럽게 영원한 생이별을 맞아야 한다는 사실을 깨달았다.'

카뮈는 또한 우리가 감염병을 통해 얻게 될 교훈에 대해서도 썼다.

'역병이 세상 속에서 되풀이해 발생한다는 사실을 모두가 안다. 그렇다 해도 우리는 마른하늘에 날벼락처럼 우리의 머리를 강타하는 역병을 도무지 믿기 어려워한다. 역사적으로 숱한 전쟁과 그만큼의 역병이 있었지만 역병과 전쟁 모두 일어날 때마다 똑같이 사람들을 경악하게 한다.'

역병이 창궐하면 사람들 사이에 향수(鄕愁)의 정서가 지배적으로 자리 잡는다. 사람들은 '지금'이 아닌 다른 시간에서 살길 갈망한다.

'흡사 추방당한 듯한 느낌, 이를테면 우리 주위를 맴도는 공허함, 또는 과거로 돌아가거나 시간을 빠르게 돌려버리고 싶은 비이성적인 갈망 같은 불같이 따가운 기억이 날카로운 공격을 퍼붓는다.'

호테즈 박사는 팬데믹이 최고조에 이르렀을 당시 위기가 고조되고 있음을 공개적으로 알리며 공중 보건 조치를 권장하고 백신을 옹호하는 입장을 숨기지 않았다. 때문에 그는 사방에서 공격을 받았다. 사실 그는 몇 년 전 자폐증을 앓고 있는 딸에 대해 쓴 책《백신은 레이첼의 자폐증을 일으키지 않았다Vaccines Did Not Cause Rachel's Autism》(국내 미출간)를 출간한 직후부터 백신 반대론자들의 표적이 됐다. 2020년에는 텍사스주 정부의 입법자 하나가 그의 과학적 백신 개발 작업을 자기 잇속만 차리는 '마술'이라고 부르며, 호테즈 박사더러 의약품 산업의 기회주의적 앞잡이라고 비난한 적도 있었다. 그럼에도 호테즈 박사는 각종 미디어에 출연하는 일을 그만두지 않았다. 백신의 힘과 안전성에 관한 잘못된 정보를 퍼뜨리려는 조직적인 활동에 적극적으로 반박하고 데이터를 기반으로 한 과학을 홍보하기 위해서였다. 그는 무엇에 성패가 달려 있는지 알았다. 호테즈 박사는 말했다.

"백신의 생태계는 아주 취약합니다. 아무리 좋은 백신이라도 대중의 인식이 적대적이면 쉽사리 매장돼버리고 말죠."

그는 반과학주의가 핵무기 못지않게 인류에게 큰 위협이 된다고 주장한다.

"핵 확산, 전 지구적 테러, 사이버 공격처럼 많은 인프라를 구축해야 막을 수 있는 것들에 반과학주의도 포함시켜야 합니다. 반과학주의 역시 똑같이 심각하게 다뤄야 하고, 안티 백신 집단에 대해서도 시급한 조치를 취해야 합니다. (과학 기반의) 메시지를 확대해서 전달하는 것만으로는 부족합니다."

한동안 호테즈 박사와 다른 과학자들은 백신 반대 운동에 대응할 수록 그들을 부추기는 결과만 낳을 뿐이라고 생각했었다. 그러나 지난 10년 사이 호테즈 박사의 태도는 180도 달라졌다. 그는 나에게 백신 반대 운동은 공중 보건에 대한 위협이나 다름없으며, 이 문제에 관심을 갖고 공격적으로 대응해야 한다고 말했다. 또한 학교, 대중 매체, 공공 서비스 캠페인을 통해 프로 백신(백신 찬성)에 대한 교육이 이뤄져야 한다고도 했다. 현재는 프로 백신에 관한 정보를 정부 웹 사이트에서만 찾아볼 수 있는 실정이다. 호테즈 박사는 건강 관련 정부 부처에 대한 재정 지원을 늘려서 만연한 오보에 맞서 싸우고, 사람들이 중요한 주사를 건너뛰지 않게 하며, 백신 반대의 메시지를 홍보하기 위한 소셜 미디어 플랫폼의 설립을 더욱 까다롭게 하는 법을 제정해야 한다고 주장한다.

지난 10년간 우리는 백신에 대한 망설임에 대항하는 최고의 무기는 정치인, 연예인, 공중 보건의, 대중 매체, 운동선수를 내세운 광고가 아니라는 것을 배웠다. 백신을 홍보할 수 있는 가장 강력한 전달자는 백신을 맞고 긍정적인 경험을 자신이 속한 사회에 공유하는 시민들이다. 많은 사람들이 백신을 맞을수록 백신은 더욱 표준이 된다. 백신 반대 입장이 비정규화되면 신뢰의 선순환이 형성된다. 또 다른 관점에서 보면 9/11 테러 공격의 여파로 공항에서 비행기에 타기 전에 신발 벗기를 정례화했던 것과 같다. 우리가 사는 지역에 생명을 위협하는 작은 규모의 창궐도 용납하지 않으려면 백신을 당연한 것으로 받아들여야 한다. 어렵지 않다. 백신을 그저 잘못된 정보를 퇴치하기 위한 인식 항체를 생성하는 것으로 받아들이면 된다.

우리는 바이러스에 의해 매번 깜짝 놀라는 경험을 하지만, 사실 인간의 행위는 당황스러울 만큼 예측 가능하다. 2018년 호테즈 박사와 동료들은 미국 내 7개 지역을 홍역이 생기기 쉬운 장소로 꼽았다. 그로부터 1년 후 이들 지역에서 일제히 소규모 홍역이 창궐했다. 이후 추가 홍역 사례가 확진되면서 전국 31개 주에서 1천 건 이상이 발생해 창궐의 규모가 훨씬 커졌다. 홍역은 지구를 배회하는 병원체 중 가장 감염성이 강한 종류로 손꼽히지만, 백신을 통해 쉽고 효과적으로 해독할 수 있는 질병이기도 하다. 누가 나에게 앞으로 코로나19가 발생할 수 있는 핫 스폿이 어디인지 묻는다면 호테즈 박사가 예측한 것과 똑같은 방식으로 대답할 것이다. 백신 망설임 현상이 강한 곳이라고 말이다.

호테즈 박사와 나는 백신에서부터 생활 의학에 이르기까지 어떻게 과학을 홍보하고 광고하는지가 미래의 팬데믹에 대항해 스스로를 보호하는 열쇠가 되리라는 데 동의한다. 민간 부문에서 수십 년 동안 영향력을 행사해온 표적 마케팅의 천재적 능력을 이제는 공중 보건 부문에도 적용해야 할 때다. 고품질의 공중 보건과 의학 지식을 스포츠나 패션처럼 매력적이고 유용하게 만드는 일은 충분히 가치 있는 도전이다.

우리는 특별한 힘과 위험을 가진 정보의 포화 세계에 살고 있다. 미디어는 정보 제공과 교육의 기능을 지니고 있다. 특히 디지털 시대에는 이런 미디어에서 허위 정보를 퍼트리고 여론을 호도하기도 한다. 참고로, 잘못된 정보misinformation는 틀리거나 맥락을 벗어난 정보를 가리키며, 허위 정보disinformation는 사람들을 오도하거나 기만할 목적에서 의도적으로 생성되거나 퍼진 것으로서 잘못된 정보의 한 부분이라고 할 수 있다. 팬데믹 기간 내내 이 2가지 정보들이 엄청나게 쏟아져 나왔다. 그나마 출처가 모호할 때는 나쁜 정보를 골라내기가 비교적 수월하지만, 친구나 동료가 의문을 제기하거나 심지어 터무니없고 위험한 주장을 하면 맞받아치며 싸우기가 어렵다. 무슨 말을 해야 할까? 어떻게 해야 그들의 생각에 반박하면서도 관계를 잘 유지할까?

나의 경우 말도 안 되는 주장을 하는 사람을 만나면 먼저 그 정보를 어디서 얻었는지 물어본다. 열에 아홉은 천편일률적인 대답이 돌아온다. 아무개에게서 들었다, 온라인 어디에서 읽었다는 것이다. 그러나 이들 대부분은 정보가 어디서 왔는지 정확히 기억하지 못한다. 의심스럽거나 명백한 허위 정보를 접했을 때는 증거를 바탕으로 설명하고 출처를 제시하면서 반박하되 태도가 정중해야 한다. 그리고 상대의 감정에 동조해 공감하는 표현을 하는 것도 중요하다. 즉, 거짓을 퍼뜨리는 함정에 빠지지 않으면서 할 일을 해야 한다는 뜻이다.

다음은 잘못된 정보를 확인하고 디지털 리터러시(디지털 시대에 필수적으로 요구되는 정보 이해 및 표현 능력 - 옮긴이)를 증진시키는 몇 가지 방법이다. 존스 홉킨스 대학교 보건 안전 센터의 선임학자로 팬데믹의 대비와 대응을 담당하는 타라 커크 셀 박사가 제안한 것이다.

- 출처의 신뢰성에 대해 치우침 없는 평가를 제공할 수 있는 인터넷 기반의 도구와 서비스를 이용한다.
- 다른 뉴스의 출처나 믿을 만한 사람을 통해 해당 정보를 확인한다. 혹은 사용 가능한 최선의 정보에 견줘 사실에 입각한 진술이나 추천을 참조한다.
- 관리가 잘 되지 않는 소셜 미디어 계정, URL, 또는 레이아웃을 자세히 조사한다.
- 감정에 호소하도록 설계된 메시지에 주의한다.
- 허위 정보 캠페인이 작동하는 방식에 유의한다.
- 잘못된 정보로 이어질 수 있는 개인적인 편견에 대해 재고한다.

키보드를 몇 번 두드리다 보면 믿을 만한 출처로 갈 수도 있고, 믿을 수 없는 출처로 이어지는 토끼 굴에 빠질 수도 있다. 우리의 목표는 팩트 체크가 된 동시에, 전문가가 면밀히 조사해서 믿을 만한 정보를 싣는, 즉 평판이 좋은 사이트를 찾는 것이다. 더구나 건강과 의학의 문제라면 이 부분이 특별히 더 중요하다는 것은 두말할 나위가 없다. 나는 사람들에게 자녀가 진학할 학교를 심사숙고할 때와 같은 수준에서 이와 같은 주제를 검색해볼 것을 권한다. 숙제를 하고 배운 내용을 확인하듯이 말이다(8장에서 코로나 위협을 심각하게 받아들이지 않거나 공중 보건 조치 및 권장 사항을 따르지 않으려는 사람들과 대화하는 방법에 대한 몇 가지 팁을 소개할 예정이다).

팬데믹을 기억해라

1부에서 언급한 적 있는 감염병학자 네이선 울프는 코로나19 이후에도 팬데믹의 위협에 직면하는 일은 이어질 것이며 그 사이 우리의 인식 또한 영원히 바뀌게 될 거라고 말한다. 인식의 변화는 좋은 것이다. 울프 박사는 강력한 어조로 이렇게 말했다.

"우리는 엄청난 과학적 능력을 지녔으나 심리적으로는 결함이 있는 세상에 살고 있습니다."

불행 중 다행인 것은 팬데믹을 겪으면서 대응에 방해가 되던 인간의 심리적 결함이 점점 새로운 불가항력의 관점으로 재훈련되고 있다는 점이다. 이러한 변화를 통해 우리는 다음 팬데믹에서는 초기에, 즉 신속한 조치가 무엇보다 중요한 때에 더욱 기민하게 대응할 수 있을 것이다.

울프 박사는 우리의 관점이 변화된 데다 코로나19가 민간 부문을 결집시켰기 때문에 다음번에는 더 나은 위치에서 대응이 가능할 것으로 믿는다. 실제로 그가 기업 총수들과 나란히 서서 상업 부문에서 심각하게 과소평가되고 있는 감염병의 위험성을 일깨워주기 위해 세계 무대에 모습을 드러냈던 10년 전과 비교하면 커다란 변화임에 틀림없다. 그는 2010년 세계 경제 포럼의 팬데믹 준비 협의회에서 경제계, 학계, 정치계의 세계적인 지도자들과 조우했었다. 이 자리에 참석한 CEO의 60%는 세계적인 창궐의 위협을 인지하면서도 비상시 실행할 수 있는 계획을 세워둔 이들은 20%에 지나지 않았다. 같은 해 울프 박사는 크루즈 산업의 회의에도 초대됐지만 그가 속한 질병 감시 회사 메타바이오타가 감염병이 팬데믹으로 번지는 것을 막아줄 수 있다는 확신을 경영자들에게 심어주지 못했다. 아니, 그 어떤 경영자도 관심을 기울이지 않았다고 하는 게 더 맞는 말이겠다.

2019년 12월 31일 메타바이오타의 CEO 니타 마드하브는 오리건주 포틀랜드의 가족 결혼식에 참석했다가 중국 우한에서 바이러스가 퍼졌다는 소식을 들었다. 감염병학 과정을 이수한 마드하브는 4년 동안 감염병 데이터 과학 팀을 이끌다가 2019년 여름부터 메타바이오타를 진두지휘하기 시작한 상태였다. 이전에는 10년간 재앙 모형을 구축하는 일을 했다. CEO로서 그녀의 목표는 감염병학자, 데이터 과학자, 프로그래머, 보험 계리인 및 사회 과학자로 구성된 팀과 함께 가능한 한 포괄적인 팬데믹 모형을 구축하는 것이었다. 그들은 역사 기록을 훑어가며 1918년 독감 이후 발생한 주요 질병에 대해 188개국의 데이터를 모조리 수집했고, 마침내 '감염병 대비 색인'이라는 것을 개발했다. 이 모델은 바이러스의 지리적 발생지, 전염성,

얼마나 쉽게 사람을 해치거나 죽일 수 있는지 등 가상의 바이러스에 대한 기준을 만들 수 있게 돼 있다. 그런 다음 특정 바이러스가 어떤 식으로 전 세계에 퍼질 수 있는지에 대한 다양한 시나리오를 보여준다. 이러한 통찰이 가능해지면 치료 약을 출시하기 위한 정보가 필요한 제약 회사, 질병의 창궐이 자사의 공급망에 어떤 영향을 끼칠지에 대해 알아야 하는 제조업체 등 기업의 대응에 도움을 줄 수 있다. 그런데 메타바이오타의 시스템이 충분히 훌륭하고 혁신적이었음에도 그들이 만든 모델로도 측정하기 난해한 요소가 하나 있었다. 그것은 바로 사람들의 두려움을 계산하는 일이었다. 팬데믹으로 인한 경제적 결과는 사회의 반응과 바이러스의 행위 2가지의 복잡한 상호 작용을 통해 이뤄졌기 때문이다.

그리하여 메타바이오타의 연구진들은 '감정 색인'을 또다시 만들어냈다. 이 회사에서 위험에 대한 인간의 인식과 대응을 연구해온 한 설계자는 이를 '공포 카탈로그'라고 불렀다. 감정 색인은 대중이 특정 병원체를 발견했을 때 얼마나 두려워하는지를 기반으로 점수를 0에서 100까지 매길 수 있게 한 것이다. 이 점수는 질병이 창궐했을 때 사업체들이 문을 닫고 주요 프로젝트들이 보류되면서 발생할 수 있는 재정 붕괴와 손실을 판단하는 데 참고할 수 있다. 마드하브와 울프 박사를 포함한 그녀의 팀은 사회가 감당하는 '1인 사망 방지 비용'을 산정해보기 위해 팬데믹이 초래한 광범위한 경제적 영향을 살펴봤다. 그들은 세계 은행에서 발행한 〈질병 통제의 우선 사항〉의 2018년

제3판에 다음과 같이 썼다.

'사회적 거리 두기, 격리, 휴교 등을 포함해 대인 접촉을 줄이는 조치가 가장 큰 1인 사망 방지 비용에 해당됐다. 이런 조치들은 가장 큰 규모의 경제 붕괴를 일으키는 원인이기도 하다.'

1년 후 마드하브와 그녀의 팀은 자신들이 만든 모델이 실제로 구현된 세상에서 살게 될 것이었다. 2020년 새해 첫날 마드하브는 창궐에 대한 예측 자료를 모아보려고 했지만 사태를 심각하게 생각하는 사람이 없어서 작업이 진척되지 않았다. 측정에 대한 응답이 전혀 없었던 것이다. 1월 셋째 주가 돼서야 분위기가 급격히 바뀌었고 모든 게 뒤죽박죽 돌아가기 시작했다. 메타바이오타의 생산 팀 수장이면서 정치 과학자인 벤 오펜하임은 2020년에 팬데믹이 실제로 일어났을 때 자신들은 이미 온갖 측면에서 너무 많은 예측을 해놨으므로 잘 아는 이야기를 재현하는 듯한 느낌이었다고 말했다. 그들에게 이 팬데믹은 일종의 데자뷔였다.

울프 박사의 말마따나 이제 세상은 팬데믹을 통해 얻은 새로운 관점을 중심으로 돌아가게 될 것이다. 그는 공공 부문과 민간 부문 모두에서 고양된 의식이 결합해 미래의 열쇠가 돼줄 것이라고 하면서, 바이러스가 우리의 의식에 새겨놓은 가차 없는 현실을 이용해야 한다고 주장한다. 코로나19는 사람들을 설복(說伏)시키는 힘을 지니고 있다. 또 전 세계의 사람들을 죽이고, 경제와 정부 재정을 파탄 내고, 대량 실업을 발생시키는 도구까지 갖추고 있다. 이 속에서 우리가 생존할 수 있는 단 하나의 열쇠는 절대 팬데믹을 잊지 않는 것이다.

팬데믹 대비 키트에 담아두면 좋은 물품 5가지

1. **고품질 마스크** : 마스크를 고를 때는 소재, 필터, 착용감, 이 3가지만 기억해라. 좋은 마스크는 대개 촘촘하게 짜인 외부 재질의 층 사이에 필터 재질이 샌드위치처럼 들어 있는 구조로 돼 있다. 수술용 마스크도 괜찮고, 여의치 않을 때는 진공청소기의 집진 봉투 조각을 천으로 감싸서 사용할 수 있다. 세계 최고의 에어로졸 과학자들이 포함된 버지니아 공대의 엔지니어 그룹이 수행한 연구에 따르면, 반드시 N95 의료용 마스크를 써야 코로나바이러스로부터 안전한 것은 아니나 가능하면 N95를 쓰는 게 좋다. 얼굴에 잘 맞는 고품질의 마스크는 바이러스 입자를 효과적으로 걸러낸다. 또한 잘 맞는 천 마스크에 3중 필터가 있으면 위험한 입자를 74~90%까지 차단할 수 있다. 어린이는 소형 마스크를 착용해야 한다.
2. **비누, 청소 용품, 60% 이상의 알코올을 함유한 손 소독제** : 표백제의 유통 기한은 약 6개월이라는 점에 주의한다. 코로나19 같은 바이러스는 일반 비누와 물에 가장 취약하다. 비누가 지방질의 지질층에 싸여 있기 때문이다. 기름이 많이 묻은 프라이팬을 세제로 씻어내는 게 나을지, 아니면 표백된 물티슈로 닦아내는 게 나을지 생각해보면 쉽게 알 수 있을 것이다. 코로나19는 표면 전파의 위험이 비교적 낮은 편이긴 하지만 노로바

이러스와 독감 바이러스 같은 병원체는 표면을 통해서도 쉽사리 전파되므로 실내의 표면을 깨끗하게 관리하는 게 좋다.

3. **일반 의약품(타이레놀, 애드빌, 아스피린) 및 1달 정도 먹을 수 있는 처방 약 등의 기본적인 의료 용품** : 체온계, 혈중 산소의 양을 측정할 수 있는 맥박 산소 농도계가 갖춰진 구급 상자를 장만하자. 지역 사회에 감염병이 창궐하면 약국에 가기 위해 집을 나서는 것 자체가 불가능할 수 있기 때문이다. 다른 가족 구성원과 반려동물의 약도 꼼꼼히 챙겨야 한다.
4. **개인 건강 및 위생 용품** : 치약, 샴푸, 보디 워시, 데오도란트, 여성 용품 등을 가리킨다. 아기가 있으면 기저귀와 물티슈를 충분히 사놔야 한다. 여러 달 쓸 수 있도록 비축하는 게 좋다.
5. **상온 장기 보관 식품 및 냉동식품** : 집에 머물러야 해서 먹거리를 사러 나가기 힘들 경우를 대비해 잘 상하지 않고 오래 보존되는 식품을 갖춰놓으면 도움이 된다.

준비 상태

일본 북동쪽 해안선에 위치한 아네요시 마을의 숲에는 판석 하나가 있다. 오벨리스크 스타일의 이 판석에는 경고문이 새겨져 있다.

'쓰나미의 대재앙을 기억해라. 이 지점 아래로는 집을 짓지 마라.'

1933년 엄청난 쓰나미가 이 지역을 강타한 이후 설치된 판석이었다. 이 경고는 이후 11가구가 살고 있던 작은 마을을 구했다. 그로부터 80년이 지난 2011년에 밀어닥친 쓰나미가 판석에서 겨우 100미터쯤 떨어진 곳에서 멈춘 것이다. 일본에는 쓰나미 스톤이라고 불리는 판석 수백 개가 점점이 흩어져 있으며, 그중에는 600년이 넘은 것도 있다.

코로나19의 마지막 파도가 물러가고 나면 다음 세대들에게는 어떤 가이드 스톤이 남겨질까? 앞서 말한 것처럼 미국은 사스나 메르스 같은 경험이 부족해서 이 팬데믹에 신속하게 대응할 만한 역량이 없었다. 초기에 건강, 안전 및 보안에 대한 위협으로부터 자국민을 보호하지 못한 미국 질병 통제 예방 센터와 달리 한국과 대만의 해당 부처들은 코로나19에 신속하게 대응할 수 있도록 국가를 이끌었다. 대만 질병 통제 예방 센터는 즉시 중앙 감염병 지휘 센터를 가동시키고 자가 격리, 국경 봉쇄, 마스크 배포 시스템 가동 및 여타의 예방 조치를 실시했다. 한국과 대만 정부는 엄격한 탐지와 접촉 추적, 통신, 격리를 시행했다. 이들의 조직적이며 즉각적인 접근은 가히 성공적이었다. 사스와 메르스의 기억이 여전히 이들의 뇌리에 남아 행동을 촉구했다. 미국이 집단적 근시를 앓느라 위험을 과소평가하고, 충분히 준비하지 않고, 적절한 방역을 하지 않은 것과는 매우 대조적이었다. 연방 재정 부족은 미국 질병 통제 예방 센터의 대응을 더욱 약화시켰다. 2002~2017년 사이 미국 질병 통제 예방 센터의 비상 대비 재정은 30% 이상 또는 2억7,300만 달러 감소했다.

재정 부족은 공중 보건 연구소들의 인력 부족 또는 폐쇄를 의미했으며, 이는 코로나19와의 대결에서 고통스러운 결과로 이어졌다.

미국이 질병 통제 예방 센터에 재투자하면서 시스템의 취약성을 회복하기 시작했으므로, 이제는 각자가 스스로와 가족의 안전을 지키기 위해 제 몫을 해야 할 차례다. 여기에는 바이러스를 피하는 것뿐만 아니라, 예방 조치가 사태의 전과 후 모두에서 시간 낭비처럼 느껴질 수 있음을 가리키는 '준비의 역설'을 피하는 것도 포함돼 있다. 우리는 마지막으로 받은 치과 검진에서 충치가 발견되지 않았다고 해서 양치질을 중단하지 않으며, 최근에 교통사고를 겪지 않았다 하더라도 차에 타면 안전벨트를 맨다. 그러나 코로나19의 경우처럼 영향을 헤아리기 어려운 커다란 일에 대해서는 오히려 사람들의 행동을 촉구하기가 더 어렵다. 그간 우리는 똑같이 위협적임에도 다른 일에 대해 대비하는 것과 같은 방식으로 팬데믹의 대비에 투자하는 것을 당연시 여기지 않았다. 수십 년간 재난 대응 계획을 개발해온 로버트 카들렉 박사에 따르면, 팬데믹 대비에 드는 비용은 시민 1인당 30달러에 지나지 않는다. 미국은 즉시 사용 가능한 백신 플랫폼, 울프 박사 같은 야전 바이러스 사냥꾼, 튼튼한 감시 체계, 강력한 공중 보건 인프라를 갖출 수 있었음에도 팬데믹이 닥치기 전까지 이 중 어느 것에도 관심을 갖지 않았다.

팬데믹이건 우리 자신의 건강이건, 앞으로 더 많은 대가를 치르지 않도록 선제적인 행동을 하게 만드는 원동력에는 무엇이 있을까?

훗날 발생할지 모를 심장병이나 암을 막기 위해 건강 식품을 먹고 더 많이 움직이도록 현재의 우리를 독려하는 것은 무엇일까? 카들렉 박사에게 이 질문을 했더니 그는 나를 물끄러미 바라보며 애석한 표정을 지었다. 그는 코로나19의 위중함을 염두에 두고 있었다.

"'아, 그래. 다음번에는 준비를 더 잘해야지.'라는 말이 나오기까지 수십만 명의 목숨을 대가로 치러야 할 것 같습니다."

그의 말을 들으면서 과거에 내가 다뤘던 중독자 이야기가 떠올랐다. 중독자 가운데는 바닥까지 추락하고 나서야 비로소 절망의 늪에서 빠져나오는 이들이 있다. 이들의 이야기는 팬데믹을 맞닥뜨린 우리들의 이야기와 맞물려 있다.

'일이 생길 때까지 허세 좀 부리면 어때. 어차피 난 운이 좋을 텐데. 불행은 다른 사람들에게나 해당되는 이야기야. 나한테는 아무 영향 없어.'

그러다 어느 날 순식간에 당하는 것이다.

몇 년 전 집에 피뢰침을 설치하는 문제를 두고 아내와 대화를 나눈 적이 있었다. 아내는 업자가 너무 많은 돈을 청구한다고 생각한 끝에, 피뢰침이 정말 필요한지에 대한 근본적인 확신조차 없다는 데까지 이르렀다. 지금까지 단 한 번도 피뢰침이 필요한 일이 생기지 않았는데 여기에 돈을 쓴다는 것 자체가 금액이 '얼마든' 너무 비싸다는 것이었다. 그 말이 맞긴 했지만 나는 2가지 생각을 떠올렸다. 하나는 보험이었다. 우리는 종종 일어나지 않은 상황을 대비해 스스로를 보호하는 일에 투자하곤 한다. 힘든 결정이긴 하나 만에 하나라도 피뢰침 같은 물건이 쓰일 상황이 생기면 그거야말로 인생 최고의 소비일 수 있는 것 아닌가. 또 하나 이에 못지않게 중요한 게 있었다. 피뢰침이건 다른 보호 장구이건 간에 이것들이 우리에게 제공하는 믿음과 안정감이다. 피뢰침이 있다면 아무리 거센 천둥 번개가 쳐도 우리 집이 번개를 맞고 불타지 않으리라 안심할 수 있지 않을까. 이런 종류의 불안을 덜어주는 일에는 값을 매길 수 없다. 예방에 투자하는 일도 질병의 발생 유무로 측정할 수 있는 게 아니다. 이 역시 마음의 평화가 척도가 되며 값을 매길 수 없다.

공교육의 목적을 이해하는 데 어려움을 느끼는 사람은 거의 없다. 삶을 개선하기 위해 고안된 명쾌하고 실제적인 사회 프로그램이기 때문이다. 공교육의 결과는 시험 점수, 졸업률, 대학 입학률, 고용 상태 등에 의해 측정된다. 그런데 공중 보건의 성과는 유형의 계량적 분석으로 산정되지 않는다. 무엇을 생산한 것이 아닌 '방지한' 것으로 성공 여부를 가른다. 계산에 익숙해진 우리의 마음은 이상한 역학을 만들어낸다. 공중 보건 프로그램이 작동하는 모습은 눈에 보이지 않기 마련인데, 우리는 눈에 보이지 않는 것을 당연시하는 경향이 있다. 존재하는지도 몰랐던 질병을 피할 수 있었다고 해서 진심으로 기뻐하지 않는 것이다. 정치인과 지도자들을 포함해 사람들이 장기적 관점에서 현실을 직시하는 일을 회피하고 근시안적으로 생각하기 쉬운 것은 바로 이 때문이다.

특정 질병과 싸우기 위한 도구라는 점 외에 '준비'에는 부수적인 이점도 있다. 팬데믹 대비에는 일반적인 백신에 대한 상당한 투자의 의미도 들어 있다. 즉, 이번 코로나바이러스만이 아니라 다른 코로나바이러스의 백신도 함께 개발할 수 있는 것이다. 과학자들은 지금 모든 코로나바이러스와 독감 균종들을 포괄적으로 예방할 수 있는 '범코로나 바이러스 백신'에 대해 연구하고 있다. 카들렉 박사는 인간을 달에 보냈을 때의 투자를 예로 들었다. 인간이 달에 착륙했을 때 드디어 해냈다고 자랑하는 것 외에 실질적인 이득이 있었는지 적잖은 사람들이 의심을 가졌다. 그런데 그 이득이란 게 사실은 많았다. GPS 같은 기술이 달 착륙 프로젝트에서 비롯됐고, 내비게이션 수술 기법, 식품 안전 제어 방법, 위성 이미지 같은 것들도 발전했다.

그리스에서는 볼로스시 박물관이 재난에 대한 경각심을 높이는 역할을 수행한다. 원래는 지역의 일반 정보를 보관하기 위해 지어진 현대식 박물관으로, 전시물 가운데 1950년대에 있었던 지진과 홍수에 대한 내용이 포함돼 있다 보니 최근 들어 재난 위험의 인식 증진 쪽으로 초점이 맞춰진 것이다. 평상시에는 재난 대비 전문가와 시 당국이 협업해서 위험에 처한 집단을 식별 및 구제하고, 문화 기억 게임을 개발하고, 시민 생활을 개선하는 등 이른바 가시적인 일을 수행하는데, 코로나19 시국인 지금은 코로나19와 관련한 집단 기억을 보존하는 데 기여할 수 있는 사례 연구의 역할을 맡고 있다.

현재 우리가 할 일은 다음 세대가 피할 수 없는 다음 팬데믹을 맞이했을 때 잘 헤쳐나갈 수 있는 최선의 위치에 서 있게 하는 것이다. 이를 위해 위험을 지속적으로 평가할 줄 아는 능력이 필요하다.

6장
R : 뇌 속의 위험을 재고하고 재구성해라

불확실성을 평가하고 보이지 않는 위협을 처리한다

아침에 눈을 뜨는 순간부터 뇌는 수없이 많은 결정을 내린다. 결정의 대부분은 무의식적으로 이뤄진다. 우리의 뇌는 몇 초도 되지 않는 순간에 문장을 읽어내고, 놀라운 수의 전기 신호를 발사해 우리를 살아 있게 한다. 숨 쉬고, 움직이고, 느끼고, 듣고, 시각 신호를 해석하고, 소화시키고, 혈액을 펌프질하고, 생각하는 모든 게 전부 뇌의 작용에 의한 것이다. 수십억 개의 뉴런 사이로 지나가는 정보 중 일부는 경주용 자동차의 속도보다 더 빠르게 달린다.

인간의 뇌는 놀라운 기관이며 진화의 경이 그 자체라 할 수 있다. 과학자들은 뇌를 지금껏 발견한 가장 복잡한 기관이라고 묘사하곤 한다. 한 DNA 발견자는 뇌를 '최후의, 가장 웅장한 생물학적 개척지'라고까지 불렀다. 뇌는 누가 뭐라 해도 우주에서 가장 불가해한 1.5킬로그램짜리 조직이다.

나는 뇌 수술을 할 때마다 서로 얽혀 있는 뇌 조직의 다발에 새삼 경외감을 갖는다. 뇌 속에는 우리가 누구이며, 어떻게 세상을 경험하는지 새겨져 있다. 기쁨, 고통, 사랑, 슬픔, 걱정, 두려움 등의 모든 것이 뇌에 내재해 있다. 환경에 적응하고, 시간을 말하고, 공간을 파악하고, 위아래, 덥고 추운 것, 습하고 건조한 것을 알게 해주는 것도 뇌다. 뇌는 삶의 궁극적인 기록을 보존하는 파수꾼이다. 심지어 잠을 잘 때 꿈을 속삭이는 것도 뇌다. 뇌는 다른 모든 기관계의 총사령관이다.

가장 흥미로운 점은 뇌가 위험을 평가하는 방식이다. 인생에서 그 누구도, 그 무엇도 뇌만큼 우리를 안전하게 지키고 싶어 하는 존재는 없다. 고도로 조율된 인간의 감각 체계가 전면 방어 역할을 하며 환경에서 위협을 감지하면, 다음으로 뇌에서 정교한 데이터 관리 시스템을 통해 들어오는 새로운 정보를 통합하고 이 새 정보를 오래된 기억과 상호 참조한다. 그러면서 뇌는 빠르게 처리되는 이미지, 소리, 심지어 느낌에 의존하는 직감을 통해 신체에 즉각적인 행동을 지시한다. 머리를 향해 날아드는 야구공을 보면 피하라고 하고, 날카로운 이빨을 드러내며 달려드는 동물을 감지하면 달아나라고 하고, 쓴맛이 나는 음식을 먹으면 독소일 수 있으니 뱉으라고 한다.

만약 위협이 눈에 보이지 않고 감각을 비껴간다면 어떻게 될까?

또, 한 번도 어떤 위협과 유사한 일에 처한 적이 없어서 끄집어낼 기억 자체가 없다면 어떨까? 이는 위험을 평가하는 뇌의 능력을 시험하는 경우의 수에서 절대적으로 최악인 시나리오가 될 것이다. 마치 자동 유도 시스템 없이 계기 비행을 하는 것처럼 말이다. 그런데 팬데믹이 시작된 이후 우리는 줄곧 뇌에 이와 비슷한 요구를 해왔다. 집 밖을 나설 때, 친구와 우연히 마주칠 때, 또는 한 장소에서 다수의 사람들이 모여 숨을 쉴 때 인간의 뇌는 위험을 평가해보려고 애썼지만 실패했다. 어느 모로 보나 코로나19는 완벽하게 숨겨진 적이었다.

팬데믹이 선언되고 1년이 넘는 기간 동안 나에게 걸려온 전화 내용은 한결같았다. 심지어 우리 집 저녁 식사 시간의 대화 주제도 한 가지였다.

'특정 활동의 위험은 무엇인가?'

내가 팬데믹에 관한 보고를 계속하고 있었기 때문에 사람들은 자신들의 뇌가 산정하지 못하는 정보를 내 도움으로 채울 수 있길 바랐다. 나의 조언은 대체로 지나치다 싶을 정도로 조심하라는 것이었다. 가능한 한 집에 머무르고, 나이 든 사람이나 질병에 취약한 가족 구성원을 방문하지 말고, 잠재적인 노출에 대해 물리적인 거리를 두라고 했다. 이는 내가 10대 딸에게 운전을 가르칠 때와 흡사한 철학이었다.

"모퉁이 저편에 무엇이 있는지 모르니 사각지대에서는 속도를 줄여라. 가속 페달을 밟으면 안 돼."

문제는 내 뇌 또한 다른 모든 이들처럼 불리한 처지에 놓여 있다는 점이었다. 게다가 외부 세상과 단절되는 데에는 많은 부작용이 내재돼 있었다. 팬데믹이 시작될 때 나의 세 딸은 10살, 12살, 14살이었으며, 친구들과 놀고 싶은 그 나이 또래 특유의 욕구가 충만했고 인류애가 넘쳐났다. 당연한 말이지만 그 나이에는 심리적 성장에 있어 사회적 상호 작용이 매우 중요하다. 큰아이가 베개에 얼굴을 묻고 조용히 울고 있는 것을 발견했을 때가 개인적으로는 가장 힘든 시간이었다. 무슨 일이 있느냐고 묻자 아이는 '잘 모르겠다'고 했다. 그러더니 갑자기 벌떡 일어나 나에게 매달렸다. 아이는 신체적, 정서적 접촉을 간절히 원하고 있었다.

아이들은 부모를 사랑하는 마음과 별개로 무척이나 집 밖으로 나가고 싶어 했다. 아이들을 가둬두는 것에는 뚜렷한 위험이 도사리고 있었다. 매일같이 집에만 있는 동안 딸이 나에게 하던 말은 주로 이런 것이었다.

"그냥 잘 모르겠어요."

가족은 내가 늘 그랬듯 최선의 정보를 갖고 있으리라고 생각했지만 나는 가족들의 기대를 충족시킬 만한 답을 쉽사리 도출할 수 없었다.

그래서 지난 1년간 나는 팬데믹 상황, 혹은 이와 비슷한 위협, 즉 보이지 않고 완전히 새로운 종류의 위협에 처했을 때 이를 파악하고 산정하는 나만의 방법을 만들어내기에 이르렀다. 물론 완벽한 방법을 고안하진 못했지만, 적어도 위협이 진화함에 따라 변화할 수 있는 유연함은 지녀야 한다는 단서를 붙였다. 일단 위험을 평가하는 개별 사람들에 대한 이해부터 우선시해야 했다. 이 바이러스에 대한 기억을 지닌 사람은 단 한 명도 없었지만 신종이라는 점을 감안해 전반적인 위험 수용도를 적용했다. 위험 수용도는 우리가 누구이며, 무엇을 가치 있게 여기는지를 제대로 반영해주는 척도다.

각자의 위험 수용도

2020년 2월 친구이자 동료인 제이크 태퍼에게서 전화가 왔다. 그는 봄 방학에 가기로 한 가족 여행에 관해 이야기했다. 아이 하나가 천식이 있어서 소아과 의사에게 물어봤다는 말도 덧붙였다. 전국에서 코로나19 신규 확진 사례가 12명 내외가 나올 때였는데, 당시 소아과 의사의 대답은 '아들에게 심각한 문제가 생길 확률은 0.1% 정도일 것'이었다. 내가 미처 뭐라고 하기도 전에 제이크는 말했다.

"당연히 우린 여행을 취소했어."

같은 의사라 그런지 소아과 의사의 의도가 충분히 짐작이 갔다. 의사는 낮은 확률을 예로 들어 제이크의 불안을 누그러뜨려주려 했던 것일 텐데, 태퍼 가족은 그 수치를 여행 계획을 전면 취소하기에 충분한 위험으로 받아들였던 것이다. 이들에게는 해변에서 시간을 보내는 일이 아이에게 문제가 생길 확률 1천 분의 1을 감수할 만한 가치가 없었다.

2020년 여름, 학교 관리자들과 화상 통화를 하던 때의 일이다. 학교를 다시 여는 것에 대한 기사를 작성하기 위해 실제 현장에서 어떤 아이디어들이 실행될 수 있을지에 대한 정보를 모으는 중이었다. 내가 대화 도중에 우한에서 나온 초기 바이러스의 치사율이 0.5%라고 했던 자료를 인용하자 갑자기 긴 침묵이 이어졌다. 한참 후에 교장이 말했다.

"휴… 0.5%. 그러니까 200명 중 1명이 죽는다는 말이잖습니까. 굉장히 우려되는 상황이군요. 정말 조심해야겠습니다."

같은 날 다른 화상 통화에서 동일한 자료에 대해 상반된 반응을 보인 사람도 있었다.

"0.5%라면 99.5%는 안전하다는 뜻이네요. 그렇죠?"

하나의 자료에 대해서도 사람마다 반응은 제각각이었다. (이 책의 앞부분에서도 이 확률에 대해 언급했었다. 그러나 이제는 사람들이 어떻게 이토록 다양한 해석을 할 수 있는지의 맥락에서 더 자세히 다뤄보려 한다.)

위에 나열한 사례들은 사람들이 하나의 객관적 자료에 대해 아주 다른 해석을 내릴 수 있다는 사실을 일깨워줬다. 팬데믹 내내 집에 머물렀던 사람들은 작은 위험 하나도 크게 받아들이는 반면에, 현장에 나갈 수밖에 없는 일선 및 필수 직종 작업자들은 위험 수용도가 상대적으로 높을 것이다. 우리는 팬데믹 내내 위험 수용도가 서로 다른 차원으로 받아들여지는 것을 목격했다. 사회 전반에 걸쳐 위험 수용도를 산정하기 시작하면서 그 차이는 훨씬 두드러졌다.

우리가 가치 있게 여기는 것

한번은 브리티시컬럼비아 대학교, MIT 미디어 랩, 하버드 대학교, 프랑스 툴루즈 경제 대학원 등지에서 모인 국제 연구 집단에 대한 기사를 쓴 적이 있었다. 그들은 흥미로운 관점에서 위험의 개념을 평가하기 위해 모였다. 주제는 '자율 주행 자동차의 인공 지능이 사망 사고를 피할 수 없을 때 찰나의 순간에 어떻게 판단을 내릴 것인지 가르치는 일'이었다. 자동차는 '희생돼야 할' 사람 또는 집단을 어떤 식으로 결정할까? 공상 과학 소설의 팬이라면 곧바로 아시모프의 원칙을 떠올렸으리라.

'로봇은 행위를 하거나 행위를 하지 않음으로써 인간을 죽이거나 해를 끼칠 수 없다.'

그러나 선택의 여지가 없다면? 브레이크는 고장 났고, 자율 주행 자동차가 모든 사람을 구할 수 있는 시나리오가 전혀 없다면?

이쯤에서 '트롤리 딜레마'로 알려진 고전적 윤리 사고 실험에 대해 언급하지 않을 수 없겠다. 5명의 사람이 자동차가 돌진해오고 있는 선로에 묶여 있다. 당신은 1명만 묶여 있는 다른 선로로 자동차의 방향을 바꿀 수 있는 스위치를 갖고 있다. 어떻게 할 것인가? 한 사람의 죽음에 대한 책임을 질 것인가, 아무것도 하지 않고 5명을 죽게 할 것인가? 추가 질문에서는 뚱뚱한 사람 하나를 직접 선로로 밀어뜨려서 그의 몸으로 자동차를 멈추게 하는 것이 5명을 살릴 수 있는 유일한 방법으로 제시되기도 한다.

최근 연구 중에는 '모럴 머신'이란 것도 있다. 2016년에 나온 것으로, 전 세계에서 200만 명이 넘는 사람들이 서로 다른 유형의 사람들을 살릴 것인지, 희생시킬 것인지를 선택하는 게임이다. 이 게임은 10개 언어권에서 4천만 건에 달하는 결정을 생성해냈으며, 세계적으로 가장 큰 크라우드 소스(인터넷을 통해 여러 사람의 정보나 도움을 모으는 것 - 옮긴이) 윤리 연구가 됐다. 모럴 머신 게임에 참여하는 사람에게는 2가지 이미지가 제시됐다. 통제 불능의 자동차가 서로 다른 두 그룹의 사람들을 향해 돌진하는 그림이었다(어떤 이미지에는 고양이나 개도 포함됐다). 자동차가 직진하면 어린 소녀 3명과 성인 2명이 죽고, 오른쪽으로 방향을 틀면 남성 노인 2명, 여성 노인 2명, 젊은 여성 1명이 죽는다. 어느 방향을 선택할 것인가? 당신이라면 누구를 죽게 할 것인가? 어느 날 나는 부엌 조리대에 서서 그 게임을 해보고 있었다. 곧 가족 전체가 이 희생 시나리오에 달려들었다.

이 게임은 매우 소름 끼치긴 하지만 많은 것을 드러내 보여준다. 구조될 가능성이 가장 높은 사람은 아기, 어린이, 임신부였다. 이 부분은 예상대로였다. 운동선수와 사업가는 노숙자와 비만 남성 대신 구조되는 경우가 꽤 있었으며, 의사는 간호사 바로 아래 점수를 얻었다. 희생될 가능성이 가장 높은 건 고양이였다. 그리고 이 사고 실험과 이번 팬데믹이 깊이 관련된 지점도 발견할 수 있었다. 바로 노년층의 희생이다. 데이터에 따르면, 희생의 계층 구조에서 나이 든 사람들이 고양이와 범죄자의 바로 뒤에 위치해 있었다. 도덕적 관점에서 모든 인간이 반려동물보다 우선적으로 구조되는 게 옳을 것 같지만, 실제로 이 실험에서는 개가 범죄자보다 우선적으로 구조되는 경우가 상당히 많았다(범죄자가 고양이는 이겼다). 거의 예외 없이 자동차의 인공 지능은 노인 쪽으로 방향을 틀도록 학습됐다. 딱 코로나19가 한 것처럼 말이다. 팬데믹 초기에 미국인 전체 사망의 3분의 1이 장기 요양 시설에서 발생한 것을 지켜보며, 우리는 이 질병이 불균형적으로 노인들을 사망에 이르게 한다는 사실을 빠르게 학습했다.

그렇다면 다음과 같은 생각을 해보지 않을 수 없다.

'만약 코로나19 팬데믹이 노인이 아니라 젊은 층을 주요 공격 목표로 삼아 죽였다면? 그러면 미국의 대응이 달라졌을까? 국가 차원의 위험 수용도가 더 낮아졌을까? 혹시 아시아 국가들은 노인에 대한 존경이 문화로 자리 잡고 있어서 미국보다 적극적으로 대응할 수 있었던 것일까?'

물론 모럴 머신에서는 젊은 사람을 구하기 위해 노인을 희생하는 경향이 모든 국가에서 공통으로 나타났지만, 노인을 희생시키겠다는 응답이 가장 적게 나온 곳은 역시 아시아 국가들이었다. 아시아는 이번 팬데믹의 노인 희생자 비율이 가장 낮은 곳이기도 하다.

모럴 머신은 인정하길 꺼리면서도 많은 이들이 마음 깊은 곳에 담아둔 쓰라린 진실을 드러냈다. 어떤 죽음은 다른 이의 죽음보다 더 괴롭고, 나에게 고통스러운 죽음이 이웃에게는 그렇지 않을 수 있다는 진실 말이다. 위험 평가를 개발하는 이유는 한 사회의 구성원으로서 이러한 잠재의식의 편견을 참작하고 누그러뜨리기 위해서다.

이번 팬데믹에 합리적인 대응을 할 수 없게 방해하는 요소가 이뿐만은 아니었다. 궁극의 위험 평가 도구인 인간의 뇌는 애초에 말도 못하게 불리한 위치에 있을 수밖에 없었다. 코로나19 같은 특별한 위협에 대한 사전 기억이 전혀 없었기 때문이다.

인간의 뇌 : 기억의 내기 게임

중국에서 코로나바이러스가 창궐했다는 소식을 들은 많은 감염병 의사들의 뇌는 곧바로 사스의 기억을 소환했다. 이들은 반사적으로 신종 바이러스를 뇌의 '사스 상자' 속으로 분류해 넣었고, 사스처럼 바이러스가 증상적으로만 퍼지고 시간이 지나면 사라질 것으로 예상했다. 그러나 이 가정은 코로나바이러스의 움직임이 파악될 때까지 않은 사람을 위험에 빠뜨리는 끔찍한 실수로 막을 내렸다.

사실 성인의 뇌는 새로운 경험을 받아들이는 일에 대단히 서툴다. 완전히 성숙한 뇌는 새로운 경험을 기존의 것에 맞추느라 분주하다. 이와 대조적으로 아이들은 인생의 초반에 있으며 모든 것이 새로워 참신한 경험을 받아들이는 데 뛰어나다. 이 능력은 나이가 들수록 감퇴한다. 성인들은 점점 더 새로운 것을 받아들이길 꺼리게 되며 이전에 본 것만 믿게 된다. 자, 다시 질문하겠다.

''처음'으로 무엇을 경험한 '마지막' 순간이 언제인가?'

대프나 쇼하미는 컬럼비아 대학교 주커먼 마인드 브레인 행동 연구소의 교수로서 새로운 경험을 처리하지 못하는 무능력을 연구해 왔다. 최근 그녀는 뇌의 기억 중추인 해마에 손상을 입은 환자가 어떻게 결정을 내리는지 살펴보는 협력 연구에 참여했다. 연구 팀은 환자들에게 킷캣 초콜릿과 엠앤드앰즈 초콜릿 또는 프레츨과 감자칩 중에서 선택을 하게 했다. 우리는 하루에도 몇 번씩 별생각 없이 이와 비슷한 유의 결정을 내린다. 연구 결과, 해마가 손상된 그룹의 환자들은 기억에 손상을 입지 않은 그룹의 사람들에 비해 결정을 내리는 데 2~3배의 시간이 더 걸렸다.

쇼하미에 따르면, 이런 현상이 일어나는 데는 특정한 이유가 있다고 한다. 제시된 식품에 대해 아무런 기억—맛, 포만감 등—이 없더라도 환자들의 뇌는 결정을 내리는 데 도움이 될 만한 증거를 찾아내보려고 기를 쓴다는 것이다. 마치 뇌가 결정을 안내하는 데 도움이 될 만한 작은 조각 하나를 찾기 위해 무한 루프에 빠진 것과 같다고 했다. 쇼하미는 이렇게 말했다.

"이런 경우 뇌는 일단 예측부터 하고 봅니다."

뇌로서는 그간 학습한 내용을 총동원한 최선의 예측이겠지만 대부분 틀린 결론을 내놓는다. 그런데 이런 예측이 자신의 위험에 대한 평가와 관련된 것이라면 어떻게 될까? 아마 문제는 심각해질 것이다. 존재하지 않는 증거나 기억을 소환하기 위해 애쓰느라 갈 길을 가지 못하고, 속도가 느려지며, 결국 잘못된 길로 들어설 가능성이 크기 때문이다. 차라리 마음을 비우고 선입관이 방해하지 않도록 해야 위험을 더 정확하게 평가하는 데 도움이 될 수 있다.

코로나19가 환경 속에 단단히 자리를 잡았기 때문에 이제 우리는 주기적으로 위험을 산정하고 우리 자신뿐만 아니라 주변의 모든 사람—사랑하는 사람과 모르는 사람 모두—에게 영향을 미칠 결정을 내려야 한다. 그동안 우리가 살면서 내린 온갖 결정도 다른 이들에게 영향을 미치긴 했지만 팬데믹 때만큼은 아니었다. 팬데믹은 우리의 결정에 한 번도 상정해보지 않았던 새로운 복잡성을 추가했다. 바이러스가 1, 2단계 아래로 변이해서 덜 독하고 덜 치명적으로 될 순 있겠지만 그 존재는 영구적일 것이다. 또한 기술이 발전하고 학습이 계속되면서 실내 환기 시스템이나 보호 대책들이 개선되며 실내 공간이 전반적으로 더욱 안전해지겠지만 위험이 0이 되는 일은 결코 없을 것이다. 게다가 아무리 백신을 장려해도 집단 면역에 도달하지 못할 수도 있다. 백신 접종을 주저하는 사람들과 백신에 강력히 반발하는 사람들이 결합해서 집단 면역에 도달하는 모두의 능력을 떨어뜨리기 때문이다. 결국 어떤 이유로든 백신을 맞지 않은 사람들은 돌파 감염과 더 많은 변이의 생성에 불을 지피는 결과를 초래할 수 있다. 세계에는 바이러스로부터 비교적 안전한 인구와 창궐을 경험하게 될 인구가 흡사 퀼트 이불 형태처럼 남아 있게 될 것이다. 우리는 여생을 이 바이러스와 공생하는 방법을 배우고, 일상에 늘 위험이 도사리고 있다는 사실을 인지해야 한다. 동시에 자율주행 자동차가 사고를 예방하기 위해 운행 방향을 결정하듯 자동화된 정신적 처리 과정을 수행해낼 수 있어야 한다. 이를 위해서는 자신의 뇌를 더 잘 이해하는 일이 선행될 필요가 있다.

뇌의 재배선 능력

나의 직업은 끊임없이 변화하고 스스로 재형성되는 뇌를 다루는 것이다(뇌는 아마도 나이가 들어도 계속 성장할 수 있는 유일한 기관일 것이다). 우리가 (팬데믹 같은) 새로운 경험을 할 때마다 뇌는 조금씩 재배선돼서 경험을 순응적으로 수용한다. 미증유의 경험과 학습은 전기 자극을 받는 뇌세포의 조각인 수상 돌기를 새롭게 형성한다(수상 돌기는 '나무 모양'이라는 뜻인데, 근처의 뇌세포를 향해 뻗어나가는 신경 세포가 짧은

가지 모양으로 확장된 것이다). 그리고 행위의 반복 또는 학습을 통해 기존의 수상 돌기가 좀 더 견고해진다. 새로운 수상 돌기가 형성되는 것과 기존의 수상 돌기가 강화되는 것은 똑같이 중요하다. 새로운 수상 돌기가 생성되는 것을 '가소성'이라고 부른다. 가소성은 뇌가 손상을 입었을 때 스스로 재배선하는 데 도움을 주며, 더 나은 뇌를 구축하는 데 필수적인 회복력의 핵심 성분이기도 하다.

우리가 팬데믹 이후의 세계를 살아가며 새로운 것을 학습해나갈 때도 시냅스(신경 세포의 자극 전달부 - 옮긴이)와 수상 돌기에서 변화가 일어나게 된다. 일부에서는 새롭게 연결이 이뤄지고, 일부에서는 연결이 약해진다. 뇌는 우리의 경험, 교육, 직면한 문제들, 그리고 우리가 만드는 기억에 반응해 끊임없이 스스로를 구성하고 또 재구성한다. 그리고 이러한 신경의 변화는 사용 및 기억의 여부에 따라 이뤄진다(그래서 '함께 발화하면 함께 연결된다'는 말이 나온 것이다).

우리 모두 팬데믹 기간 내내 여러 차례 중대한 재배선을 경험했다. 마스크 착용하기, 사회적 거리 두기, 손 자주 씻기와 같은 새로운 특정 행동들을 일상화한 것이 대표적인 예다. 나아가 코로나19 규제가 완화되면서 마스크를 쓰지 않아도 되는 상황이 줄어든다는 말을 듣고도 이미 재배선이 이뤄진 후라 형성된 습관을 바꾸기 어려워하는 사람들도 분명히 생길 것이다.

나의 10대 딸들은 마스크를 쓰는 일에 아주 빠르게 적응했다. 아이들에게는 마스크 착용이 제2의 천성처럼 됐다. 백신 접종으로 마스크를 반드시 쓰지 않아도 되는 환경으로 변해가더라도 아이들은 여전히 현관문을 열고 나가면서 마스크를 귀에 걸 것이다. 아이들의 젊은 뇌는 이 새로운 행동을 부모의 노화된 뇌보다 더 쉽고 강력하게 인코딩한다. 차이는 있겠지만 뇌는 어렵지 않게 전기적으로 멘털을 '개조'해준다. 인간의 적응력이 뛰어난 이유가 바로 여기에 있다. 피아노로 베토벤의 월광 소나타를 반복해서 연주하면 특정 뇌세포가 특정 순서로 반복적으로 발화돼 나중에는 이 발화를 더 쉽게 재현할 수 있게 된다. 즉, 그 곡을 손쉽게 연주하는 일에 더 능숙해지게 된다. 그러다 몇 주 동안 연습을 중단했다가 다시 연주하려고 하면 이전처럼 능숙하게 연주하지 못할 수도 있다. 뇌가 한때 잘 알던 것을 이미 '잊어버렸기' 때문이다. 아주 명확하게 자리 잡고 있던 수상 돌기는 빠르게 쇠퇴하지만, 다행히 몇 년이 지나도 악보를 읽고 신경 연결을 재구축하는 일은 그리 어렵지 않다.

미래에 또 마스크를 착용해야 할 일이 생길 수 있겠지만 그때는 코로나19 시대에 구축해놓은 뇌의 배선이 요긴하게 쓰일 것이다. 이제 우리에게는 필요한 경우 코로나19 제어 모드로 빠르게 전환할 수 있는 중요한 기억이 생겼다. 물론 또 다른 팬데믹이 닥쳤을 때 방어 습관을 들이려면 거기에만 해당하는 배선이 따로 필요하겠지만 인간의 아름다운 뇌는 이 역시 잘 해낼 수 있다. 초기에 팬데믹과 싸우기 위한 공중 보건 조치에 강하게 저항했던 사람들이 결국 익숙해진 것처럼 말이다. 또 다른 팬데믹에 대응하기 위한 준비에서도 새로운 생활 습관에 저항감이 생길 수 있겠지만 적응하는 데 오래 걸리지 않을 것이다.

일상생활 속 위험 스펙트럼

미국 감염학회는 병원체가 일상생활에 영향을 주는 요인이 됐을 때 어떤 활동이 저위험, 중위험, 고위험으로 분류될 수 있는지에 대한 지침을 내놨다. 기본적으로는 병원체의 움직임과 전파 방식이 가장 중요하다.

코로나19의 경우 옥외에서 바이러스의 전파로 인한 확진 사례는 아주 적다. 즉, 백신 접종 상태와 상관없이 옥외 활동의 위험 수준은 낮다. 반면 실내 전파 확률은 무려 18배를 넘는다. 더구나 실내 환경이 2미터 미만의 높이로 조성돼 있으면 결코 코로나19로부터 안전하다고 할 수 없다. MIT의 한 연구 집단은 실내에서 코로나19에 노출될 때의 위험을 조사했다. 이들은 마스크를 쓰고 20미터 높이의 실내에 있더라도 2미터일 때와 큰 차이 없이 여전히 위험도가 높다는 것을 알아냈다. 엔지니어와 수학자가 모인 이 연구 집단은 실내 환경에서 바이러스 전파에 영향을 줄 수 있는 다양한 요인에 따른 코로나19 노출 위험도를 산정하는 방법을 개발했다. 이들은 실내에 머무르는 시간, 공기 여과 및 환기, 면역(예방 주사), 변이종, 마스크 착용은 물론, 숨쉬기, 음식 섭취하기, 말하기, 노래하기 등의 호흡 활동까지 영향 요인으로 넣었다. 에어로졸화된 바이러스 입자가 멀리 이동하며 장시간 공기 중에 머무른다는 사실은, 우리가 실내에 있는 한 아무리 다른 사람들과 멀리 떨어져 있어도 문제가 된다는 것을 의미한다. 담배 연기를 생각하면 쉽게 이해가 될 것이다. 흡연자가 집의 반대쪽 끝에 있는 방에서 담배를 피워도 결국 냄새를 맡을 수밖에 없다. 따라서 옥외가 실내보다 낫다는 점을 명심해야 한다. 앞으로 닥칠 수 있는 팬데믹에서도 가장 중요한 질문은 '병원체가 주로 에어로졸 또는 호흡기 비말을 통해 확산되느냐'에 관한 게 될 것이다.

코로나 예방 접종 인구가 전반적으로 증가하고 있으므로 위험도는 모든 범주에서 감소할 것으로 예상된다. 알다시피 코로나19 백신을 접종한 사람은 위중증 위험이 아주 낮다. 일단 감염될 확률 자체가 낮을뿐더러 돌파 감염이 돼도 바이러스를 퍼뜨릴 가능성이 낮다. 가장 위험한 것은 백신 미접종자 간의 바이러스 감염이다. 미국 국립 보건원 백신 연구 센터의 바니 그레이엄 부센터장이 나에게 말했듯, 나라가 백신 접종자와 백신 미접종자로 갈라지진 않을 것이다. 바이러스의 전염성을 감안하면 점차 백신 접종자와 감염자로 나뉘게 될 것이다.

코로나19처럼 고도로 전파력이 강한 변이를 막기 위해서는 모든 사람이 백신을 맞는다 하더라도 마스크를 착용해야 안전할 수 있다.

모든 것은 상대적이다

우리가 스스로에게 던져봐야 하는 진짜 질문은 바로 이것이다.

'나 자신에게 무슨 일이 일어날 가능성은 얼마나 될까?'

우리는 다양한 활동에 대해 고중저의 위험 라벨을 붙일 수 있지만, 이것이 우리에게, 그리고 우리의 개인적인 위험 프로필에 어떻게 적용될지에 대해선 더 많은 고민이 필요하다. 가족 외 누구와 시간을 보내는 것은 저위험으로 분류해도 될 것 같지만, 그 사람이 자신도 모르게 바이러스를 옮기고 있고 하필 당신이 기저 질환자라서 상황이 심각해질 가능성이 농후하다면 저위험이라고 할 수 없다. 이처럼 위험의 적용은 사람마다 천차만별이다.

나는 매일 환자와 만나는 위험을 감수한다. 단적으로 말해, 위험은 어떤 일이 일어날 확률이다. 어떤 일이 일어날 상대적 위험은 두 그룹의 확률을 비교함으로써 산출된다. 가령, 흡연자 대 비흡연자에서 폐암 발병의 상대적 위험은 흡연자의 폐암 발병 확률을 비흡연자의 폐암 발병 확률로 나눈 것이다. 흡연자의 17%가 폐암에 걸리고 비흡연자의 1%가 폐암에 걸린다고 가정하면 폐암에 대한 흡연자와 비흡연자의 상대 위험도는 다음과 같이 계산할 수 있다.

상대 위험도 = 17% / 1% = 17.

따라서 흡연자는 비흡연자보다 폐암에 걸릴 확률이 17배 더 높다.

상대 위험도는 발생하는 사건의 절대적 위험에 대한 정보를 제공하는 것이 아니라, 노출 그룹과 비노출 그룹에서 사건이 일어날 가능성의 높고 낮음을 비교해 제공한다. 반면에 '절대 위험도'는 특정 기간에 어떤 일이 일어날 확률이다. 미국 국립 암 연구소에 따르면, 미국에 사는 여성은 평생 유방암에 걸릴 절대 위험도가 12.4%다. 이는 100명당 12명가량의 여성이 살면서 유방암에 걸릴 수 있다는 것을 의미한다.

좋은 일이건 나쁜 일이건 일어날 확률이 낮다고 해서 그 일이 일어나지 않는다는 뜻은 아니다. 부작용을 일으킬 위험이 100명 중 1명이라고 하면 1명은 부작용을 겪게 된다는 것으로서 그 1명이 바로 당신일 수도 있다.

존슨앤드존슨이 혈전의 위험으로 백신 출시를 일시 중단했을 당시, 언론은 혼란스러운 머리기사로 떠들썩했다. 이 일은 대규모 인구 사이에서 실시간으로 새로운 위험을 평가하는 방법의 사례 연구 역할을 했다. 미국에서 (7백만 명의 백신 접종자 중) 얀센 백신을 맞은 여성 6명이 희귀 혈액 응고 장애, 즉 백신 유도 면역 혈전성 혈소판 감소증VITT; vaccine-induced immune thrombotic thrombocytopenia을 일으켰고 이 중 2명은 사망했다. 사람들은 패닉에 빠졌다. 이들 모두 50세 미만의 여성이었기 때문에 과학자들은 성과 호르몬이 관련된 게 아닐까 하는 의문을 가지게 됐다. 이 부작용은 다른 유형의 응고 장애와 구별되며, 주로 여성에게 영향을 미치는 면역 반응을 수반하는 것으로 나타나고 있다.

그런데 부작용 발생 위험이 높아지는 게 우리가 불안해하는 근본 원인이 아닐 수 있다. 어쩌면 단순히 위험을 어느 관점에서 봐야 할지 모른다는 점이 우리를 불안하게 하는 주요 원인일 수 있다. 역설적이게도 팩트는 다음과 같다.

'코로나19 감염으로 인한 혈전 문제의 위험이 백신과 관련된 혈전 문제의 위험보다 훨씬 더 크다.'

의심의 여지 없이 백신은 코로나19로 인한 혈전의 위험을 극적으로 낮춰준다.

혈전은 아주 흔하다. 미국 질병 통제 예방 센터에 따르면, 1년에 90만 명의 미국인에게서 혈전이 나타나며 이 중 10만 명이 목숨을 잃는 것으로 추정된다. 뇌 혈전 역시 흔하다. 미국 심장 협회에 따르면, 미국에서 매년 79만5천 명이 뇌졸중을 앓으며 이 중 10~15%가 45세 미만의 성인에게서 발생하는 것으로 추정된다. 백신과 관련된 매우 특정한 형태의 혈전으로서 대뇌 정맥동 혈전증으로 알려진 질병조차 매년 1백만 명당 5명꼴의 자연 발생 비율(백신을 비롯한 여러 영향 요인이 작용하지 않을 때의 발생 비율 - 옮긴이)을 지니고 있다.

일반적인 혈전의 위험 요인으로는 수술, 사고, 암 치료, 호르몬 피임약, 흡연, 심지어 너무 오래 앉아 있는 것(예를 들어, 장거리 비행은 취약한 사람들에게 혈전의 위험을 상당히 높일 수 있다) 등이 있다. 언론은 백신 접종 후에 일반적인 혈전을 앓는 사람들을 부각시켜 보도하고 있지만 사실 이들은 백신으로 인해 혈전이 생긴 게 아닐 가능성이 크다. 이는 백신을 맞은 다음 날 누군가 예기치 않게 차에 치였다고 해서 사고의 원인을 백신 접종과 관련지어 생각하진 않는다는 맥락과 같다.

얀센 백신은 물론이고, 비슷한 기술을 기반으로 하는 아스트라제네카 백신을 맞아서 혈전이 생기는 합병증을 경험할 확률 또는 절대 위험은 1백만 분의 1이다. (상대적으로 비교하면, 비행기 사고로 사망할 확률과 같고 포고 스틱(우리나라에서는 스카이콩콩이라는 이름으로 인기를 끌었다 – 옮긴이)을 타다가 다쳐서 응급실을 찾을 확률보다 훨씬 낮다. 더구나 포고 스틱 사고는 완벽하게 예방할 수 있는데도 미국인 11만5,300명당 1명꼴로 발생한다.)

참고로, 피임약을 복용하는 젊은 여성의 혈전 위험은 벼락을 맞을 위험과 맞먹는다. 또한 독감 예방 주사를 맞으면 마비를 유발할 수 있는 희귀 질환인 길랭-바레 증후군이 발병할 확률이 1백만 분의 1이다.

이런 상대적 수치에 대해 다음과 같이 생각해보자.

'현재의 데이터에 근거하면, 1백만 명이 코로나19에 걸리면 대략 5천 명이 사망하며 1백만 명이 얀센 백신을 맞으면 이 중 1명 정도에서 특정한 유형의 혈전이 뇌에 생길 가능성이 있다. 그런데 혈전은 조기에 진단되면 치료가 가능하다. 둘 중 어느 확률의 편에 서는 것이 나을까?'

내 선택은 쉬웠다. 나는 백신 쪽을 선택했고 위험 여성 그룹의 연령대에 속하는 아내도 마찬가지였다. 아내가 이런 결정을 내린 데는 백신에 따르는 부작용에 관한 대처법을 알고 있다는 점도 작용했다. 백신 유도 면역 혈전성 혈소판 감소증이나 알레르기 반응은 관리와 치료가 가능하다. 백신 후에 나타나는 증상을 진단하고 이에 따른 적절한 처방을 내려주는 의사들의 존재를 잊지 말자.

2020년 내내 우리는 코로나19를 위험의 맥락에서 파악할 만한 정보를 충분히 갖지 못했다. 그러나 이제는 연령, 건강 상태, 치료 접근성 등의 몇몇 변수를 기반으로 개인이 바이러스에 걸릴 위험도 및 감염자가 질병이 진행되는 동안 어떻게 지내는 게 좋은지에 대해 합리적인 평가를 내리기에 충분한 데이터를 확보했다. 감염병은 본질적으로 자신의 위험뿐 아니라 자신이 다른 사람에게 위험을 옮길 수 있다는 점을 동시에 고려해야 하는 질병이다. 다행스럽게도 위험을 완화할 방책이 있고, 이 방책은 3가지 중요한 요건에 의거해 세워진다.

- 자신이 하는 일 : 어떤 활동에 종사하는가? 주변에 누가 있는가? 자신이 다른 사람의 공기를 호흡하거나 다른 사람이 자신의 공기를 호흡하게 될 가능성은 어느 정도인가?
- 자신이 있는 곳 : 자신의 위치가 어디인가(가령, 실내/옥외, 코로나19 전파가 높은 지역/낮은 지역, 주변인의 백신 접종 여부)?

- 자신이 가진 것 : 코로나19 감염을 위중하게 만들 수 있는 기저 질환 등 개인적 위험 요소가 있는가?

위험 게임

일반적인 위험	확률
50년 경력의 운전자가 교통사고로 사망하는 경우	85분의 1
깡통, 유리병, 항아리 등에 의한 상처로 다음 해에 응급 치료가 필요한 경우	1천 분의 1
침대, 매트리스, 베개에 의한 부상으로 다음 해에 응급 치료가 필요한 경우	2천 분의 1
집에서 일어난 사고로 다음 해에 사망하는 경우	7,100분의 1
비행기가 자신의 집으로 추락하는 경우	2만5천 분의 1
목욕을 하다가 익사하는 경우	68만5천 분의 1

위험에 대한 자의적인 해석

뇌는 위험을 산정해나가면서 기본적으로 정서적인 대응을 한다. 이 정서적 반응은 주로 제한적이거나 과도하게 치우친 정보에 뿌리를 두고 있다. 아래는 위험을 공정하게 평가하는 능력을 저해할 수 있는 잘못된 생각들이다.

◀ 나는 아닐 거야 ▶

이런 생각을 낙관주의 편향이라고 하며, 사회 심리학에서 가장 기본적이고 잘 확립된 원칙 중 하나다. 낙관주의 편향을 가진 사람들은 자신의 위험이 다른 사람의 위험보다 낮다고 생각한다. 이런 유형의 편향은 개인주의적인 서구 사회에서 더욱 두드러지며, (집단의 목표에 초점을 맞추고 집단 전체의 최선을 지향하는 공동주의 문화와 비교해) 개인의 선택과 권리를 우선시한다. 많은 사람들이 생선과 브로콜리 대신 치즈버거와 감자튀김을 선택하는 이유도 같은 맥락에서다. 심장병과 포화 지방 함량이 높은 식사의 깊은 관련성을 믿지 않는 건 아니다. 단지 이해하는 것과 별개로 위험이 다른 사람에게서 더 높게 나타날 거라고 착각하는 것이다.

◀ 내가 알아서 잘 하니까 나는 괜찮아 ▶

우리는 상황을 통제하고 있다고 생각하면 설령 이것이 잘못된 통제감일지라도 덜 걱정하는 경향이 있다. 차를 직접 운전하는 게 비행기에 승객으로 타는 것보다 안전하다고 생각하지만 데이터는 그렇지 않다. 장거리 여행 시 비행기로 출발지와 목적지를 일대일로 연결해 이동하는 것보다 자동차로 중간 중간 피트 스톱(주유나 휴식 등의 목적으로 잠깐씩 정차하는 것 – 옮긴이)을 하며 목적지에 도착하는 것이 더 많은 잠재적 위험 요인을 보유하고 있다. 위험 요인을 줄이면 위험도 그만큼 줄어든다. 팬데믹도 마찬가지다. 공중 보건 지침을 따르면서 마스크를 쓰고, 손을 자주 씻고, 사회적 거리 두기를 잘 하면 바이러스에 감염될 위험 요인이 줄어들고 오히려 더 편하게 행동할 수 있다.

◀ 왜 나만 걱정해야 돼? ▶

팬데믹 초기에 공중 보건 전문가들과 다른 지도자들의 메시지가 혼선을 겪은 것은 결코 부인할 수 없는 사실이다. 말할 것도 없이 이런 시행착오는 코로나19의 위험에 대한 통일 전선을 구축하는 데 전혀 도움이 되지 않았다. 마스크 착용 문제만 해도 혼란을 가중시키는 메시지가 끊이지 않아서 일부 집단에서는 진짜 위험에 대한 감각을 떨어뜨리는 요소가 되기도 했다.

◀ 내 주변은 공중 보건 조치를 따르지 않는데도 다들 멀쩡해 ▶

이 오류는 흡연자인 환자들이 나에게 지인 누구 누구는 평생 담배를 피웠지만 폐암에 걸리지 않았다면서 본인도 걱정 없다고 말하는 장면을 떠오르게 한다. 이들은 듣고 싶은 말에 힘을 보탤 만한 메시지를 찾는 데 혈안이 돼 있다. 이런 경향은 코로나19 동안 더욱 심해졌다. 질병에 대한 불안과 긴장 때문에 생각이 같은 사람들끼리 똘똘 뭉쳐서 자기들만의 정체성을 형성하고 집단 사고에 의거해 행동했다.

◀ 내가 어디서 봤는데 테이블 간격이 충분하면 실내 취식이 전혀 문제가 없다던데 ▶

이는 확증 편향의 한 예로, 실내에서 음식을 먹어도 괜찮다는 희망을 확인하고 싶어 하는 마음 그 이상도 이하도 아니다. 그래서 인터넷에 '코로나19와 실내 식사의 위험'이라고 검색하는 대신 '코로나19와 실내 식사의 안전함'이라고 검색해 원하는 답을 찾아내려 한다. 이렇게 방향이 다른 검색어를 입력하면 각각 다른 정보가 표시되고, 사실이 아니더라도 검색 결과와 자신이 원하는 바가 일치한다는 데 집착해 자신의 생각에 더욱 확신을 갖게 된다.

◀ 나는 밖에서 할 거 다 했는데 아무렇지도 않았어 ▶

심리학에서 말하는 노출 치료는 실제로 효과가 있다. 봉쇄 조치가 해제되고 오랜만에 집 밖으로 나가려고 하면 스트레스를 받고 불안해지기 마련이다. 그러다 과감하게 몇 차례 정도 나가서 사람들 속에

섞였는데도 병에 걸리지 않으면 그때부터 외출이라는 행위에 설정해놓은 위험의 가장자리가 허물어지기 시작한다. 자연히 경계도 느슨해진다. 이후로는 외출이 덜 무섭게 느껴지겠지만 개인의 기분과 별개로, 거주지의 실제 코로나19 수치가 증가하면 위험 또한 증가할 확률이 높다. 볼일을 보러 가는 데 따르는 위험은 일정하게 유지되는 게 아니라 지역 사회의 확산 비율에 따라 역동적으로 변화한다. 지난 1년간 나는 코로나19로 인한 질병에 걸린 환자 수백 명을 만났다. 이들은 하나같이 자신이 병에 걸렸다는 사실을 좀처럼 믿기 힘들어했다. 걱정스러운 증거가 잔뜩 쌓여 있음에도 이들의 마음은 현실의 위험에 대해 자의적인 해석을 내렸다.

다가올 미지의 위험

팬데믹으로 진입하고 1년이 지난 2021년에는 초기와 비교해 이 질병에 대해 그야말로 엄청나게 많은 것들을 알게 됐다. 그럼에도 위험의 평가를 위해 배워야 할 것들이 여전히 산재해 있다. 예를 들면, 왜 비슷한 연령대와 건강 상태의 사람 중에 누구는 질병을 수월하게 넘기고, 또 누구는 생사를 오가는지 아직도 불분명하다. 2021년 봄, 파우치 박사가 나에게 말했었다.

"어떻게 하나의 바이러스가 미국인 50만 명의 목숨을 빼앗으면서 병에 걸린 사람 절반 이상에서 아무 증상도 나타나지 않을 수 있는지 알 수 있다면 좋겠습니다."

실제로 코로나19는 켈리 스탠더드와 킴벌리 스탠더드의 경우처럼 함께 사는 일란성 쌍둥이에게서도 완전히 다른 양상을 띠었다. 나는 파우치 박사에게 2020년 당시 35세였던 쌍둥이 자매에게 벌어진 일에 대해 들려줬다.

자매는 발열과 호흡 곤란 증상이 며칠째 이어지며 낫지 않자 응급실을 찾았고 코로나19 양성 판정을 받았다. 켈리는 검사 결과에 몹시 기분이 나빴다고 했다. 켈리가 말했다.

"저는 고혈압에 당뇨도 있고, 천식 때문에 호흡에도 문제가 있었습니다. 이 바이러스가 제 건강에 아주 심각한 영향을 끼칠 것 같은 예감이 들었습니다. 머릿속에는 '더 나빠질 거다'라는 생각뿐이었습니다."

켈리와 마찬가지로 킴벌리도 비슷한 질환을 갖고 있었지만 그녀는 '정반대'의 느낌이 들었다고 했다. 킴벌리는 진심으로 걱정하지 않았다.

"전 속으로 생각했습니다. '바이러스에 감염된 건 어쩔 수 없으니 잘 해결하는 수밖에 없겠다, 그러고선 집에 가면 되겠다' 하고요."

자매는 미시간주 어센션 프로비던드 로체스터 병원에 입원했고 이후 모든 것이 뒤바뀌었다. 예감이 좋지 않다던 켈리는 치료를 받고 호전돼 퇴원했고, 킴벌리는 상태가 위중해졌다. 킴벌리는 헬리콥터에 실려 다른 병원으로 이송됐으며, 결국 에크모ECMO; extracorporeal membrane oxygenation(체외막 산소화 장치)라는 생명 유지 장치까지 달아야 했다. 에크모는 환자의 몸 밖으로 혈액을 빼낸 뒤 산소를 공급해 다시 몸속에 투입하는 의료 장비다. 그녀는 장장 1달을 튜브와 기계에 연결된 채 의식이 드나드는 가운데 사투를 벌였다.

일란성 쌍둥이인 켈리와 킴벌리가 코로나바이러스에 반응하는 방식이 너무나 다른 데에 당사자뿐만 아니라 의사들도 적잖이 놀랐다. 이는 코로나19가 특정 개인, 심지어 쌍둥이에게까지 어떻게 영향을 미칠지 매우 임의적이라는 뜻이었기 때문이다. 게다가 이런 부분은 앞으로의 위험을 산정하는 일을 훨씬 어렵게 만드는 요인으로도 작용할 것이었다.

5퍼센트 법칙

우리는 양성률—바이러스 검사에서 양성으로 나온 사람들의 비율—이 5% 미만인 환경에 있길 바란다. 대다수에게 양성률이란 다소 혼란스러운 개념이지만 이렇게 생각해보자.

'그물로 물고기를 낚는데 그물에 걸린 물고기가 많다면 물 아래에는 잡지 못한 물고기들이 더 많이 있다, 즉 양성률이 높다는 의미가 될 수 있다. 반면에 물고기를 몇 마리 정도만 잡았다면 양성률이 낮다는 것으로서 웬만한

대상자는 다 포착했다는 의미가 된다.'

그런데 자신이 속해 있는 정확한 지점의 양성률의 수치는 알아내기 힘들다. 설사 안다고 해도 이미 늦어서 노출된 이후일 가능성이 크다. 다만, 정기적인 검사는 이번 팬데믹은 물론 미래에 닥칠 수도 있는 팬데믹의 표준이 될 수 있기에 조금이나마 위안이 된다. 이제는 각자의 집에서 신속하게 시험해볼 수 있는 검사 키트들이 많이 나오고 있어서 숨어 있는 바이러스의 잠재적인 확산을 감시하는 데 일조하고 있다. 이와 같은 자가 진단 키트는 미래의 창궐을 예측하고 감염자들을 격리하는 데 도움이 될 것이다.

한편, 지역 사회의 면역이 반드시 영구적이지만은 않다는 사실도 염두에 둬야 한다. 집단 면역은 특정 시간의 바이러스 감염성을 기반으로 하기 때문이다. 코로나19의 경우, 열과 습도로 인해 바이러스의 감염 속도가 떨어지는 여름철에는 적절한 면역력을 얻기 위한 시작점이 70% 정도이며, 춥고 건조한 겨울철에는 최대 80%까지 나타날 수 있다. 그렇기에 확진자 수가 줄어든다 해도 높은 백신 접종률을 달성하는 일이 대단히 중요하다. 이런 식으로 바이러스의 위협이 수년에 걸쳐 빠지고 흘러가야 궁극적으로 위험 요인들도 줄어들 수 있다.

동적 바이러스에는 동적 대응을

천연두 바이러스 같은 병원체는 백신을 한 번만 맞으면 평생 면역이 지속된다. 천연두 바이러스는 이중 가닥 DNA 바이러스로, 아직까지 인간 이외의 동물에서는 병원소가 발견되지 않았다. 반면에 코로나19 바이러스는 단일 가닥 RNA 바이러스로, 높은 변이율을 지니고 다양한 동물을 숙주로 삼는다. RNA 바이러스는 평균적으로 DNA 바이러스보다 100배 이상의 높은 변이율을 가지며, 숙주 동물과 비교하면 변이율이 1백만 배 가까이 높을 것으로 추산된다. 단적으로 말해, 인간은 코로나19 바이러스에 대한 면역을 얻을 수 있을 만큼 충분한 속도로 변이할 수 없다. 따라서 우리는 끊임없이 위험을 평가하고, 노출을 막을 수 있는 필수 조치를 따르며, 상존하는 위협에 적응해야 한다.

위험을 객관적으로 조망할 수 있는 한 가지 방법은 포커 선수처럼 생각해보는 것이다. 심리학자이자 포커 챔피언, 《블러프The Biggest Bluff》의 저자인 마리아 코니코바는 결정을 어떻게 내리는가에 따라 달라지는 잠재적 위험을 이해하는 방법에 대해 조언했다. 그녀는 기술과 운을 구분해보고 싶은 호기심에 포커 세계에 입문했다고 한다. 그녀는 '통제의 한계는 어디까지인가? 할 수 있고 할 수 없는 것의 한계는 어디까지인가? 변수는 어디에서 생기는 것인가? 순전히 행운으로 이기는 일은 언제 생기는가? 차이를 구별하는 방법은 어떻게 배우는가?' 등에 대해 알고 싶었다. 그녀와 나 둘 다 인생이 불완전한 정보를 갖고 벌이는 게임이라는 데에 의견이 일치했다. 우리는 결단코 모든 것을 알 수 없다. 결국 이런 질문이 남는다.

'당신은 일단 모든 정보를 수집하려 애쓰며 항상 그 일을 완수하는가? 당신은 갖고 있는 정보로 결정을 내리려고 노력하며 그 일에 정말로 능숙한가?'

그녀는 이렇게 말했다.

"저는 사람들이 불확실성에 익숙해져야 한다고 생각합니다. 또 모든 결정은 본질적으로 개연성을 띨 수밖에 없다는 사실에도요."

그녀가 거듭 강조했듯 인생에서 확실한 건 없다. 말 그대로 100%란 없다. 모든 건 확률에 불과하다. 98%의 확률이 높다는 데에 의문을 제기할 사람은 없다. 그렇다고 해서 2%를 작은 확률로 볼 순 없다. 나아가 1%의 확률도 크다. 수십억 명의 사람들에 대해 수십억 가지의 결과를 놓고 생각하면 이 작은 수치도 실제로는 어마어마해진다. 게임에 건 돈이 커지면 이 작은 비율이 갖는 의미는 더욱더 커진다. 그러므로 우리는 완벽성을 추구하기보다 현재 보유한 정보를 바탕으로 최선의 결정을 내려야 한다. 마리아가 말했다.

"완벽을 추구하는 것은 도움이 되기는커녕 오히려 일을 방해하는 경우가 많습니다."

우리는 경험을 통해 위험을 처리하지만 이 경험이 늘 실제와 일치하진 않으며 심지어 왜곡돼 있는 경우도 허다하다. 때문에 작은 위험을 과대평가하기도 하고, 실제로는 훨씬 큰 위험을 과소평가하기도 한다. 이는 우리의 경험이 우리를 한 방향 또는 그 반대 방향으로 너무 멀리 보내고 왜곡시킨 결과다. 다시 말해, 개인적으로 쌓아온 편견이 앞길을 막는 것이다. 이것을 바로잡으려면 어떻게 해야 할까? 간단하다. 포커를 한번 쳐보면 된다. 포커 게임 속에는 삶처럼 너무 안전하게만 가려 하는 데 따르는 결과가 있고 또 너무 위험하게 구는 일에 따르는 결과도 있다.

마리아가 설명했듯, 포커는 상황에 따라 전략을 조정해가며 쳐야 한다. 때로는 평소보다 더 많은 위험을 감수하는 대가를 치러야 하며, 때로는 평소보다 더 조심스럽게 행동해야 한다. 똑같은 전략을 유지하며 계속 효과를 볼 순 없다.

"거는 돈이 계속해서 올라가는 토너먼트 포커 경기를 할 때는 위험을 과도하게 무릅쓰다 보면 돈을 다 잃을 수도 있습니다. 반대로 너무 소극적인 베팅을 하다가 좋은 패가 들어와서 모험을 한번 해보려고 마음을 먹었는데 상대 선수들이 먼저 패를 엎어버릴 수도 있습니다. 위험을 감수하지 않던 사람이 갑자기 태도가 돌변하면 두려워할 수밖에 없죠. '이 사람 지금 패가 좋군. 이번엔 그냥 빠져야겠어.' 하고 생각하는 겁니다. 이래서야 좋은 패를 갖고 어디 돈을 최대로 불릴 수 있겠어요? 그래서 마법의 중간 지점을 찾는 일이 중요한 겁니다."

마리아에게 포커는 불완전한 정보, 자신의 위험 수용도, 그리고 가변적인 상황에서 자신을 향한 다른 사람들의 반응으로 수행하는 위험 훈련과 같다. 물론 미국에서는 팬데믹의 정치화가 와일드카드와 다름없었으므로 딱 들어맞는 비유라고 할 순 없다. 사람들이 돈을 잃을 가능성, 코로나19의 경우에는 목숨을 잃을 가능성이 걸려 있음에도 지지하는 정당에서 주장하는 바와 일치하는 자료에 더 쉽게 동화됐기 때문에 포커 게임과는 근본적으로 다른 부분이 있다. 게다가 이번 팬데믹에서는 위험 평가가 정체성—어느 집단에 속해 있는가, 어떤 사고방식에 동의하는가 등—과 직결되기도 했다.

정치 문제를 제쳐두면, 베팅을 하듯 결정을 내린다는 마리아의 아이디어는 위험에 대한 감각을 평가하는 훌륭한 방법이 아닐 수 없다. 불확실성을 이해하는 최선의 방법은 그 대상에 베팅을 해보는 것이다. 특정한 위험에 대한 자신의 판단이 옳다 혹은 그르다에 얼마를 걸 것인가, 하는 것은 칸트에게서 빌려온 전략—사람들이 자신을 진료하는 의사를 무조건 신뢰하는 잘못된 경향이 있다는 데에 착안한 유추—이다. 마리아는 이 사고 실험을 되짚어보자고 했다. 의사가 진료 후 특정한 진단을 내렸다고 치자. 그런 다음 의사에게 진단 결과에 대해 돈을 걸라고 한다면 어떻게 될까? 의사가 자신의 진단이 옳다는 데에 기꺼이 걸 수 있는 금액은 얼마일까? 10달러? 100달러? 1천 달러? 1만 달러? 10만 달러? 아니면 결혼 생활? 행복? 인생? 과연 어디까지 걸 수 있을까? 마리아는 말했다.

"이러한 가정은 과신(過信)과 잘못된 확신을 바로잡는 아주 강력한 방법입니다."

나는 그녀의 말에 전적으로 동의한다. 이른바 전문가라는 동료 의사들조차 낮은 수준의 증거 자료를 높은 증거 수준의 증거 자료와 동일한 신뢰도로 내놓을 때가 있다. 중대한 사안에 대해 결과를 예측하고 그것에 베팅하는 일을 가볍게 여겨선 안 된다. 특히 어떤 위험에 대한 자신의 판단이 사회 전체에 커다란 파장을 끼칠 가능성이 있을 경우에는 더욱 그렇다. 비슷한 논리로, 소셜 미디어에 있는 모든 사람에게 의견을 내세울 때마다 돈을 걸라고 해보면 어떨는지. 아마 무조건 불만만 터트리는 방구석 전문가 대부분이 순식간에 증발하지 않을까.

마리아는 위험 부담이 큰 결정을 내릴 때 그 과정에서 고려해볼 수 있는 새로운 정신적 틀을 제공해줬다. 바로, 자기 자신과 자신의 사고에 대해 팩트 체크를 하듯 꼼꼼한 점검을 하는 정신적 습관을 들이라는 것이다.

'나는 어느 정도로 위험을 감수할 수 있는가? 이 자료가 내가 하려는 일을 뒷받침하고 있나? 지금 내 앞에 있는 사람이 내가 사랑하고 염려하는 사람이라고 해도 같은 결론을 내릴 수 있을까?'

이와 같은 식으로 사고 과정을 확장시키다 보면 위험 평가 방식의 수준도 향상될 것이다.

백신을 접종하는 국가가 늘면서 확진 사례가 줄고 입원율과 사망률 또한 급감하고 있다. 2021년 봄이 되며 마침내 대부분의 전문가들이 조심스럽게 낙관론을 내놓기 시작했다. 집단 면역이 늘고 날씨가 따뜻해져서 바이러스의 확산이 더뎌지자 많은 공중 보건 당국자들이 제한 조치를 완화하도록 권고했다. 마스크를 덜 쓰고, 모임 인원을 늘리고, 식당에 가고, 여행도 할 수 있게 됐다.

모두가 일상으로 돌아가고 싶은 마음이 간절하다. 백신을 맞은 사람들은 보상이 위험보다 크다는 생각에 기꺼이 위험을 감수하는 분위기다. 그런데 2021년 늦봄까지 수억 회분의 백신이 접종되고 나서 일각에서는 이를 두고 백신을 맞지 않아도 되는 타당한 이유라고 주장하기 시작했다. 다른 사람들이 충분히 면역됐으므로 나머지 사람들은 굳이 백신을 맞지 않아도 된다는 게 그들이 내세운 근거였다. 그 결과, 백신이나 과거 감염에 의해 면역을 갖게 된 사람들의 수가 집단 면역에 도달할 만큼 충분해질 가능성이 희박해졌다. 잊지 말자. 집단 면역 혹은 이에 상응하는 면역 수준에 닿지 못하면 바이러스는 쉽사리 사라지지 않는다.

바이러스의 변이, 인도와 브라질의 뼈아픈 바이러스 창궐, 인종과 정치적 분열에 따른 백신 접종률의 불평등 등 계속해서 주의를 기울여야 할 일들이 태산이다. 다행히 위험 평가의 근거가 일반 대중들의 눈에도 들어오기 시작했다. 코로나19와의 전쟁에서 승리에 가까워지고 있으며, 바이러스보다 더 잘 적응하는 방법도 익혔다. 언제든 검사, 추적, 격리, 마스크 착용 같은 도구를 쓸 수 있고, 필요에 따라 정확하게 표적화된 고강도 봉쇄까지 시행할 준비가 돼 있다.

여성을 둘러싼 어처구니없는 백신 괴담

가임기 여성에 대한 코로나19 백신의 안전성을 둘러싸고 허위 정보 캠페인이 한 편의 서사시처럼 펼쳐졌다. 심지어 전문가들까지 가세해 각종 허위 사실을 온라인에 퍼뜨렸다. 백신이 여성들의 생리 주기에 혼란을 주고 불임과 유산, 모유를 먹는 아기들의 죽음을 초래한다는 이야기들이 떠돌았다. 질병 자체보다 백신으로 인한 사망률이 더 높다는 속설까지 날개 돋친 듯 퍼졌다. 이런 괴소문들은 역설적이게도 온라인 플랫폼에서 운영되는 각종 임신, 출산, 육아 관련 커뮤니티에서 성행하고 있다. 정작 이들 온라인 플랫폼은 백신 거부 및 허위 정보에 맞서 싸우겠다는 기치를 내걸고 있는데도 말이다.

2021년 2월 1일~3월 16일 사이에 페이스북과 트위터에 게시된 백신 반대 콘텐츠 중 3분의 2가량이 '디스인포메이션 더즌'이라고 불리는 12명의 인플루언서가 올린 것이었다. 충격적인 건 이들 중 상당수가 재정적으로 넉넉한 사람들로서 몇몇은 의학 학위 소지자들이라는 점이다. 일부는 의사 면허가 만료됐거나 면허 갱신을 거부하기도 했다. 두려움을 조장하는 이들의 메시지는 '평면 지구 협회'를 추종하는 음모론자들만큼이나 극단적이었다.

분명히 말하지만, 백신은 임신부와 아기의 생명을 구한다. 임신한 상태에서 코로나19에 걸리면 임신하지 않았을 때에 비해 위중증, 조산, 모성 사망의 위험이 높아진다. 또한 백신은 가족 계획을 앞둔 여성들도 보호해준다. 나의 딸들은 모두 백신을 접종했고, 나는 언젠가 할아버지가 될 계획도 세워뒀다.

기술의 이용

코로나19의 위험성에 대해 대중과 소통할 수 있는 몇 가지 앱과 웹사이트가 개발돼 있다. 이런 유형의 기술은 생활의 일부가 돼 미래에 닥쳐올 창궐에서 커다란 역할을 할 것으로 전망된다.

단, 앱을 다운로드해서 사용할 때는 주의해야 한다. 이번 팬데믹 내내 그랬듯 앞으로 올 팬데믹에서도 사기꾼들은 존재할 것이기 때문이다. 그들은 바이러스로 인한 혼돈을 계속해서 이용해왔다. 코로나19 확진 사례를 추적하는 앱을 제공한다고 해놓고 접속한 기기를 감염시켜 불능 상태에 빠뜨리고 돈을 요구하는 것인데, 이런 형태의 범죄가 증가 일로에 있다. 사기꾼들은 정부 또는 보건 당국자인 척하며 돈이나 개인 정보를 빼내간다. 그저 감염의 위험을 낮추고 자신의 안전을 지키려 한 것뿐인데 이런 행동이 스스로를 또 다른 위험에 노출시킨 셈이다.

디지털 접촉 추적 앱과 노출 알림 시스템이 확립돼가는 만큼 개인 정보 보호와 신뢰를 구축하는 일도 반드시 병행돼야 한다.

아이들은 위험을 복잡하게 만든다

독신이고 예방 접종을 했으며 건강하다면, 포스트 코로나19 세상이 열렸을 때 어디서 누구와 사회적 교류를 할지 개인적인 결정을 내리는 것이 그리 어렵지 않을 수 있다. 하지만 자녀가 있는 사람들의 위험-편익 분석은 매우 복잡하다. 10대 딸을 둔 아버지로서 나는 너무 많은 아이들이 봉쇄 기간 동안 친구들, 각종 활동, 학교, 친척들과 분리돼 고통을 겪었다는 사실을 잘 알고 있다. 무엇보다 일자리와 소득을 잃은 부모의 자녀들은 더 큰 고통을 겪었다.

사망 위험부터 평가해보자. 코로나19가 어린아이에게 미치는 영향은 성인에게 미치는 영향과 근본적으로 달랐다. 미국에서 코로나19로 인한 소아 사망은 수백 명으로 성인처럼 수십만 명 단위가 아니었다. 처음에는 모두가 자세한 내막을 몰랐다. 그저 신종 플루 같은 일부 바이러스만 성인보다 어린아이에게 더 큰 문제가 된다는 생각만 했다. 게다가 코로나19에 감염된 어린아이들의 증상이 염증성 질환으로 발전한 사례들은 지극히 드물었다. 그러다 3~12세 어린이들이 다기관 염증 증후군MIS-C; multisystem inflammatory syndrome이라는 희귀한 질병에 걸린 사례들이 언론에 대서특필됐고, 자녀가 이 합병증에 걸릴지도 모른다는 걱정으로 공포에 휩싸인 부모들이 앞다퉈 나에게 질문 세례를 퍼부었다. 다기관 염증 증후군은 심장, 폐, 신장, 뇌, 피부, 눈, 위장을 포함한 여러 신체 부위에 동시다발적으로 염증이 발생하는 질환으로서 과거 또는 현재의 코로나19 감염과 관련 있는 것으로 여겨진다. 문제는 다기관 염증 증후군에 걸린 어린아이의 다수가 코로나19에 감염된 줄 몰랐거나 미약한 코로나19 증상만 보이다가 뒤늦게 질병이 나타났으며, 대부분 감염이 해소되고 오랜 시간이 지나서야 다기관 염증 증후군 진단을 받았다는 것이다. 과학자들은 지금도 새로 나타난 이 증후군을 분석하느라 애쓰고 있다. 하지만 결국 결론은 하나다. 감염을 피하고 스스로를 보호하려면 백신을 맞아야 한다. 현재까지도 다기관 염증 증후군에서 회복된 후 이 질병의 영향이 건강 상태가 제각각인 개인들의 평생에 미치는 위험의 수준은 밝혀지지 않았다. (확률은 작지만 심각한 합병증으로 이어질 수 있다. 단, 성인에게서는 이 증후군이 아주 드물다.)

앞으로 생길 변이 바이러스들은 어린아이들에게 더욱 심각한 영향을 끼칠 수 있다. 무엇보다 코로나19의 장기적 영향에 대해서는 어느 누구도 분명히 말할 수 없다. 그렇지만 전반적으로 볼 때 코로나19는 기저 질환이 없는 대부분의 어린아이에게는 우려할 정도로 위험하진 않다. 아무튼 팬데믹이 풀려감에 따라 각 가정에서는 아이들을 데리고 어디로 갈지, 무엇을 할지 선택할 때 발생할 수 있는 상반되는 위험 요소들을 두고 저울질을 해야 하는 일이 불가피할 것이다.

코로나19와 어린이의 건강을 주제로 공중 보건 전문가들과 이야기를 나눠보면, 코로나19의 위험은 독감 위험과 동등한 수준으로 독감이 대부분의 어린이에게서 삶을 앗아가진 않는다고 한다. 독감이

유행해도 학교는 간다. 물론 이는 많은 사람들이 독감 예방 주사를 맞고 있는 덕분이기도 하다. 개인적으로는 2021년 말까지 어린이 인구의 대다수가 백신을 접종하게 되길 바란다.

전문가들은 코로나19의 위험을 어린이들이 주로 겪는 다른 생활 속 위험의 맥락에서 지적한다. 예년을 기준으로 한 해에 익사하는 어린이 수는 지난 1년간 코로나19로 사망한 어린이 수의 2배이며, 차량 사고로 숨지는 어린이 수는 거의 5배다. 심각한 위해로부터 아이들을 철저히 보호하는 걸 최우선 목표로 둔다면, 아이들을 수영장과 차에서 멀리 떨어뜨려놓는 일부터 해야 할 것이다.

한편, 어린아이의 코로나19 위험성에 대한 절대적 위험과 더불어 상대적 위험도 살펴봐야 한다. 존스 홉킨스 대학교의 팬데믹 전문가 아메시 아달자 박사는 '어린이를 위협하는 요인은 어디에나 있다'고 거듭 강조한다. 달리 말해, 아이들을 위한답시고 무조건 코로나19 위험을 최소화하는 데만 혈안이 돼선 안 되는 것이다. 코로나19가 성인들의 삶을 장악하고 있다고 해서 아이들까지 같은 일을 겪게 할 필요는 없다.

미국은 2021년 봄과 여름을 지나면서 확연히 생기가 돌기 시작했지만, 지난해의 트라우마가 마음속에 무겁게 자리 잡아 일상으로 돌아가는 발목을 잡고 있다. 나는 사람들이 어떤 마음에서 망설이는지 십분 이해한다. 우리가 원하는 일상으로 성큼 나아가기 위해서는 백신과 약의 도움이 꼭 필요하다. 나는 부모님을 포함해 주변 사람들에게 백신과 치료 약이 생명을 구할 뿐 아니라 생활을 정상으로 되돌려 놓기 위해 개발된 것임을 상기시켜주곤 한다. 바이러스와 후속 변이들로 인해 사람들이 한껏 위축돼 있긴 하지만 그렇다고 해서 제로 리스크, 즉 위험을 아예 없애는 건 실현 가능한 목표도 아니거니와 그럴 가치도 없다. 인류는 앞으로 나아가기 위해 항상 어느 정도의 위험을 감내해왔다. 우리가 할 수 있고, 해야 할 일은 자신과 주변 사람들에게 닥칠 수 있는 위험을 정확하게 이해하는 것이다.

많은 가정에서 어린 자녀의 백신 접종을 주저하고 있지만 아이들의 미래의 건강을 보호하기 위해서 접종은 불가피하다. 설사 자녀가 자연적으로 감염을 겪었다고 해도 답은 같다. 강조했다시피 우리는 이 바이러스가 나중에 무슨 짓을 할지 알 수 없으며, 백신 접종을 보류하면 우리를 붙들고 늘어질 더 많은 변종들을 부추기는 결과로 이어질 뿐이다.

미래의 위험에 주의와 관심을 기울이는 것이 현재를 살아가는 방법이다. HPV가 자궁 경부, 구강 및 인후, 항문, 음경, 외음부와 질의 세포를 감염시킬 수 있으므로 청소년기에 HPV 백신을 접종해 나중의 인생에서 생길지 모를 암의 위험성을 제거할 것을 권장하는 일 역시 같은 맥락이다. HPV 감염은 정상 세포를 비정상 세포로 바꿔 시간이 지남에 따라 특정 암을 유발할 수 있다. 많은 코로나19 감염과 마찬가지로 HPV 감염은 무증상이 대부분이라 알아채기 어렵다. 이 바이러스에 감염되고 만에 하나 몸이 바이러스를 효과적으로 제거하지 못하면 평생에 걸쳐 암에 걸릴 위험이 높아진다. 특히 HPV가 '고위험군'으로 분류된 13가지 유형 중 하나라면 더욱 그렇다.

모든 사람이 백신의 효과 속에 안전을 유지하는 것 외에 또 한 가지 최선의 방책은 포스트 팬데믹 시대에 발맞춰 한 사람 한 사람의 건강 상태를 최적화하는 것이다. 이것이 자신과 가족을 팬데믹으로부터 방어하는 다음 단계다.

7장
O : 건강 상태를 최적화해라
팬데믹 방어를 위해 신체를 단련한다

40세의 아흐마드 아야드는 코로나19 병증의 섬망 상태에서 깨어난 순간 자신이 어디에 있는지 몰랐다. 그는 자기 목에 왜 튜브가 꽂혀 있는지, 반려견에게 마지막으로 사료를 준 게 언제인지 기억하지 못했다. 심지어 눈앞에 있는 몸이 자신의 것인지조차 알아보기 힘들었다. 몇 주 전만 해도 체중 98킬로그램의 근육질 몸이었는데, 체중이 자그마치 27킬로그램이나 줄어 있었다. 그가 말했다.

"깨어나서 팔다리를 보니 근육이 죄다 사라지고 없었습니다. 너무 황당했습니다. '내 다리 어디 있어? 내 다리 어디 갔냐고?'라고 외치고 싶은 심정이었습니다."

시작은 온몸을 덮치는 무기력증이었다. 그전까지 아흐마드는 워싱턴 DC에서 식당과 클럽을 운영하고, 가족 사업인 가구 소매점 일도 거들면서 멀티태스커로서의 능력을 유감없이 발휘하고 있었다. 시간이 날 때는 마라톤을 뛰고, 장애물 경주에 참여하고, 농구 수업을 듣고, 복싱도 했다. 그러나 코로나19가 그를 덮친 순간부터 그의 인생은 180도 뒤집혔다. 계단을 오르는 것에서부터 요리, 운전, 심지어 말하는 것까지 모든 것이 어려운 도전이었고 기진맥진해지는 일종의 과업이었다. 곧이어 기침과 재채기가 시작됐으며, 고열이 발생해서 기운과 입맛을 완전히 고갈시켰다. 동시에 호흡 곤란까지 생겼다. 의료계에 종사하던 친구의 강력한 권고로 그는 서둘러 시블리 메모리얼 병원에 갔다. 이때가 2020년 3월 15일이었다. 당시 미국에서 공식적으로 진단된 코로나19 사례는 529건에 불과했는데 아흐마드도 그중 하나였다. 양성 반응을 보인 대부분의 다른 사람들과 마찬가지로, 그는 언제, 어디서, 혹은 어떻게 자신이 바이러스에 노출됐는지 알지 못했다. 혹시 플로리다에 사는 형을 방문하고 온 3일 동안의 여행이 문제였나, 하고 생각했지만 이 역시 확신할 수 없었다. 확실한 건 바이러스가 아주 건강한 피트니스 마니아를 빠른 속도로 쇠약하게 만들었다는 사실이다. 그는 코로나19뿐 아니라 독감 검사에서도 양성 반응을 나타냈다. 아흐마드는 튜브를 꽂은 채 즉시 볼티모어의 존스 홉킨스 대학교로 이송됐고 거기서 25일 동안 의학적으로 유도된 혼수 상태로 지냈다. 그가 마지막으로 여동생에게 보낸 문자는 '나 죽는 거야?'였다. 의사들은 잊을 만하면 그의 부모에게 그가 오늘을 넘기기 힘들 거라고 했다.

아흐마드는 해당 병원의 세 번째 코로나19 환자이자 인공호흡기를 단 첫 번째 환자였다. 의사의 예상과 달리, 그는 4월 22일에 살아서 집으로 돌아갔다. 왼팔에 혈전이 생기고 심장과 폐에 손상을 입은 채였다. 그는 1달 내내 호흡 곤란을 일으키지 않는 건 무엇이든 하면서 악전고투했다. 그는 자신이 평소에 입버릇처럼 강조하던 전사 정신으로 수개월에 걸쳐 조금씩 건강을 회복해나갔다. 아흐마드의 경험은 건강한 사람이 심한 병증으로 고생한 이례적인 사례로, 바이러스가 건강한 사람에게는 그다지 큰 위협이 되지 않는다고 착각하는 사람들에게 경종을 울렸다.

아흐마드가 바이러스에 감염된 날로부터 1년 정도 지난 후 파리에서 알베르 엘바즈가 59살의 나이로 세상을 떠났다. 자칭 '패션의 사제'인 그는 모로코 태생의 이스라엘인으로 패션 산업에서 사랑받는 디자이너였다. 엘바즈가 랑방의 크리에이티브 디렉터로 있던 2014년, 그와 인터뷰를 한 적이 있었다. 그가 당시 했던 말이 새삼 의미심장하게 다가온다.

"패션은 변화와 같습니다. 미국 속담에 이런 말이 있죠. '망가지지 않으면 고치지 마라.' 하지만 저는 다르게 생각합니다. '망가질 때를 기다리지 말고 미리 고쳐라.'"

다시 한 번 소리 내어 읊어본다.

'망가지기 전에 고쳐라. 미리 내다봐라. 건강을 최적화해라. 과거로

부터 배워라. 그리고 팬데믹의 경험을 잊지 마라.'

다시 망가지지 않으려면 앞으로 고쳐야 할 것들이 너무나 많다.

확찐자, 수도사, 술꾼, 몸짱

내가 이야기를 나눠본 사람들은 한결같이 좋은 방향이건 아니면 나쁜 방향이건 간에 팬데믹을 지나면서 자신이 많이 변했다고 말했다. 이에 나는 그들에게 필시 4가지—체중이 늘었거나(확찐자), 종교에 더욱 심취하게 됐거나(수도사), 알코올에 의존하는 경향이 커졌거나(술꾼), 살이 빠지고 단단한 몸매를 갖게 됐거나(몸짱)—중 하나일 거라고 농담조로 받아쳤다. 실제로 많은 사람들이 팬데믹의 기나긴 타임 라인에서 비슷한 변화를 맞이했다. 위기의 초반, 공포와 불확실성을 다스리느라 전례 없는 스트레스 수준, 대립적인 충동과 씨름하다 보니 위로가 돼줄 식품이며 주류 판매가 급증할 수밖에 없었다. 익히 알다시피 스트레스는 사람들이 먹고 마실 것을 선택하는 데 강력한 영향을 미친다. 이렇게 스트레스가 불러온 부정적인 식습관이 체중 증가로 이어지면서 사람들은 새삼 건강과 면역에 집중하기 시작했다.

국제 식량 정보 협의회에 따르면, 소비자 3명 중 1명은 2020년 동안 더 건강한 식사를 했다고 답했으며 이런 경향은 45세 미만의 사람들에게서 두드러지게 나타났다. 반면에 설문에 응한 사람들의 19%

는 식습관이 덜 건강해졌다고 했으며, 여성이 남성보다 식탐에 빠질 가능성이 더 높았다. 5명 중 1명 이상이 팬데믹 동안 먹는 것에 스트레스를 받았다고 인정했고, 4명 중 1명은 컴포트 푸드(대체로 탄수화물 함량이 높고 어린 시절 또는 집밥과 관련돼 위로나 치유의 감정을 제공하는 음식 - 옮긴이)로 전환했다. 많은 사람이 에너지 증진제를 찾았고, 28%는 카페인 음료를 더 많이 마셨다. 이는 두말할 것 없이 재택 근무와 자녀들의 원격 수업 때문에 해야 할 일들이 늘어난 데서 비롯된 현상이다. 22%는 술을 더 많이 마셨다. (팬데믹 동안 총 주류 판매는 24% 증가했고, 증류주 판매는 2019년부터 27% 이상 급등했다. 남성과 젊은 층 소비자들이 술을 더 많이 마시는 경향을 보였다.) 동시에 이와 비슷한 비율의 사람들이 술을 줄이려고 노력했다.

우리는 팬데믹 내내 코로나19가 끼치는 가장 심각한 영향에 대한 위험 요소가 무엇인지 끊임없이 전해 들었다. 코로나19 위중증 및 사망과 연관된 만성 기저 질환의 목록은 길고, 암처럼 복잡한 질병은 물론 천식처럼 흔한 질병까지 포함돼 있다. 그동안 만성적 건강 문제는 주로 나이 탓이라는 인식이 있었다. 그러나 1981~1988년에 태어난 밀레니얼 세대들이 적어도 하나 이상의 만성 질환을 갖고 있다는 새로운 연구 보고가 나온 것에서도 알 수 있듯, 기성세대의 전유물로만 여겨졌던 질환들이 어느 시점부터 더 젊은 세대를 공격하고 있다. 구체적으로는 2021년에 막 40대로 접어든 사람들이 여기에 해당한다. 이들에게서 가장 흔한 질환은 편두통, 우울증, 천식이며 그 뒤를 제2형 당뇨병과 고혈압이 뒤따르고 있다. 전문가들은 전반적인 건강 저하를 일으키는 주요 원인으로 비만을 꼽는다.

미국에서는 비만이 엄청난 사회 문제다. 성인의 40%, 어린이의 20%가 비만으로, 성인 3명 중 1명, 어린이 5명 중 1명꼴이다. 비만은 불편감, 나아가 수치심이라는 감정과 연관되곤 하지만, 진짜 문제는 비만이 온갖 심신 부조와 질병의 위험을 높인다는 것이다. 코로나19도 예외는 아니다. 웬만하면 최악의 감염병 창궐에서 비껴가던 부유한 국가들이 유독 심한 타격을 받았고, 높은 비만율이 이에 일조했다는 비난의 목소리가 터져 나오는 것은 그리 놀랄 일이 아니다. 사실 비만은 복잡한 문제다. 비만율이 높은 것이 부유한 국가 특유의 현상일 뿐만 아니라, 건강한 섭생을 선택할 기회가 제한된 국가에서 볼 수 있는 빈곤한 공동체의 특성이기도 해서다. 다시 말해, 비만의 유행은 부유함과 풍요로움의 산물이기도 하지만, 정반대로 나쁜 칼로리가 지배적인 음식물 사막화의 결과물이기도 하다.

코로나19에 감염된 비만 환자들은 집중 치료실에 들어갈 확률이 74% 높고, 사망할 확률은 48% 높다. 팬데믹의 시작에서부터 2020년 11월 18일까지 미국에서는 90만 명이 넘는 성인 코로나19 입원 환자가 발생했는데, 그중 3분의 1이 비만 때문이었다. 정말 심각한 일이 아닐 수 없다. 비만만 아니었다면 27만1,800명이 감염되고도 입원하지 않을 수 있었다고 상상해보라. 혹시 비만이 왜 이토록 위험한 요소인지 궁금해한 적이 있는가? 지난해에 내가 가장 많이 받은 질문 중 하나는 아래 내용이었다.

'체중과 코로나19 감염 시 생존 확률 사이에는 어떤 관계가 있을까?'

이에 대한 답을 찾으려면 일단 인체가 만들어지는 방식부터 알아봐야 한다.

횡경막은 호흡을 도와주는 주요 근육 중 하나다. 숨을 들이쉬면 횡격막이 수축하면서 폐가 확장돼 산소를 몸 안으로 들여오게 된다. 그런데 복부에 지방이 과도하면 횡경막에 압력이 가해져서 이 널따란 근육이 폐 속의 기류를 제한할 수 있다. 그러다 곧 폐의 하엽에 있는 기도들이 망가지게 되고, 혈액에 산소를 적절하게 공급하는 신체 기능이 점점 저하된다. 이뿐 아니라 비만은 위험을 가중시키는 건강 상태—심장병, 폐 질환, 당뇨, 면역 체계 약화, 만성 염증, 혈액 응고—의 전조라는 사실 또한 잊어선 안 된다. 여기에 코로나19 감염이 겹쳐지면 위험은 배가된다. 체내 코로나바이러스의 역학은 과체중일수록 특히 더 해로운 작용을 한다. 이 바이러스에 감염되면 혈관 안쪽에 정렬해 있으면서 혈류를 조절하는 내피세포가 손상될 수 있다. 또한 지방 세포 자체가 코로나 바이러스에 더 취약할 수 있다. 코로나 바이러스는 세포 표면의 단백질인 ACE 2 수용체를 통해 체내의 세포에 달라붙는데, 지방 조직에는 높은 수준의 ACE 2 수용체가 있어서 바이러스의 저수조 역할을 한다는 것이 밝혀졌다. 쉽게 말해, 몸에 지방이 많을수록 더 쉽게 감염된다는 의미로, 비만에는 바이러스를 끄는 자성이 있는 셈이다.

비만의 유행을 저지하기 위해서는 특히 인종 또는 소수 민족에게 가해지는 불평등한 영향을 짚고 넘어가야 한다(이 부분에 대해서는 나중에 더 자세히 다루겠지만, 최근 통계에 따르면 흑인과 라틴계 성인들의 비만 유병률이 더 높으며 코로나19에 걸렸을 때 더 심각한 증상을 보일 가능성도 크다). 이번 팬데믹에 한 가지 긍정적인 측면이 있다면, 불량한 건강에 대해 심사숙고하게 만들어 또 다른 바이러스가 도착하기 전에 뭐라도 해야 하지 않을까, 하고 고민하게 했다는 것이다. 레드필드 박사도 코로나19의 결과를 우울하게 만드는 원동력인 비만 문제를 거듭 애석해했다. 그는 체중과 코로나19 같은 바이러스에 대한 신체 반응이 어떤 식으로 관련되는지에 관해 흥미로운 통찰을 내놨다. 그는 세트 포인트라는 한마디로 정리했다. 그에게 초기 감염이 지나가고 나서도 병증을 떨쳐내지 못하고 만성적 증상이 남아 장기 후유증 환자가 되는 사람들에 대해 물었을 때 나온 말이었다. 레드필드 박사는 사람마다 신진대사와 염증의 수준을 관리하는 고유한 내부 환경이 있다고 했다.

세트 포인트 이론은 체중 감량의 메커니즘을 설명할 때 자주 거론된다. 각자의 몸속에는 생물학적 제어 수단이 있으며, 이것이 능동적으로 체중을 조절함으로써 미리 결정돼 있는 '세트 넘버'에 맞추려고 한다는 것이 이 이론의 핵심이다. 몸은 일정한 체중의 범위 안에 있는 것을 선호한다. 하지만 지나치게 많이 먹거나 적게 먹어서 세트 포인트로 조절하는 기능에 이상이 생기면 체중 증가 또는 체중 감소가 나타나며 세트 포인트가 재설정된다. 이와 마찬가지로, 우리는 저마다 기본적인 염증 수준을 지니고 있다. 염증 반응은 오염과 손상에 대비하는 신체의 방어 체계로, 지속적으로 화학 물질을 배치하고 면역 체계를 긴장시키다 보면 조금씩 어긋나기 시작한다. 소방 호스가 화재를 진압하는 데 유용하다고 해서 주야장천 호스를 켜놓으면 안 되는 것과 마찬가지다.

특정 온도에 맞춰지도록 프로그램된 내장형 온도 조절 장치를 떠올리면 이해하기 쉽다. 26℃에 맞춰놓은 온도 조절기처럼 세트 포인트가 높으면 세트 포인트가 낮게 설정된 사람보다 몸의 전반적인 염증 반응 수준이 높다. 변수는 있을 수 있지만 세트 포인트가 높다는 것은 온도 수준(염증 반응 수준)이 높다는 뜻이다. 몸의 내부 체계와 자기 조절 과정을 망가뜨리는 바이러스가 침입했다고 생각해보자. 감염의 급성 단계에서 바이러스는 일단 기관과 조직을 공격하는데, 이것이 염증 반응이 폭발적으로 일어나는 직접적인 이유가 된다. 무엇보다 바이러스가 물러가고 난 뒤에도 몸이 사이토카인 폭풍(외부 병원체가 인체에 들어왔을 때 체내 면역 물질인 사이토카인이 과도하게 분비돼 정상 세포를 공격하는 면역 과잉 반응 현상 - 옮긴이)의 고통 속에 남겨질 수 있다. 즉, 염증 반응 세트 포인트가 무한정 상승하는 것이다. 이 시나리오에 따르면, 위중증 환자들이 바이러스가 사라지고 나서 괜찮아지는 듯하다가 며칠 만에 또다시 상태가 곤두박질쳐서 목숨을 잃게 될 수도 있기에 수많은 의사들이 밤을 새워가며 전전긍긍했다. 같은 이유에서, 트럼프 전 대통령을 치료한 의사들은 그가 감염으로 입원한 지 단 며칠 만에 백악관으로 복귀하는 데 대해 큰 우려를 표했다고 한다.

레드필드 박사는 몸속에 있는 염증의 세트 포인트가 코로나19 같은 감염에 의해 부정적인 영향을 받고 재프로그래밍될 수 있다고 주장한다. 이는 일부 감염 환자가 겪고 있는 지속적인 염증 폭풍을 어느 정도 설명해준다. 그렇다면 다음에 해야 할 질문들은 아래와 같은 것들이 되리라.

'프로그램을 해제하고 더 건강한 설정으로 되돌리려면 어떻게 해야 할까? 다음 감염에 대비하려면 우리 몸을 어떻게 준비해야 할까?'

이를 위해서는 신진대사를 재정비하고 마이크로바이옴을 키우는 일부터 시작해야 한다.

신진대사를 개조해라

다이어트, 즉 식이 요법은 아주 혼란스러운 주제다. 솔직히 나는 다이어트라는 단어를 쓰는 것조차 달갑지 않다. 이보다는 영양nutrition 또는 영양 공급이라는 말을 즐겨 쓴다. 나의 이전 저서《킵 샤프Keep Sharp》를 쓰면서 뇌를 위한 '최고의 식단'을 찾아내기 위해 전 세계의 영양 전문가들과 엄청난 시간을 들여 이야기를 나눴다(뇌에 좋은 음식이 다른 모든 것에도 좋다는 내용을 재확인하기 위한 시간이기도 했다). 당시 전문가마다 케톤체 생성 다이어트, 간헐적 단식, 글루텐 프리 다이어트 등 서로 다른 식이 요법을 권장하며 합의점이 없는 의견들을 내놔 적잖이 놀랐던 기억이 난다. 단, 모두가 동의하는 한 가지 공통분모는 있었다. 적절한 영양 공급과 규칙적인 활동(나는 운동이라는 단어도 웬만하면 쓰지 않으려 한다), 숙면 같은 몇 가지 생활 습관이 만성 질환의 위험을 낮추는 힘을 지니고 있다는 것이다. 좋은 영양이란 말에는 어떤 한 가지의 제한적인 '식단'을 따를 필요가 없는 식습관이 포함된다. 이는 개인의 선호도와 필요에 부합하는 영양에 대한 이상적인 접근 방식을 찾을 수 있다는 말과 같다. 동물 표본, 인간을 대상으로 한 임상 실험, 대규모 역학 연구의 결과가 이를 충분히 입증해주고 있다.

매일 아침 머핀이나 도넛에 달디단 커피를 마시다 보면 건강한 삶을 향한 여정에서 길을 잃을 수 있다. 수많은 종류의 식이 요법은 우리를 혼돈에 빠뜨리기 쉬운 반면, 식품은 그렇지 않다. 따라서 어떤 식품이 소화 장애나 알레르기를 일으키지 않고 최선의 방식으로 영양을 공급하는지 알아보는 것이 하나의 해결책이 될 수 있다. 또한 먹지 말아야 할 것 대신 먹어야 할 것에 집중하면 좋은 칼로리로 몸을 채우고 자연스럽게 나쁜 칼로리를 피할 수 있다. 다만 아무리 음식이 영양의 원천이라 한들 먹는 즐거움을 완전히 무시할 순 없다. 나 역시 이따금 정해놓은 식단에서 벗어나곤 한다. 단, 이에 대해 죄

책감은 절대 갖지 않는다.

대사 작용을 개조하기 위해서는 음식에 대한 생각을 아예 바꿔버려야 한다. 음식은 몸을 상하게 만들기도 하고 치유하기도 한다. 즉, 음식은 거대한 교차로의 중심이나 마찬가지다. 무엇을 먹을지 선택하는 일은 몸에 어떤 정보를 줄지 결정하는 것과 같다. 그냥 정보가 아니라 분자 구조에까지 전달되는 세포와 조직을 위한 정보다. 나는 오랫동안 음식을 미량 영양소와 다량 영양소—구성 요소—로 이뤄진 연료 정도로만 생각하며 살았다. 그러다 지난 10년 동안 음식이 이른바 '후생적' 발현 또는 식이와 게놈의 상호 작용을 발현시키는 도구라는 사실을 이해하고 인정하기에 이르렀다. 당연히 무엇을 먹는지, 그리고 먹은 걸 대사시키는 과정에서 유전자가 어떤 역할을 하는지가 중요한 문제가 된다. 이것이 바로 기저에 깔린 유전적 배경이 비만 및 대사 기능 장애와 같은 특정 질환의 위험 요인으로 작용할 수 있는 이유다. 전통적인 의미의 신진대사에서 음식은 에너지와 신체 물질로의 화학적 전환에 불과했지만, 그보다는 음식을 신체의 게놈과 생리 기능 활동을 조절하는 환경이라고 하는 게 더 적절하다.

이와 같은 관점에서 음식에 대해 생각해본 사람은 거의 없을 테지만 실제로 우리가 소비하는 음식은 환경에서부터 유전자로 신호를 보낸다. 이 신호는 유전자의 행위, DNA가 몸에 대한 메시지로 바뀌는 방식, 그리고 그 결과로 나타나는 생물적, 생리적 기능의 작동 방식을 변화시키는 힘을 지니고 있다. 음식은 우리가 매일같이 몸에 보내는 정보이므로 건강한—해롭고 자기 파괴적이지 않은—경로와 협력하고 이를 지원할 수 있는 올바른 내용을 제공해야 할 필요가 있다.

전 세계적으로 문화적 관습과 생활 습관이 다양한 만큼 음식을 선택하는 방법도 다양하다. 서구의 식단은 소금, 설탕, 칼로리 및 포화지방이 많은 것이 특징인데, 지나치게 섭취하면 당연히 인체의 생리작용에 도움이 되지 않는다. 연구 결과에 따르면, 신선한 과일과 채소로 구성된 식물 위주의 식단, 특히 베리류와 녹색 잎채소가 건강에 좋다. 하도 많이 들어서 귀에 딱지가 앉을 정도일 테지만 말이다. 하지만 아무리 강조해도 지나치지 않기에 내가 환자들에게 보여주는 간단한 통계 몇 가지만 짚고 넘어가려고 한다. 우선, 과일 섭취를 하루에 1회만 늘려도 심혈관 질환으로 인한 사망 위험을 8%까지 줄일 수 있다. 이는 미국에서 연간 6만 명, 전 세계적으로는 160만 명의 사망을 막을 수 있다는 뜻이다. 한 줌의 베리류나 아삭아삭한 사과 하나가 심장 질환 발병의 위험을 그만큼 줄일 수 있다면, 코로나19 같은 바이러스 감염에 의한 나쁜 반응을 경험할 위험 또한 줄일 수 있다. 물론 아무리 좋다 해도 어느 한 가지 식품만으로는 안 되고 건강한 식품을 다양하게 조합해서 먹어야 바이러스의 공격으로부터 몸을 효과적으로 지킬 수 있다. 건강한 식단을 시작하는 일에 너무 이른 때라는 건 없다. 오늘 내가 먹은 것이 내일 내 몸을 지키는 터전을 닦아준다. 지금도 미국인의 10%만이 하루 권장량의 과일과 채소를 섭취하고, 미국인의 3분의 1 이상이 매일 패스트푸드를 먹는다.

언제든 창궐할 수 있는 팬데믹에 대비해야 하는 지금 같은 시대에는 먹는 것에 아주 세심하게 신경 써야 한다. 기본적으로 영양은 진짜 식품을 먹는 것이지 알약이나 건강 보충제로 대신하는 게 아니다. 사람들이 건강과 웰빙을 우선시함에 따라 종합 비타민 판매가 두 자릿수로 증가하는 등 팬데믹 동안 보충제 판매가 급증한 것은 어찌 보면 예견된 현상이었다. 2020년 가을까지 비타민과 보충제 사용은 미국에서 28%, 전 세계적으로 25% 증가했다. 구체적으로 비타민 C와 D, 아연에 대한 수요가 급증했는데, 이들 성분이 코로나19 감염과 싸우고 면역력을 '끌어올리는' 데 도움이 될 수 있다는 뉴스가 나온 뒤부터였다. 하지만 보충제나 비타민이 면역 체계를 강화한다거나 코로나19 같은 감염병과 싸울 때 유리한 점을 제공한다는 증거는 어디에도 없다. 이 성분들이 도움이 되지 않는다는 의미는 아니나 입증할 자료가 없다. 이런 말이 있다.

'증거의 부재는 부재의 증거가 아니다.'

실제로 이 영양 성분들이 도움이 될 수도 있지만 확실하진 않다.

연구자들은 유효 성분과 이들을 돕는 작용을 하는 미량 영양소들을 음식으로 섭취하자는 데에는 의견을 같이한다. 미량 영양소들이 다 들어 있는 알약 하나로 깔끔하게 처리하고 싶겠지만 이런 접근법은 효과적이지 않고 실제로 가능하지도 않다. 비타민, 미네랄 같은 미량 영양소가 균형 잡힌 식단의 일부로 섭취될 때 가장 큰 이점을 제공한다는 것은 입증된 사실이다. 건강한 음식에 든 온갖 성분이 미량 영양소가 제 역할을 다할 수 있게 작용하기 때문이다. 라벨에 브로콜리가 그려져 있다고 해서 그 병에 든 알약에 진짜 브로콜리가 들어 있진 않다. 진짜 브로콜리를 먹어야만 브로콜리에 들어 있는 영양 성분이 상호 작용해서 만들어내는 효능을 취할 수 있다. 이를 측근 효과라고 부르는데, 하나의 식품 속에 들어 있는 다양한 영양 성분 가운데에 주인공은 있겠지만 측근이라 할 다른 성분 없이 주인공 혼자서 작용할 순 없다는 것이다. 쉽게 말해, 달걀에서 비타민 B를 섭취하고 생선에서 오메가-3 지방산을 섭취하는 것이 비타민과 보충제만 먹는 것보다 훨씬 낫다.

보충제를 먹는 것이 얼마나 효과적인지 입증하긴 어렵지만 적어도 안전성 여부는 확인해봐야 한다. 이런 의미에서, 코로나19 치료 효과가 있다면서 판매되는 '은 콜로이드' 보충제는 안전하지도 않을뿐더러, 코로나19뿐 아니라 그 어떤 질병에 대해서도 치료 효과가 없다는 것이 확인됐음을 밝혀둔다. 백악관이 공중 보건 비상사태를 선포한 2020년 1월 마지막 날부터 7월 말까지 미국 식품 의약국과 연방 거래 위원회는 코로나19 치료 및 예방 효과에 관한 허위 주장이 들어 있는 제품을 판매하는 보충제 제조 회사들에 106통의 공동 경고 서한을 보냈다. 같은 기간 공정위는 62건의 경고장을 별도로 발령했고, 법무부는 코로나19 같은 심각한 질병을 치료한다고 주장하는 제품을 판매한 3개 보충제 제조업체에 대한 시정 명령을 받아냈다.

식습관을 바꿔서 건강을 최적화하기 위해 노력하는 일에는 시간이 걸리며 이는 당연한 순리다. 사람들은 자신이 무엇을 좋아하고 싫어하는지, 자신만의 슈퍼 푸드가 무엇인지에 대해 나름의 원칙을 갖고 있다. 몇 년 전 나에게 효과적인 식품이 무엇인지 알아보기 위해 식단 일기를 쓴 적이 있다. 그 결과 나의 경우 피클 같은 발효 식품이 비밀 병기가 될 수 있다는 사실을 알아냈다. 나는 생산성과 에너지를 높이기 위해 피클을 간식 대용으로 먹기 시작했다. 늦기 전에 자신에게 알맞은 식품을 찾아내 생활의 일부로 만들어보자. 정제 설탕, 밀가루, 인공 감미료가 든 음식과 음료, 패스트푸드, 가공 육류, 고염식, 단것의 섭취를 줄이라고 완곡하게 충고할 단계는 이미 지난 지 오래다. 이제는 지상 명령으로 받아들여야 할 때다. 한편, 집에서 직접 요리하면 배달 음식이나 식당 음식에 은밀히 숨어 있을 수 있는 소금, 설탕, 지방의 함량을 조절할 수 있다. 모쪼록 집에서 만들어 먹는 식사를 늘리기 바란다(기본적인 가이드라인 목록은 《킵 샤프》를 참조한다).

팬데믹을 계기로 우리는 어떤 식으로 영양을 섭취할지에 대해 과거 어느 때보다 더 깊은 수준에서 분석해봐야 할 상황에 놓였다. 지난해는 심장병이나 당뇨병을 피하는 일만이 능사가 아니라는 것을 우리에게 일깨워준 해였다. 우리가 접해보지 않았던 병원체에 대한 취약성을 어떻게든 음식으로 최소화시키려면 식품에 대해 철저한 이해를 해야 한다.

다음 팬데믹을 대비하기 위해 우리가 고려해야 할 또 한 가지는 마이크로바이옴의 역할이다. 장내의 '우호적인' 세균 공장이라 할 수 있는 마이크로바이옴은 실제로 면역에 강력한 작용을 한다.

면역력 부스터는 존재하지 않는다

비타민과 보충제 산업의 많은 부분이 규제되지 않은 가운데 '면역 증강' 제품을 판매하는 사람들은 능란한 솜씨로 온갖 광고를 하지만, 면역을 끌어올리는 알약, 파우더, 바bar, 셰이크, 허브, 향신료, 영약, 묘약, 식품은 없다. 최고의 면역력 부스터는 몸의 선천적 방어 능력을 유지시켜주는 습관이다. 영양가 있게 골고루 먹기, 규칙적인 운동하기, 숙면하기, 스트레스 관리 잘 하기가 여기에 해당한다.

마이크로바이옴을 키워라

이전에도 마이크로바이옴에 관한 글은 많았다. 그러다 코로나19의 세상이 된 이후로 너 나 없이 마이크로바이옴에 관심을 가지면서 이른바 핫이슈로 떠오르게 됐다. 마이크로바이옴은 환경—그리고 잠재적인 감염원—과의 상호 작용을 면역 체계로 연결하는 고리다(말하자면, 생물학적 이음매라고 할 수 있다). 마이크로바이옴이라는 말은 '현미경 수준의'라는 의미를 지닌 '마이크로micro'와 '생물군계'라는 의미의 '바이옴biome'이 결합된 것이다. 바이옴은 생물 형태들이 자연발생적인 공동체를 이뤄 대규모의 서식지—이 경우에는 인체—에서 번성하는 것을 가리킨다. 내가 의대생 신분으로 면역학과 미생물학을 공부할 때만 해도 마이크로바이옴이라는 용어는 시험에 나오지 않았고, 설사 다룬다 해도 지금 같은 비중은 아니었다. 노벨상을 수상한 미생물학자 조슈아 레더버그가 2001년에 마이크로바이옴이라는 용어를 쓰기 시작했으며, 마이크로바이옴 연구의 근본적인 개념과 중요성은 이보다 훨씬 앞서 1800년대에 시작된 미생물 생태학과 세르게이 위노그라드스키(러시아 출신 미생물학자 - 옮긴이)로까지 거슬러 올라간다. 레더버그는 미생물 유전학을 이해함으로써 이후의 연구를 위한 초석을 놨고, 2008년 레더버그가 사망한 이후에도 마이크로바이옴 연구는 혁혁한 성과를 이뤄내고 있다. 마이크로바이옴 연구 논문의 95%가 지난 10년 사이에 나왔으며, 그중 3분의 2는 지난 5년에 집중돼 있다.

인체의 마이크로바이옴—장내에 깊이 자리한 군집에서부터 피부를 덮고 있는 균락(菌落)에 이르기까지—을 해독하는 일은 오늘날 과학 연구에서 매우 유망한 분야다. 우리는 인간 마이크로바이옴의 힘을 이해하고 활용하기 위한 흥미진진한 여정의 출발선에 서 있다. 그리고 팬데믹은 이 '초유기체'를 연구해서 그 비밀을 풀어야 할 필연적인 이유를 우리 손에 쥐여줬다. 여기에 우리의 건강 및 장차 닥쳐올 병원체—아직 생성되지 않은 코로나19의 사촌을 비롯해—와 싸울 우리의 능력에 대한 열쇠가 있을지도 모른다.

인간 생물군계를 구성하는 생태계, 혹은 '열대 우림'에는 다양한 미생물이 있다. 이들은 주로 박테리아, 균류, 효모, 기생충, 바이러스다. 이들의 유전 물질을 합하면 인간의 DNA 수보다 훨씬 많다. 이 중 장내에서 번성하는 박테리아가 특히 중요하다. 이들에게 신진대사의 효율성과 속도에서부터 온갖 질병에 대한 위험에 이르기까지 인간에 관한 모든 것을 지시할 수 있는 지휘 명령권이 있기 때문이다. 당연히 코로나19 관련 질병도 여기에 포함된다. 이들은 소화와 영양소의 흡수를 돕는다. 이들이 없으면 효과적인 영양 공급이 불가능하다. 또한 몸이 필요로 하지만 스스로 충분히 만들 수 없는 중요한 효소와 기타 물질을 만들어 내놓는 것도 이들의 역할이다. 비타민(특히 비타민 B군)과 도파민, 세로토닌 등의 신경 전달 물질이 그 예다.

체내에 존재하는 기분 좋은 호르몬인 세로토닌의 90%는 뇌에서 만들어지는 것이 아니라 장내 세균의 도움을 받아 소화 기관에서 생산된다. 이 장내 식물군이 호르몬 체계에 영향을 줘 스트레스를 다스리고 숙면에도 도움을 주는 것이다.

여기까지가 장내 박테리아에 대한 대략적인 설명이다. 이를 통해 내가 말하고자 하는 핵심은 다음과 같다.

> 이 극소의 유기체들이 인간의 건강을 지키기 위해 수행하는 모든 활동 중에서 가장 중요한 일은 면역 체계를 조절

하고 지원하는 것으로, 이는 코로나19 같은 감염으로 인해 좋지 않은 결과가 초래될 위험과 직접적으로 관련돼 있다.

정리하자면, 이 미생물들이 인간의 면역을 도와준다는 말이다.

인체의 전체 면역 체계의 대부분—최소 80%—은 장 관련 림프 조직GALT; gut-associated lymphoid tissue으로 구성돼 있다. GALT는 B 세포나 T 세포 같은 면역 세포가 풍부한 림프 조직의 가장 큰 덩어리로, 장 전체에 걸쳐 있으면서 놀라울 만큼 광대한 면적을 뒤덮고 있다(최대 300m^{2}로 테니스 코트보다 더 크다). 실제로 창자의 벽이 바깥 세계와의 생물학적 관문이기 때문에 인체의 면역 체계는 장에 본부를 두고 있다. 피부를 제외하면 장은 외부 물질이나 유기체와 조우할 수 있는 가장 큰 확률을 지닌 곳이다. GALT는 몸 전체의 다른 면역 체계 세포들과 지속적으로 소통하다가 장내 세포가 위험 가능성이 있는 물질과 마주치면 이 사실을 모두에게 알린다. 장내 박테리아는 특정 면역 세포를 제어하고 몸의 염증 경로를 관리하는 데 도움을 주므로 장과 여기에 서식하는 미생물들은 면역 체계의 가장 큰 '기관'이라고 불린다. 피부가 가장 큰 신체 기관이라는 말을 한 번쯤 들어봤을 것이다. 생물학적으로 말하자면, 우리 몸의 내부와 외부 사이에 장벽을 형성하는 미생물 서식지라는 면에서 장과 피부는 하나이며 동일한 기관이다. 이 미생물들은 인체의 내부와 외부가 수행하는 역할을 돕기도 하고 방해하기도 한다. 사실, 피부와 장의 내벽은 자궁 내에서 배아 발생기에 비슷하게 기원한다. 면역 체계는 역동적이며 사는 동안 마이크로바이옴에 따라 끊임없이 변화한다.

'당신이 먹는 것이 곧 당신이다'라는 개념은 장 앙텔므 브리야 사바랭(프랑스의 정치가, 저술가, 요리 연구가 - 옮긴이)이 1826년에 쓴《브리야 사바랭의 미식 예찬》에서 비롯됐다. 이 책에는 '나에게 당신이 먹는 걸 말해주면 당신이 누군지 말해주겠다'라는 대목이 나온다. 마이크로바이옴이 무대 중앙에 나서면서 이제 우리에게는 이 말을 증명해줄 많은 과학 자료가 있다. 마이크로바이옴의 구성과 세력은 몸의 영양을 반영하며, 궁극적으로는 전반적인 생리 기능을 반영한다. 과학자들은 10여 년이 넘게 진행된 연구를 통해 식단의 변화가 인체의 마이크로바이옴에도 수정을 가한다는 사실을 밝혀냈다. 이 수정 작업은 영양의 조정을 통해 단 며칠 만에 이뤄지기도 한다. 우리 조상들의 식생활이 진화함에 따라 장내 서식자들도 함께 진화했다. 초기 인류의 식단에서 섬유질이 풍부할 때는 섬유질을 쉽사리 분해하는 미생물이 번성했고, 1만 년 전 농업과 동물 사육이 출현한 이후에는 동물성 단백질, 당류, 녹말을 처리하는 데 최적화된 다른 미생물이 새로운 장내 주류 서식자가 됐다. 그동안 서구인들은 동물성 단백질, 설탕, 전분을 과도하게 섭취해왔으며, 이렇게 칼로리만 높은 속 빈 강정 같은 식단으로 말미암아 건강한 마이크로바이옴과 강력한 면역 체계의 자양분이 되는 섬유질, 필수 지방산, 여러 미량 영양소들이 결핍되는 결과를 얻었다. 그야말로 잔뜩 먹고 영양 결핍에 걸린 셈이다.

이제 우리는 수많은 연구를 통해 먹는 것으로 면역 체계를 조정할 수 있다는 사실을 깨닫고 있다. 나쁜 음식을 선택하면 감염의 위험이 커지고, 병원체가 침입했을 때 방어 능력도 떨어진다.

장내 마이크로바이옴은 뇌-장 축이라는 것을 통해 뇌와 끊임없이 대화한다. 장내 박테리아는 신경 및 호르몬을 통해 뇌와 소통하는 화학 물질을 만들며, 소통 자체는 유일무이하고 복잡한 쌍방향 고속도로 형태로 이뤄진다. 그렇기에 이러한 장내 생물 공동체를 면역과 염증 수준의 열쇠라고 할 뿐 아니라 전체 신경계의 핵심이라고 하는 것이다. 얼핏 장이 팔다리처럼 단단하게 뇌와 연결된 것으로 생각되지 않을 수도 있을 텐데 사실은 누구든 예외 없이 이 숨겨진 연결 고리를 경험한다. 신경이 곤두서서 안절부절못하면 위가 아프다는 느낌이 드는 것(위에 나비들이 날아다니는 것처럼 울렁거리는 증상)이 대표적인 예다. 미주 신경(미주 신경을 뜻하는 영어 단어 vagus nerve의 vagus는 라틴어 vagary에서 온 말로 '헤매는, 종잡을 수 없는'이라는 의미를 지니고 있는데, 두개골 신경 중에서 가장 긴 경로를 갖고 있어서 붙여진 이름이다)은 중추 신경계와 장내 신경계에 있는 수억 개의 신경 세포 사이를 오가는 정보의 제1 경로다. 여기에 장-뇌-피부 축이라 불리는 것이 있어서 피부까지 연결되는 고리를 완성하고 있다. 두려움이나 당혹감 같은 강한 감정을 경험할 경우 배가 아프고 피부가 '백지장처럼 하얗게' 질리거나 빨개지는 것은 이 때문이다.

미주 신경은 메시지를 전달하는 동시에 내장 건강에 도움을 주기도 한다. 위장관에는 식도에서 항문까지 하나의 표피(상피) 세포층이 늘어서 있다. 이러한 장 내벽, 즉 몸에서 가장 큰 점막 표면은 3가지 주요 임무를 맡고 있다. 첫째는 몸이 음식으로부터 영양분을 얻는 수단의 역할을 하는 것이고, 둘째는 유해 입자, 화학 물질, 박테리아, 그 외 유기체와 유기체의 구성 요소가 유해할 가능성이 있거나 건강에 위협이 될 것 같을 때 이것들이 혈류로 진입하지 못하게 차단하는 것이다. 그리고 상대적으로 덜 알려져 있는 세 번째는 면역 기능에 관한 것으로, 면역 글로불린이라고 하는 물질을 지니고 있다가 이질적인 단백질을 박테리아와 묶어 내벽에 달라붙지 못하도록 막는 것이다. 면역 글로불린은 장 내벽의 반대편에 있는 면역계 세포에서 분비돼 장의 벽을 통해 장으로 운반되는 항체다. 이 세 번째 기능을 통해 병원성 유기체와 단백질이 몸에서 빠져나와 장을 통과해 배설될 수 있게 한다.

장내 미생물은 장의 투과성, 즉 물질이 단세포 두께의 장 상피를 얼마만큼 쉽게 통과하는지 조절할 수 있게 돕는다. 단세포 두께의 내벽 외에도 배상 세포라는 게 있는데, 이것은 점액을 만들어내 세포벽에 달라붙어서 벽을 '더 두껍게' 만들기도 한다. 이 점액 생성 과정은 장내 마이크로바이옴과의 밀고 당기는 상호 작용에 따라 달라진다(점액층은 일반적으로 2개의 층으로 구성되며 내부 층은 매시간 갱신된다). 장내 미생물군은 장내 장벽의 구조와 투과성을 형성하는 핵심 역할을 한다. 따라서 미생물 불균형은 장벽에 손상을 초래할 수 있다. 미생물 교란으로 장을 따라 늘어선 세포의 건전성에 문제가 생기면 영양소가 소화관에서 체내로 이동하는 것을 조절하는 데 문제가 생길 수 있다. 그리고 이 관문이 어떤 식으로든 손상되면 신체의 면역 체계 및 코로나19 같은 병원체에 대한 저항 능력도 손상된다.

마이크로바이옴의 힘과 기능은 면역은 물론 코로나19 같은 감염에 대한 반응에서도 상상 이상으로 큰 역할을 할 것으로 보이며, 과학은 이제 막 그 비밀을 밝혀내는 시작 지점에 서 있다. 그러나 말이 시작이지 2020년 한 해 동안의 연구에서 코로나19에 걸린 사람들의 예후를 통해 이미 마이크로바이옴의 중요성이 조명됐다. 코로나19 환자의 장내 미생물군 구성—종의 종류와 양—과 염증 표지자 수준의 연관성으로 미뤄 보면 장내 마이크로바이옴이 감염의 중대성을 결정하는 데 관여한다는 것을 알 수 있다. 코로나19가 몸에서 사라지고 난 후 장기 후유증 또는 포스트 코로나19 증상—브레인 포그, 피로, 그 외 지속적인 여러 증상—의 주요 원인이 될 수 있는 장내 미생물의 평형 이상 내지는 장내 미생물 불균형이 생길 가능성이 증대되고 있다. 또한 불균형한 장내 마이크로바이옴은 노인, 비만이나 제2형 당뇨병 같은 질환이 있는 성인이 심각한 코로나19 증상을 앓을 위험이 더 큰 것으로 보이는 이유를 부분적으로 설명해주기도 한다.

장에 살고 있는 이 벌레들과 면역의 밀접한 관계는 양방향일 가능성이 높다. 감염이 우리 몸의 마이크로바이옴을 변경하고 마이크로바이옴이 면역 기능을 변경하겠지만 그 반대도 똑같이 이뤄지리라는 것이다. 장이 몸에서 가장 큰 면역 기관이며 장에 상주하는 미생물이 면역 반응에 영향을 미치는 것으로 알려지면서, 과학자들은 장내 마이크로바이옴이 코로나19 감염에 대한 면역 체계의 특정 반응에 어떤 식으로 영향을 미치는지 알아내기 위해 노력 중이다. 그리하여 장내 미생물군과 코로나19 위중증 사이의 관련성이 확인되면 프로바이오틱스나 대변 이식 등의 방법으로 개인의 건강한 마이크로바이옴을 재건해서 미래의 환자를 도울 수도 있을 것이다. 대변 이식은 새로운 의학 치료 방법으로, 건강한 기증자의 대변을 특별한 여과 과정을 거친 후 병약하고 불균형적인 마이크로바이옴을 지닌 개인의 위장관으로 옮김으로써 장내 박테리아의 균형을 회복시키는 것이다. 이 치료법은 보통은 시디프(클로스트리듐 디피실리, 장염을 유발하는 병원체 - 옮긴이) 등의 심각한 위장 감염에 대비한 것이지만, 앞으로의 연구에서는 의학의 다른 부분에서도 분명히 유익한 용도를 찾아낼 수 있으리라 기대한다.

한편, 프로바이오틱스 시장은 지난 10년 사이에 이미 폭발적으로 성장했다. 프로바이오틱스라는 말은 '위하여'라는 뜻을 지닌 라틴어의 'pro'와 '생명'이라는 뜻을 지닌 그리스어 'bios'가 합쳐진 데서 유래했다. 프로바이오틱스는 알약 또는 배양 요구르트, 치즈, 김치, 콤부차(발효차의 한 종류 - 옮긴이) 등의 발효 식품으로 섭취할 수 있는 이로운 박테리아다. 사실, 젖산 발효라고 하는 것은 식품이 프로바이오틱스로 변하거나 식품 속에 유익한 박테리아가 풍부해지는 과정이다. 이 과정 중에 유익한 박테리아가 식품에 든 당 분자를 젖산으로 변환시키며 박테리아 역시 늘어나고 증식된다. 이 젖산이 해로운 박테리아를 죽이는 산성 환경을 조성하면서 발효 식품이 병원성 세균의 침입을 받지 않도록 보호하는 작용을 하게 되는 것이다. 젖산 발효가 저장 식품에 이용되는 것도 이런 이유에서다. 오늘날 발효 식품의 공정은 '락토바실러스 아시도필루스' 같은 좋은 박테리아의 특정 균주를 당을 함유한 식품에 넣는 것으로 시작된다. 예를 들어, 요구르트는 종균 배양액(살아 있는 활성 박테리아의 균주)과 우유만 있으면 쉽게 만들 수 있다. 전혀 새로울 것 없는 이야기다. 역사적으로 발효 식품은 늘 식탁에 프로바이오틱스 박테리아를 제공해왔으니까 말이다.

어떤 미생물이 어떻게 어울려야 이상적인 구성으로 건강한 마이크로바이옴을 형성하는지 아직 밝혀지지 않았으며, 프로바이오틱스 보충제 섭취가 어느 정도 실효성이 있는지에 대한 연구자들의 의견도 엇갈리고 있다. 마이크로바이옴을 건강하게 유지하기 위해 무엇을 해야 할지에 대한 연구가 진행 중이지만 여전히 우리는 '잘 모르는' 단계에 머물러 있다. 그러나 우리가 장 건강과 면역의 관계에 대해 밝혀나가는 속도가 얼마나 빠른지를 감안하면, 다양한 질환의 치료를 돕거나 심지어 낫게 하기 위해 프로바이오틱스의 특정 균주를 '처방'하는 날이 머지않은 듯싶다. 사실 지금도 면역 체계를 상당한 수준으로 뒷받침해줄 수 있는 걸로 확인된 몇몇 균주들이 있긴 하다. 시판 제품 중에서 발효 식품으로 쉽게 구할 수 있는 비피도박테리움,

락토바실러스, 사카로미세스의 균주가 그런 예다.

전문가들은 마이크로바이옴의 진가를 이해하려면 균주를 좋으니 나쁘니 하는 식으로 표현하는 환원주의는 도움이 되지 않는다고 말한다. 서로 다른 문화와 환경에서 사는 사람들은 광범위하게 다른 마이크로바이옴을 나타내는데, 이는 세계의 어느 한 지역에서 유익한 작용을 하는 박테리아 균주가 다른 지역에서는 덜 유익할 수도 있다는 점을 시사한다. 미생물은 다양할수록 더 좋고 더 건강하다. 그리고 온전한 천연 공급원인 양배추 절임, 피클, 김치, 기타 발효 채소를 먹는 것이야말로 건강한 박테리아의 집합체를 풍부하게 섭취하는 가장 훌륭한 방법이다. 이 박테리아들이 일단 장에 들어가고 난 후에 할 일은 좋은 식단을 유지하는 것뿐 아니라 규칙적인 활동과 숙면 같은 기본적인 생활 습관으로 박테리아에 자양분을 제공해서 키우는 것이다. 이와 같은 일련의 습관들은 마이크로바이옴의 웰빙에 절대적인 기여를 한다.

프리바이오틱스에 대한 이야기도 점점 더 많이 거론되고 있다. 이것들은 장에서 유익한 미생물의 성장과 활동을 촉진하지만, 그 자체로는 미생물이 아닌 특정 식품의 화합물이다. 여러 과일과 채소에 들어 있는 식이 섬유의 유형들로 치커리 뿌리, 돼지감자, 마늘, 양파, 대파, 바나나, 아스파라거스, 민들레의 어린잎 등에 풍부하다(그러니 이 채소들을 모조리 샐러드에 집어넣어라). 인간은 장내 미생물과 공생한다. 그러므로 이들에게 섬유질이 풍부한 과일과 채소 등을 다양하게 제공함으로써 몸속에서 건강하게 머물 수 있도록 하는 일은 대단히 중요하다.

움직이고, 자고, 식혀라

최적의 건강과 면역 기능을 유지하기 위한 3가지 비결은 활동적인 상태를 유지하고, 잘 자고, 스트레스를 줄이는 것이다.

◀ 신체 활동으로 코로나19를 완화한다 ▶

하루 22분 정도 적당한 활동을 하는 것만으로도 면역 체계를 강화할 수 있다. 규칙적인 신체 활동은 코로나19의 심각성을 완화시켜준다. 미국 질병 통제 예방 센터에서는 비활동성을 코로나19 위중증의 위험 요소로 올려놓기까지 했다. 규칙적으로 활동을 하지 않는 사람에게는 하루 22분(일주일에 150분)이 다소 부담스러울 수 있지만, 피트니스 클럽에 회원 등록을 하거나 러닝 머신을 사거나 일정을 조정하지 않아도 이 정도 시간은 충분히 채울 수 있다. 전략만 잘 세우면 일상생활에 지장을 주지 않고 일일 활동 목표를 달성할 수 있다. 적당한 활동이라고 하면 걷기—시간당 최소 6킬로미터의 속도로—나 청소기 돌리기, 걸레질하기 같은 집안일 등이 포함될 수 있다.

인간은 움직이도록 진화해왔다. 그것도 자주 움직이는 방향으로 말이다. 이 말을 하는 게 내가 처음은 아닐 터다. 그러나 심장을 빠르게 뛰게 하고, 혈액 순환의 속도를 올리고, 피부에 땀이 흐르게 하는 효과가 있는 활동을 일상적으로 하지 않았을 때의 결과를 생각하면 얼마든지 반복해서 강조해야 할 말이라고 생각한다. 이때의 결과는 서구식 식단을 개선하지 않았을 때의 결과와 같다. 즉, 건강의 위험 수위를 높이고 염증과 만성 질환을 조장하는 것이다. 활동은 몸을 위한 천연 만병통치약이며 다른 어떤 약물보다 더 많은 건강상의 이점을 가져다주면서 부작용도 거의 없다. 신체 활동은 모든 종류의 질병에 대한 위험을 줄이고, 스트레스 호르몬을 빠르게 배출하고, 혈당과 신진대사의 전반적인 균형을 유지하고, 기분을 북돋운다. 또 뇌를 포함해 모든 기관계—가장 중요한 폐활량도 물론—의 건강을 개선시킨다. 다른 건 제쳐두고 1시간에 단 2분씩만 활동해도 건강이 증진되고 뇌가 좋아진다고 하는데 지금까지의 좌식 생활을 재고해보고 싶지 않은가? 우리는 그동안 반대로 생각하고 있었다. 활동하는 것을 치료의 일환으로 생각할 것이 아니라 활동하지 않는 것을 질병으로 생각하는 게 옳다. 무조건 움직여야 한다. 자리에 앉을 때마다 이렇게 생각해보자.

'서 있는 게 어때?'

그 외의 팁도 있다.

• **정해놓고 걸어라**

많은 사람들이 걷기를 사소하게 취급해서 걷기가 주는 효과를 간과하기 쉽다. 활발하게 걷기는 가장 저평가된 건강 증진 운동이다. 이미 매일 조금씩 걷기를 하는 사람들이 많을 텐데 외출하기 위해 차를 타러 가기 전에 5분이나 10분 정도만 동네 걷기를 추가하는 건 어떨까? 친구나 가족과 통화를 하거나 좋아하는 팟캐스트를 들으면서 조금씩 더 걸어보자.

• **짧고 강렬한 활동을 연습해라**

22분을 잘게 쪼개 인터벌 트레이닝(속도와 강도가 다른 운동을 교차시켜가며 하는 것 - 옮긴이) 세션을 만드는 것이다. 세션은 1분짜리 활동 5가지를 4개의 라운드로 구성하되, 푸시업, 스쾃, 런지, 브리지, 점핑 잭 등의 보디 웨이트 트레이닝 동작을 추천한다. 활동 앞뒤에 워밍업이나 쿨다운 과정을 1분 정도씩 넣으면 22분 목표를 쉽게 채울 수 있다.

• **이전에 하던 활동을 다시 시작해라**

자녀가 있으면 함께 재미있는 게임을 하듯 활동하면서 심장에 펌프질을 해준다.

• **자신의 활동을 추적해라**

대부분의 스마트폰에는 이동 경로를 추적하는 앱이 깔려 있다. 재택 조치가 한창일 때 열심히 활동하지 않은 사람들은 하루 1만 보 걷기에서 한참 뒤처진 상태일 것이다. 이럴 때는 신체 단련의 목표에서 벗어나지 않도록 책임감을 이용해보자. 〈영국 스포츠 의학 저널〉에 실린 최근 연구에 따르면, 휴대폰이나 시계의 활동 추적기를 이용하는 사람들이 하루에 거의 1.5킬로미터를 더 걷게 된다고 한다. 그리고 활동 상황을 보여주는 프롬프트가 내장된 피트니스 추적기가 있을 때는 훨씬 더 많이 걸었다. 신체 단련을 추적하는 방법은 중요하지 않다. 스마트폰 기술을 이용하든 일지를 수기로 작성하든 진전 상황을 기록하는 행위 자체가 목표를 향해 더 잘 나아갈 수 있게 잡아주는 것이다.

코로나19에서 회복 중인 사람들은 격렬한 활동을 삼가면서 몇 달간 손상된 폐를 관리하는 게 좋을 수 있다. 이들의 심혈관 건강은 감염 자체는 물론이고 회복 과정으로 인해 또 다른 해를 입을 수 있다. 모쪼록 인내가 필요하다. 의사의 조언을 따르는 한편, 많은 환자에게 회복 및 폐를 튼튼하게 하는 데 큰 도움이 됐던 내용들을 참고하자. 심호흡도 이 중 하나로, 불안과 스트레스의 감정을 완화하는 데 효과가 있다.

심호흡은 언제, 어디서나 할 수 있다. 하루 2번의 연습으로 시작하면 짧은 시간 내에 기초가 다져진다. 의자나 바닥에 편안하게 앉아서 눈을 감고 목, 팔다리, 등의 긴장을 풀면서 몸을 이완시키기만 하면 된다. 가능한 한 오랫동안 코로 숨을 들이마시면서 횡경막과 배가 부풀어 올라 위가 밖으로 내밀어지는 듯한 기분을 느껴본다. 폐에 공기가 최대치로 찼다는 생각이 들 때 숨을 조금 더 들이마신다. 그다음 20까지 세면서 숨을 내쉬되 폐에 있는 호흡을 하나도 남기지 않고 밀어낸다. 이런 심호흡을 적어도 5번 지속한다. 같은 맥락에서 하품-스마일도 시도해볼 수 있다. 하품-스마일은 동작과 심호흡을 결합해서 몸의 조정력을 높이고, 팔과 어깨의 힘을 강화하는 데 도움이 되며, 가슴에 있는 근육을 열어 횡경막을 확장시켜준다. 방법은 간단하다. 침대 가장자리나 딱딱한 의자에 몸을 펴고 앉는다. 두 팔을 위로 곧게 뻗어 올려 기지개를 켜면서 크게 하품한다. 그런 다음 팔을 양쪽으로 내리고 3초 동안 미소를 짓는 것으로 마무리한다. 이 과정을 1분간 반복한다. 온라인에 자세한 방법이 많이 나와 있으니 관심을 갖고 찾아보자.

◀ 잠이 면역을 떠받친다 ▶

잠은 약이다. 잠—활동과 마찬가지로—이 천연 약물 작용을 한다는 것을 뒷받침하는 강력한 과학적 자료는 수없이 많다. 잠은 우리 몸을 재조정하고, 정신과 기억을 재편성하고, 분자 수준으로까지 내려가서 세포와 조직을 재생시킨다. 잠은 뇌에서 발가락의 세포에 이르기까지 모든 수준에서 우리 몸을 회복시키므로 수면과 코로나19의 병증이 악화하는 것 사이의 관계가 더 명확하게 조명되는 게 그리 놀랄 일은 아니다. 장기간의 수면 부족은 면역 기능을 감퇴시키고, 염증 수준을 올리고, 코르티솔(핵심적인 스트레스 호르몬)의 수준을 높이고, 만성 질환의 위험을 증가시킨다. 실제로 몸속을 순환하면서 치안을 유지하는 면역 세포의 수는 밤에 최고조에 이른다. 이것만으로도 수면이 지닌 방어력에 대한 설명은 충분하리라 생각한다.

잘 자는 것은 인체의 생리와 면역 상태를 조절하는 호르몬의 균형을 돕는다. 또한 우리가 일상의 스트레스 요인들을 어떤 식으로 느끼고 이에 맞서는지, 신체 대사가 얼마나 빠르게 이뤄지는지, 뇌가 얼마나 견고하게 작동하고 사고하는지, 심지어 마이크로바이옴이 어떻게 기능하는지에도 영향을 미친다. 수면이 장내 미생물에 어떤 식으로 영향을 미치는지 일반적으로는 상상하기 어렵지만 최신 과학에서 그 연계를 밝혀냈다. 건강한 장내 미생물 공동체가 잠이 들게 하고 숙면할 수 있게 도와주며, 반대로 숙면을 하면 다양하고 활력이 넘치는 장내 미생물 군집을 기를 수 있다는 것이다.

사람마다 수면의 요구 사항은 다르다. 대개 어린아이(10~12시간)는 성인보다(7~8시간) 더 많이 자야 한다. 다만, 질이 양보다 훨씬 중요하다. 9시간을 자고 일어났는데도 이튿날 여전히 피곤하다고 느껴지면 휴식이 되는 깊은 잠을 충분히 자지 못한 것이다. 몸과 동조하고, 건강한 수면 각성 사이클과 주기 리듬을 촉진하는 모든 단계를 반복적으로 거치면서 일관된 수면을 취해야 한다. 자신이 얼마나 잘 자는지, 밤새 충분히 깊은 잠을 자는지 알고 싶다면 스마트워치 같은 웨어러블 기기와 앱의 도움을 받아 수면의 양과 질을 추적해볼 수 있다.

◀ 스트레스가 면역을 침몰시킨다 ▶

누구나 스트레스를 경험한다. 스트레스는 삶의 일부이며, 때로는 건강에 도움이 되거나 동기 부여가 되기도 한다. 그러나 독성 스트레스는 두통, 복통처럼 성가신 증상에서부터 심각한 불안이나 우울 같은 정신적인 건강에 이르기까지 광범위한 영향을 미칠 수 있으므로 반드시 최소화할 필요가 있다. 독성 스트레스란 쉽게 수그러들지 않으며 오래 지속되고 심리적으로 문제를 일으켜 기분, 생리, 대처 능력에 영향을 미치는 스트레스를 말한다. 스트레스 호르몬이 끝도 없이 뿜어져 나오기 시작하면 많은 것들이 몸을 재성형하게 되는데 여기에 면역 체계의 힘도 포함된다.

스트레스 생리학은 지난 수십 년 동안 먼 길을 걸어왔다. 스트레스가 쌓였을 때 몸에서 어떤 현상이 봇물 쏟아지듯이 나오는지 오래전부터 알려져 있었다. 그러다 이번에 코로나19의 병증을 악화시키는 만성 질환을 포함해서 스트레스에 연관된 새로운 질환에 대해 또다시 배우게 됐다. 완화되지 않은 스트레스가 인체의 마이크로바이옴을 손상한다는 것도 그중 하나다. 실험 연구에 따르면, 독성 스트레스는 소장의 소화를 방해하며 이로 인해 소장의 박테리아가 과도하게 증식해 정교한 장내 장벽을 손상시킬 수 있다. 장벽이 손상되면 해로운 박테리아가 성장해 이로운 미생물들을 몰아내고 장내 세균의 불균형을 초래하며, 이는 부정적 영향을 끼치는 다양한 요소에 문을 개방하는 결과로 이어진다. 개중에는 코로나19의 장기적인 사례들을 포함해 취약한 사람들에게 만성 질환을 유발하는 원인이 되기도 한다. 재차 강조하건대, 인체의 모든 체계는 상호 연결성을 지니고 있다는 사실을 잊지 말자.

정신적 복원력을 구축해라

팬데믹이 시작된 이래로 모든 측정치—객관적인 것이든, 경험적인 것이든—에서 일제히 정신 건강 문제가 증가한 것으로 나타났다. 일단 아동 학대 및 가정 폭력 신고 전화 수가 늘어난 것이 초기부터 감지됐던 경고 신호였다. 미국 질병 통제 예방 센터에 따르면, 2020년 8월~2021년 2월에 '최근 들어 불안과 우울 증세가 생겼다'는 성인의 비율이 36.4%에서 41.5%로 증가했다. 코로나19가 사람들의 정서에 준 영향은 다양했다. 어떤 사람들은 자신이 생각보다 강하다는 사실을 깨달았다고도 하고, 또 어떤 사람들은 대처 능력에 한계를 느꼈다고도 한다. 개인에게 끼치는 영향을 결정하는 요인도 다양하다. 연령과 생애 단계, 어린 시절의 부정적인 경험, 인종, 성별, 유전, 정신 건강 이력, 차별 및 개인 생활 환경에 대한 노출, 재정적 안정, 건강 관리에 대한 접근성 등은 물론, 팬데믹 내내 겪은 다양한 범위의 분투와 손실까지 그 요인이 될 수 있다. 예를 들어, 보건 분야의 일선에서 일하는 사람이 경험한 것과 자택에서 고객과 화상 채팅으로 일하는 사람이 경험한 것은 현저히 다를 수밖에 없다.

좋은 소식은 전쟁, 자연재해, 재난 같은 극심한 스트레스를 받는 시기를 견딘 사람들 대부분이 장기적인 심리 문제 없이 잘 회복한다는 연구 결과가 있다는 것이다. 모두가 미증유의 스트레스, 우울, 근심에 시달리고 있고, 내가 대화한 전문가들은 예외 없이 코로나19가 우리 사회를 영원히 바꿔놓을 것이라고 예견했다. 하지만 인간의 복원력에 대한 연구에 따르면, 사람들은 예상보다 빨리 팬데믹에서 회복된다. 실제로 1918년의 독감 팬데믹 이후 빠른 회복을 보여주는 자료들은 차고 넘친다. 또 다른 연구에서는 미국인의 90%가 정신적 충격이 깊은 경험을 하더라도 해당 사건이 외상 후 스트레스 장애로 남는 경우는 단 6.8%뿐이라는 결과를 보여줬다. 그리고 외상 후 스트레스 장애의 후속 연구에서도 사람들의 증상은 트라우마를 겪고 나서 3개월 이내에 극적인 감소를 보였으며, 이들 중 3분의 2는 결국 회복이 됐다. 트라우마가 반드시 또는 자동으로 장기간의 정신 질환으로 이어지지 않는다는 사실을 아는 것은 그 자체로도 중요하며 우리에게 큰 위로가 된다. 이런 시기에 겪는 슬프고 불안하고 고통스러운 마음은 지극히 정상적이며 일시적이다. 대부분은 제어가 되며, 오히려 정신적 복원력의 힘으로 작용할 수도 있다. 우리는 지금까지 팬데믹을 잘 버텨왔다. 이제는 이를 원동력으로 삼아 정신적으로 반등할 수 있는 근육을 키울 때다.

나는《킵 샤프》를 집필할 때 인지 감퇴와 치매를 예방할 수 있는 탄력적인 뇌를 구축하기 위해 우리가 할 수 있는 부분에 특히 공을 들였다. 팬데믹 전에 쓴 책이긴 하지만 책 속의 5가지 아이디어와 전략—영양, 활동, 수면, 지속적인 학습, 타인 및 사회와의 연결—은 팬데믹 상황에서도 유효하다. 다만 이 지침들을 팬데믹 시대에 쉽게 적용할 수 있도록 좀 더 구체적인 방안을 제시하고자 한다.

《킵 샤프》를 쓰기 위해 몇 년에 걸친 조사를 했었다. 그리고 그 결과로 얻어낸 중요한 통찰들은 팬데믹 시기에도 '안성맞춤'이라고 할 수 있을 만큼 유효적절하다. 뇌는 나이가 들수록 더 향상되기도 하는, 믿을 수 없을 만큼 유연한 기관이다. 생각할수록 놀라운 일이다. 다른 장기들은 정상적인 마모 과정을 거치면서 쇠퇴하지만 뇌는 튼튼하게 유지되며, 새로운 뉴런과 네트워크를 성장시켜 나이를 얼마나 먹든 우리와 우리의 노력을 지지해줄 수 있다. 나는 100세가 넘어서 심장은 약해졌지만 뇌는 강건한 환자들을 많이 만났다(사경을 헤매는 상황에서도 여전히 기지에 찬 젊은 사람들처럼 생각하고 기억을 형성하는 뇌를 지닌 이들의 뇌 수술도 여러 차례 했다). 우리는 일상생활의 노력을 통해 더 나은 뇌, 그리고 팬데믹 방어력이 강한 뇌를 만들 수 있다. 가령, 원기를 회복시켜주는 수면과 활동의 결합은 정신 쇠락의 해독제로서 어디에서도 얻을 수 없는 독보적인 치료제다. 수면은 기억을 정돈하고, 신체 활동은 뇌세포에 미러클 그로(식물의 성장을 촉진시키는 가드닝 제품 브랜드 - 옮긴이)처럼 작용하는 물질들을 퍼 올려 성장을 자극하고 생존을 보장해준다. 덕분에 우리는 새로운 기술이나 취미를 배우고 탐색함으로써 자극을 받고 스트레스를 낮추고 심리적 보상을 얻을 수 있다. 한마디로, 적절한 수면과 활동은 우리가 정신적 탄력을 유지하는 데에 중요한 역할을 한다. 다음은 몇 가지 추가적인 팁이다.

◀ 미디어 칼로리의 소비를 줄여라 ▶

자신이 팔로우하고 있는 언론 매체들이 무엇인지, 이들을 얼마나 자주 확인하는지 생각해보자. 언론의 헤드라인을 따라 끝없이 스크롤을 오르락내리락하거나 TV 쇼를 몰아서 주야장천 보는 대신 친구에게 전화를 걸어 이야기를 나누거나 가까운 사람과 밖으로 나가 산책을 해보자. 자연은 사람들의 걱정거리를 해소해주는 최고의 기술을 지니고 있다. 지나치게 언론 보도에 매달리다 보면 삶의 통제를 잃어버린 듯한 기분에 빠지기 쉽다. 삶의 중심을 자신이 통제할 수 있는 일로 옮기면, 웰빙, 건강, 수행 능력에서 의미 있고 지속적인 성장을 이끌어낼 수 있게 된다는 연구 결과도 있다.

◀ 엄격한 체계를 유지해라 ▶

몸이 체계 전반에 걸쳐 항상성, 안정된 평형 상태나 균형을 좋아하는 것과 같이 정신도 예측 가능한 것, 질서, 일상성을 좋아한다. 우리가 예상치 못한 변화와 도전에 재빨리 적응할 수 있는 것은 이런 일관성 덕분이다. 매일의 할 일 목록을 만들고, 목표를 정하고, 직장을 포함해 자신의 공간을 조직하자. 주말이라고 예외를 두지 말고 먹고, 활동하고, 잠자는 등 정례적인 일과를 엄격하게 지키자. 독서, 온수 샤워, 좋아하는 음악을 들으며 동네 걷기 등 하루를 차분히 마무리하는 의식을 정해서 실천하자.

◀ 다른 사람들과 왕성하게 연결돼라 ▶

팬데믹이 초래한 비참한 감염병 증상의 하나는 외로움이다. 팬데믹이 시작된 이후 미국인의 67%(3명 중 2명꼴)가 전에 없이 외로움을 느낀다고 하며, 많은 이들이 몇 년 만에 처음으로 울었다고도 했다. 가슴 아픈 이야기다. 그렇기에 사랑하는 사람들과의 통화, 화상 채팅, 메일이나 편지 교환이 얼마나 중요한지 더욱 강조하지 않을 수 없다. 우리는 깊은 대화가 필요하다. 사회적 지지가 통제감과 자존감을 증대시켜 회복력을 강화해준다는 것은 입증된 사실이다. 뿐만 아니라 사회성은 신경계에 긍정적인 결과를 가져다주기도 한다. 실제로 사회성은 두려움과 불안을 유발하는 뇌의 회로를 비활성화시킨다. 인간은 다른 사람과 연결돼야만 정서적 반사 현상들을 다스리면서 뇌의 진정 기능을 활성화시킬 수 있다.

◀ 심신 의학을 실천하는 데 도움이 되는 앱을 사용해라 ▶

명상에 도움이 되는 앱에서부터 온라인 그룹에 참여해 경험을 공유하고 사교할 수 있는 앱에 이르기까지, 요즘은 회복력을 구축할 수 있도록 돕는 프로그램들이 많다.

◀ 전문가의 도움을 구해라 ▶

원격 의료의 폭발적인 증가로 면허를 가진 치료사를 찾는 일이 화상 채팅이나 전화 한 통으로 이뤄지는 시대가 됐다. 수영 선수 마이클 펠프스는 이렇게 말했다.

"나빠질 때까지 기다릴 필요가 없습니다. 치료는 심각한 정신 질환을 앓는 사람들만을 위한 것이 아닙니다."

그는 우울과 불안을 극복하는 데는 외부의 힘이 필요하다는 것을 경험으로 알고 있었다. 팬데믹에 연관된 스트레스와는 별개로 전 세계 사람들 4명 중 1명이 정신 건강의 문제를 겪으며, 그럼에도 미국 성인의 절반 이상은 관련 치료를 받지 않는다고 한다. 그동안 전문적인 치료는 특정인에 한정돼 있었지만 지금은 꼭 그렇지도 않으니 관심을 갖고 정보를 찾아보자.

아동의 사정도 성인과 크게 다르지 않다. 미국 질병 통제 예방 센터에 따르면, 2020년에 정신 건강과 관련해 응급실을 방문한 12~17세 아동의 비율은 2019년에 비해 31% 증가했다고 한다.

◀ 음식으로 기분을 북돋워라 ▶

'당신이 먹는 것이 당신이다'라는 말은 정신 건강에도 똑같이 적용된다. '영양 정신 의학'은 최근 과학계에서 연구가 활발해진 분야로서 마이크로바이옴과 쌍벽을 이루고 있다. 급격한 성장 일로를 걷고 있는 이 새로운 의학 분야는 생물학적 파트너 관계로서 마이크로바이옴의 역할에 동조하면서 식품과 정신 건강 사이의 관계를 연구한다. 결국 '좋은 영양'을 공급하는 일은 뇌 건강에 영향을 미치는 건강한 마이크로바이옴을 부양하고 지원하는 것과 같으며, 여기에는 최적의 사고와 정신적 웰빙을 북돋우는 신체의 화합물 생성도 포함된다. 과학자들은 식품이 신체 건강, 특히 신진대사와 심장의 건강에 미치는 영향에 오랫동안 집중해왔다. 그러다 매일의 삼시 세끼가 우리의 기분과 뇌 생물학에 어떤 작용을 하는지 연구한 결과들이 속속 나오면서 이제는 식품과 정신 건강의 놀라운 연관성 쪽으로 관심이 전환됐다. 대규모 집단 연구의 결과에 따르면, 영양이 풍부한 음식—과일과 채소, 견과류와 씨앗, 콩류, 생선, 달걀, 요구르트 등의 발효 식품 등—을 많이 먹는 사람들이 불안과 우울을 덜 겪으며 행복 수준과 전반적인 삶의 만족도가 높은 것으로 나타났다. 이러한 '음식-기분'의 연관성은 일시적인 화젯거리에 지나지 않는 것 같기도 하지만 사실은 그렇지 않다. 우리는 기분과 정신적 회복력에 미치는 식품의 힘을 증명해 보일 수 있는 잘 설계된 연구를 확보하고 있다. 물론 케일 샐러드와 정어리가 정신 질환을 치료할 수 있다는 이야기는 아니지만, 우리가 선택하는 먹거리가 정신 건강에서 과소평가되고 경시돼온 것만은 분명하다. 게다가 건강한 식품으로 바꾼다고 해서 돈이 더 많이 드는 것도 아니다. 정신 건강에 대한 식품의 이점을 시험하는 최근 연구에서 참가자들은 가당 시리얼을 오트밀로, 피자를 채소 볶음으로, 소시지를 해산물로 바꿨는데 그 결과 일주일 분량의 식료품비가 오히려 줄어들었다.

8장

O : 가족생활을 체계화해라

약간의 변화로 일상을 새롭게 사는 법을 배운다

기침이나 재채기를 이전과 같은 눈으로 볼 수 있을까? 생활비를 보태거나 요양 시설에 모셔야 할 부모님에 대해서는 어떤 계획을 세울까? 아이들이 학교생활을 제대로 누리게 하려면 어떻게 해야 할까? 여행을 가기 전에 알아둬야 할 것들은 무엇일까? 코로나19의 장기적인 영향에 대처하기 위해 건강 보험에 더 많은 지출을 하는 것이 옳을까?

위에 나열한 것들은 아마도 모두가 공통적으로 고민하는 부분이 아닐까 싶다. 어떤 가정에서든 팬데믹 이전에 생각하지 못했던 방식으로 가족생활을 조직해 꾸려나갈 생각을 해야 한다. 감염병 전문가들, 사회 과학자들, 코로나19를 겪은 많은 개인들과 대화해보고 나서, 나는 코로나19가 언제까지나 우리 주변에 머물 수 있다는 가정 하에 코로나19와 더불어 살아가기 위한 최선의 전략이 될 8가지 가족생활 체크 리스트를 작성했다. 이제는 어떤 결정이든 코로나19를 중요한 요인으로 고려해서 내려야 한다. 신중하게 '새로운 일상'으로 돌아가되 불확실성, 팬데믹의 여파, 코로나19의 재발, 그리고 세계를 위협하는 새로운 광적인 병원체가 생겨날 가능성 등과 계속해서 씨름하게 될 것이기 때문이다. 이 책을 마무리하면서 그동안 진행하던 팟캐스트 '코로나바이러스, 사실과 허구'에 '삶의 추구'라는 문구를 새롭게 추가했다. 인생의 다음 장을 생각하며 자기 돌봄과 생산성 사이의 균형을 찾을 준비를 할 시기라는 의미에서다. 아래의 8가지 코로나19 친화적 계명을 따라 자신과 주변을 팬데믹 방어에 최적화된 위치로 배치하기 바란다.

◀ 건강 검진, 암 검사, 추가 접종을 꾸준히 한다 ▶

전 세계가 의뭉스럽게 지구 전체를 활보하는 바이러스에 맞서느라 우리의 주 관심사가 심장병, 암, 당뇨, 치매 같은 만성적이고 비(非)전염적인 건강 문제에서 잠깐 벗어나 있었다. 그런데 이런 질병들은 여전히 수백만 명의 사람들에게 고통을 주고 치료에 연간 수십억 달러의 비용이 든다. 다시 이 질병들을 치료하고 예방하기 위한 정기 검진과 연례 검사로 돌아가야 할 때다.

모두가 코로나19가 시야에서 멀어지는 광경을 보고 싶은 마음이 간절하겠지만 코로나19가 언제든 불쑥불쑥 나타날 가능성을 잊어서는 안 된다. 그런 점에서 부스터 샷을 최신 상태로 유지하는 것은 집단 면역을 이어가고 또 다른 팬데믹을 예방하는 열쇠다.

의사와 병원이 코로나19의 노출 가능성으로부터 환자를 보호하는 방법을 숙지한 상태이므로 언제 치료에 들어갈지, 선택적인 수술이 필요하다면 언제 시행할지 판단하는 일로 걱정할 필요가 없어졌다. 지역 창궐이 있으면 의사와 병원이 즉시 경보를 발령할 것이고 우리는 이들의 안내에 따르면서 안전 수칙을 지키면 된다.

◀ 벌어지는 틈을 메꾼다 ▶

팬데믹은 아이들의 교육 궤적을 광범위하게 둔화시키는 동시에 인종과 사회 경제적 측면에서 격차를 증폭시켰다. 아예 불가능하진 않더라도 안정적인 인터넷에서 원격 수업에 접속하는 것이 어려운 가정, 스스로 온라인 플랫폼을 이용하기 어렵고 적절한 부모의 관리를 받지 못하는 아이들 등 다양한 이유로 불이익을 겪는 가정의 학생들에게서 이런 현상이 특히 두드러졌다. 나이를 불문하고 하루 종일 원격으로 학습하고 상호 작용하는 것은 쉬운 일이 아니다.

흔히 '학습 손실'이라는 표현을 쓰지만 나는 이 말이 최선의 용어라고 생각하지 않는다. 아이들이 우리가 생각하는 것만큼 많은 것을 잃지 않았을 수도 있고, 실제로는 팬데믹을 겪으며 얻은 게 더 많을 수도 있지 않은가. 교실에서 배우는 시간은 잃어버렸을지언정 기술, 지식, 추억, 또는 앞으로 살아갈 날을 위한 지혜의 수용 능력을 잃었다는 의미는 아닐 것이다. 플루타르코스(46~120년경 그리스의 철학자로《영웅전》을 저술했다 - 옮긴이)가 말했듯, 마음은 채워야 할 그릇이 아니라 점화해야 할 불이다. 아이들은 다시 타오를 준비가 돼 있다.

미국 전역의 교육감들과 이야기를 해본 결과는 낙관적이었다. 집중적인 개인 수업을 제공하고, 학년을 늘리고, 지역 사회의 기관들과 연계하는 등의 공적 조치로 학습 격차를 충분히 해소할 수 있을 것으로 보인다. 물론 전적으로 이상적인 대안은 아니다. 다만 전국의 교육자들은 팬데믹이 아이들의 교육에서 영구적인 퇴보가 아니라 일시적인 중단에 지나지 않는다는 점을 한결같이 강조한다. 지금도 많은 지역에서 아이들을 안전하게 학교로 돌아갈 수 있도록 하는 데 앞장서고 있다.

오디오 북《유년의 중단Childhood, Interrupted》(국내 미출간)을 집필하고 녹음하면서 전국의 아동 심리학자들로부터 이들의 관심사와 계획에 대해 자문을 구할 기회가 있었다. 이들은 학구적인 요소만을 의미하는 '학습 손실'이라는 용어보다 '격차 확대'라는 용어가 훨씬 적절하다고 주장했다. 현재의 교육적 상황을 설명하는 데에 사회적, 정서적 격차도 포함시킬 필요가 있기 때문이다. 특히 아이들의 백신 접종이 확대되면서 아이들의 사회적 연결이 다시 자양분을 얻고 있는

지도 확인해야 한다고 말했다. 과학자이자 심리학자인 안젤라 더크워스는 말했다.

“아이들은 놀랍도록 회복력이 뛰어납니다.”

더크워스는 비영리 성격 연구소를 설립해 어린이의 성장을 돕기 위한 과학적 근거가 있는 자료들을 수집하고 있다.

“사람들은 회복력이 예외적인 거라고 생각하곤 하지만 사실은 법칙입니다.”

더크워스에 따르면, 회복력은 손실과 파괴에 연연하지 않으면서 팬데믹을 극복하는 데 도움을 주며 다음과 같은 질문을 하게 만든다.

‘나는 무엇을 배울 수 있지? 앞으로 나는 무엇을 할 수 있지?’

부모의 작은 정신적 변화는 사물에 대한 아이의 반응과 선택을 위한 사고를 형성한다. 예를 들어, 문해, 즉 글을 읽고 쓰는 것은 학습의 기초이며 자녀에게 문해를 연습하게 하는 것은 웬만한 부모들이 집에서 할 수 있는 일이다. 아이들은 매일 무엇을 배운다. 학교나 학원 같은 학구적인 환경에 있든, 자기 방에서 컴퓨터 앞에 앉아 반 친구들과 온라인에 접속해 있든, 동네에서 자전거 타는 법을 배우기 시작하든, 인터넷으로 친구들과 비디오 게임을 하든, 모든 것이 학습이다. 학습은 이진법이 아니며 훨씬 복잡하다. 아이들은 작년에 배웠어야 할 새로운 기법들을 지금부터 배우게 될 것이다. 몇 년이 지나지 않아 우리는 아이들이 학습을 ‘따라잡았을’ 뿐 아니라 앞질러 가고 있다는 사실을 발견할 수 있을지도 모른다. 어쩌면 잘된 일일 수 있다. 팬데믹이 다른 누구도 가르쳐줄 수 없는 경험을 가져다줬으니 말이다.

◀ 비상 자금과 재정적 완충 방안을 재정비한다 ▶

많은 가정이 코로나19가 초래한 재정적 고통을 겪고 있다. 이른바 영혼까지 끌어올린 자금들도 바닥이 났다. 이제는 비상 자금 준비—혹은 재준비—를 최우선으로 하는 포스트 코로나19 시기의 지출 계획을 세워야 할 때다. 빚을 갚거나 여유로운 휴가 계획을 세우는 것은 그 이후의 일이다(오랜 '고립'의 끝이라서 일상으로 '회귀'하고 싶은 욕구가 그동안 못했던 온갖 것들에 대한 과다한 지출로 이어질 수 있다). 내가 인터뷰했던 재난 재무 설계사들에 따르면, 한 가정의 비상 자금은 최대 1년 생활비에 해당하는 돈을 모으는 것을 목표로 해야 한다고 한다. 지불해야 하는 청구서—임대료, 주택 담보 대출, 자동차, 보험 등—의 우선순위를 정하고 비상 자금이 다 찰 때까지 현금을 모으는 데 집중한다. 목표는 또 다른 팬데믹에 대한 최선의 대비로 현금을 언제든 쓸 수 있는 상태로 유지하는 것이다.

개인 금융 전문가인 수지 오먼은 고금리 부채를 상환하는 것보다 저축을 우선시하라고 조언하진 않되, '평상시'가 아닌 팬데믹의 급성기에는 다른 무엇보다 현금을 모으는 것이 똑똑한 전략일 수 있다고 한다. 단, 나중에 부채와 신용 점수를 관리할 계획을 세운다는 전제 하에서다. 사실 우리가 처한 상황이나 단계가 무엇이든 저축해서 비상 자금을 유지하는 것을 우선시하라는 조언은 언제나 옳다. 오먼은 이렇게 말했다.

"비상 자금 저축은 투자가 아닙니다. 보안이죠. 마음의 평화예요. 우리를 보호해주는 겁니다."

여기에 나도 한마디 덧붙이고 싶다. '현명한 팬데믹 대비'라고 말이다.

◀ 현명하게 여행한다 ▶

현명하게 여행하는 것은 크게 복잡하지 않다. 정부의 지침을 확인하고 국내외에서 비교적 안전한 여행지를 알아보면 된다. 다만 백신을 맞았다고 하더라도 철저한 계획을 세워야 한다.

숙소와 교통편을 예약하기 전에 해당 업체가 백신 접종 및 마스크 착용에 대해서 어떤 방침을 갖고 있는지 코로나19 관련 방역 절차를 확인한다. 또 취소 시 어떻게 되는지도 미리 알아봐야 한다. 목적지는 물론 경유지의 코로나19 규제에 대해서도 확인해야 하고, 이용할 교통편에 대해서도 자세히 따져봐야 한다. 비행기의 기내에서는 공기 교환과 필터링이 이뤄지므로 대부분의 바이러스가 쉽사리 확산되지 않는다. 다만 기내가 번잡하거나, 공항의 출발·도착 공간 및 보안 검사대에서는 물리적 거리 두기가 용이하지 않아 위험할 수 있다. 목적지에 도착해서는 해당 지역의 규칙과 지침을 따르면 대개는 안전하다. 유사시 여행 비용을 환불해주는 여행자 보험도 알아두면 좋다. 일반적인 여행자 보험은 코로나19로 인한 다양한 변수에 대해 보장하지 않을 가능성이 높다.

이외에 몇 가지 추가 정보를 공유한다.

- 바이러스 확산이 최소화되는 야외 활동 위주로 계획을 짠다.
- 공간이 넉넉하고 엄격한 코로나19 민감형 규정을 적용하는 시설 일체형 리조트를 찾는다. 혹은 지역 내 바이러스 노출 위험도가 낮으며 철저한 방역 규정을 지키고 체크 리스트를 꼼꼼히 확인하는 숙소를 이용한다. 장소 불문하고 감염 위험이 가장 큰 것은 마스크를 쓰지 않은 사람들과 대면 접촉을 한 상태로 실내에 오래 머무르는 것이다.
- 안전한 코로나19 여행을 위한 체계를 갖추고 있는 믿을 만한 업체를 이용한다. 특정 크루즈에 따라서는 승객이나 승무원의 백신 접종을 의무화하지 않기도 하므로 사전에 문의해서 안전하고 엄격한 코로나19 규정을 적용하는 상품을 선택한다. 크루즈는 기본적으로 공간이 좁고 공유 공간이 많으며 낯선 사람과 접촉하기 쉬워 한번 바이러스가 발생하면 아주 위험한 환경이 된다. 2020년에 단 1명의 확진자가 수백 명을 감염시킨 다이아몬드 프린세스호를 기억하기 바란다.

여행하는 동안 백신 여권이 필요할 수 있다. 아마도 백신 접종 상태를 보여줄 수 있는 실물 카드나 휴대폰 앱의 형태가 될 것이다. 대신 전 세계에서 일괄적으로 사용할 수 있는 보편적인 시스템이 갖춰지지 않았으므로 여행지의 여권 규정에 맞춰야 한다. 미국은 각 주, 대학, 사업체가 자체적으로 백신 여권에 대한 결정권을 가지고 있으며, 이 글을 쓰는 시점까지도 연방 차원의 백신 접종 데이터베이스나 의무 사항에 대한 계획은 없었다.

모든 어린이에 대한 백신 접종 허가가 나지 않은 상태에서는 어린이를 동반한 여행이 조금 복잡할 수 있다. 가급적이면 자녀들을 바이러스에 노출되지 않도록 보호하고 싶을 것이고, 그러려면 마스크 쓰기, 손 씻기, 다른 사람들과 물리적 거리 두기를 계속할 수밖에 없다. 위험도를 0으로 맞추는 것은 실현 가능한 목표가 아니다. 차선책으로서 삶의 만족도를 희생시키지 않으면서 가능한 한 위험을 최소화하는 기본 사항을 반드시 지키도록 한다.

◀ 가족이 있는 장기 요양 시설에 대해 꼼꼼히 알아본다 ▶

많은 노인 원호(援護) 생활 시설이 바이러스에 노출된 노령자에게 죽음의 덫이 됐다. 고령과 기저 질환이 결합된 채 폐쇄적인 공유 환경에서 생활하다 보니 취약성이 두드러졌던 것이다. 미국은 장기 요양 시설에 거주하는 사람들의 8%가 코로나19로 사망했다. 팬데믹 동안 장기 요양 시설 사망자는 전체 미국인 사망자의 3분의 1을 차지했다.

이런 시설들은 코로나19 창궐 시 입소자, 근무자, 자원봉사자, 방문자를 보호하기 위한 계획이 시급하다. 많은 사람들이 팬데믹을 겪으면서 사랑하는 가족 구성원을 요양 시설에 보내는 문제에 대해 더 깊이 고민하게 됐으리라고 생각한다. 아무래도 이런 곳들은 입소자와 직원 간의 신체 접촉이 잦고, 비슷한 종류의 다양한 시설을 드나드는 근무자들이 많고, 입소자들이 물리적인 거리 두기가 어려운 공간을 함께 이용하게 되는 등 많은 부분에서 바이러스와 박테리아성 질병에 취약하기 때문이다.

그나마 백신 접종으로 입소자와 근무자들이 더 안전해지긴 했지만 모든 사람의 백신 접종 상태가 똑같이 유지된다고 장담할 수 없다. 따라서 요양 시설에 대한 신중한 선택이 필요하다. 가족이 요양 시설에 입소해 있다면 시설에 연락해서 코로나19 사례 및 규정에 관한 질문이나 우려를 관리자에게 전달하고 답변을 들어둔다. 장기 요양 시설에 해볼 수 있는 질문은 다음과 같은 것들이다.

- 입소자와 직원들에 대한 검사 규정은 어떻게 돼 있는가?
- 백신 접종을 의무화하고 있는가? (나라면 코로나19 백신 접종을 아예 고용 조건으로 명시한 시설을 선택할 것이다. 사실 직원의 백신 접종률 정도의 자료는 가족 구성원이 원하면 언제든 확인할 수 있어야 한다. 미국의 경우, 인플루엔자 백신 접종이 의무인 기관에서는 98%의 백신 접

종률을 보이며, 의무가 아닌 의료 시설에서는 백신 접종률이 50% 미만으로 떨어진다.)

- 감염병 창궐이 있을 때는 어떻게 하는가?
- 코로나19 발생을 예방하기 위해 어떤 안전 규정이 마련돼 있는가?
- 직원 관리와 지원은 어떻게 하는가?

◀ 인간관계의 변화를 받아들인다 ▶

팬데믹은 사회를 분열시킨다. 코로나19도 마찬가지다. 아마 가족과 친구들이 공중 보건 조치와 팬데믹의 심각성에 대해 티격태격하는 일을 자주 겪었으리라. 누구나 옳다고 생각하는 것에 대한 자기만의 신념이 있다. 창궐의 최고조기에 규칙을 무시하고 자기 말만 옳다고 주장하며 인내심을 시험하는 행동을 보인 사람들을 많이 목격했을 것이다. 미국에서는 팬데믹이 정치 문제로 비화하면서 너무나 많은 가치들이 옳으니 그르니 하는 경쟁을 벌이게 됐고, 이 와중에 사람들은 사회적으로 품위를 유지하기가 매우 힘들어졌으며, 누구 할 것 없이 다양한 측면에서 사회적 규범을 수정해야 했다. 일하는 방식, 타인과의 상호 작용은 물론, 일상을 보내는 방식이 모두 복잡해졌다. 어떤 문제가 생명과 직결되면 가벼운 의견 충돌을 겪을 때와는 다르게 다른 사람들의 의견에 상당한 무게가 실린다. 더구나 사람들이 정해놓은 경계와 안전의 수준에 대한 인식이 충돌할 때는 상황이 더욱 까다로워질 수 있다.

이번 팬데믹으로 인간관계가 영구적인 영향을 받을 수 있다. 그렇다 하더라도 크게 신경 쓸 필요는 없다. 대다수의 사회생활이 팬데믹 이전부터 이미 느슨해지고 있었다. 오히려 축소된 사회생활은 안도감과 위로를 주기도 했다. 어찌 보면 우리로서는 사회생활을 재설정하고 새로운 범위를 구축할 기회를 가진 셈이다. 팬데믹을 계기로 어떤 관계를 유지하며 공을 들일지 드러난 것이다(물론 친구 사이가 틀어지는 건 팬데믹과 상관없이 아주 평범한 일이긴 하다).

어쨌든 일상은 회복되고 있다. 만약 실내에서 열리는 대규모 행사에 초대됐는데 손님 중 많은 수가 백신을 맞지 않은 것으로 확인됐을 때 불편한 마음을 어떤 식으로 표현하면 좋을까? 이럴 때는 그저 솔직하게 표현하면 된다. 이런 자리에서 다 같이 시간을 보내는 게 마음이 편하지 않다고 있는 그대로 말하는 것이다. 대신 원만한 어조로 말이다.

경우에 따라 대화의 중심에서 몇 걸음 물러나야 할 수도 있다. 공감과 연민이 결여된 채 과열 양상을 띠는 대화에 뛰어드는 건 되도록 피하는 게 낫다. 팬데믹 시기에 해야 할 행동에 대해 혹자의 생각이나 아이디어에 반박하고 싶으면 "그 이야기는 어디서 들었어요?"라고 하거나 "내가 이해할 수 있게 당신 생각을 좀 더 말해주세요."라는 말로 물어보자. 그리고 선입견 없이 그들의 이야기를 경청하자. 공감하는 마음으로 그들의 우려에 호응하고, 그들의 안녕에 신경 쓰고 있다는 것을 보여주자. 그들의 우려를 인정함으로써 신뢰를 쌓다 보면 대화는 원만하게 흘러갈 것이다.

한발 더 나아가 자신의 의심과 걱정을 털어놓기도 하고 자신이 왜 다른 판단을 하는지에 대한 근거를 알려줄 수도 있다. 정치적이지 않은 기사를 예로 들어 의견을 뒷받침할 수 있는 정보를 제시하거나, 상대방이 긍정적으로 반응할 수 있는 믿을 만한 출처의 게시물을 보여준다. 또한 그들에게 새로 알게 된 정보의 주인 의식을 심어줄 수 있도록 노력한다. 대화가 일방적으로 흐르지 않고 공동의 협력으로 이어질 수 있게 주의하는 일도 잊지 않는다.

다른 사람들과 관계를 쌓아가는 것은 정서적 안녕은 물론 전반적인 건강을 위해서도 대단히 중요한 부분이다. 단, 불안을 조성하는 사람들은 예외다. 연구 결과에서도 누군가를 손가락질하거나, 혹은 그 사람의 행동—예를 들면, 백신 거부—에 수치심을 주는 것은 전혀 도움이 되지 않는다고 했다. 나의 좌우명은 '공유하라, 부끄러워하지 마라'이다. 친구들이 백신 접종을 망설인다면 백신을 통해 코로나19로부터 보호되는 기분이 얼마나 좋은지를 공유하면 어떨까. 백신 접종을 꺼리는 사람들의 다수는 어리석거나 이기적이지 않다. 그들은 그저 신뢰할 수 있는 사람들, 즉 친구, 멘토, 의사, 동료, 가족에게서 더 많은 정보를 얻어 안심할 수 있길 바랄 뿐이다. 우리는 충분히 그들을 위한 조력자가 될 수 있다.

◀ 새로운 워라밸을 찾는다 ▶

나는 이번 팬데믹 기간보다 심각하게 일과 생활의 균형이 무너져 본 적이 없었다. 나뿐만 아니라 아마 수백만 명의 사람들도 같은 경험을 하지 않았을까.

심지어 어떤 사람들은 기나긴 출퇴근 시간마저 그리워하기 시작했다. 거기에 얼마간의 평온과 고요, 생각할 시간이 깃들어 있었다는 것을 깨달았기 때문이다(나의 경우 취재차 장거리 비행을 하던 시절이 너무나 그리웠다). 팬데믹은 일과 여가 사이의 경계, 시간의 흐름을 흐릿하게 만들어버렸다. 한 여성은 이 현상을 완벽하게 표현했다.

"집에서 업무를 보는 게 아니라 그냥 직장에서 생활하는 것 같은 느낌입니다."

그러니 아이를 키우는 사람들이 어떨진 굳이 언급하지 않겠다.

사실 일과 생활은 서로 경쟁 대상이 아니다. 일은 생활의 일부이며, 개인 및 각 회사의 선택에 따라 다른 모습으로 나타날 뿐이다. 사람들은 사무실로 돌아가면서 하이브리드 모델(재택 근무와 현장 근무를 유연하게 조율하는 것 - 옮긴이)에 따른 전일 또는 시간제 근무를 재개했다. 새로운 균형을 찾는 것이 그 어느 때보다 중요한 시점이다. 다음은 몇 가지 팁이다.

- 업무의 정신적 경계를 정한다. 작업 공간과 시간을 정하되, 작업 시간은 (가능하면) 가장 창의적이고 생산적으로 일할 수 있는 시

간대로 선택한다. 근무 시간이 아닐 때 날아오는 메시지에는 즉답하지 않는다. 회사 차원에서 업무용 채팅 앱이나 특정 프로그램을 사용할 경우 근무 시간이 끝나면 상태 메시지를 '퇴근' 또는 '방해 금지'로 바꿔놓는 게 좋다. "오늘 저녁에는 약속이 있고, 내일은 살펴볼 수 있어요."와 같은 말을 할 때도 전혀 거리낄 필요가 없다. 언젠가 윗사람으로부터 이런 말을 들은 적이 있다. "어떤 상황에서는 '노No'가 완벽한 답이 될 수 있다네."
근무 시간과 일정에 대해 동료들과 터놓고 소통한다. 이제는 어디서 일할 것인지에 대해 더 유연하게 조정할 수 있다(그리고 이는 아주 잘된 일이다). 이전의 근무 환경으로 돌아가 적응하는 게 걱정스럽고 다소 위축되더라도 참고 기다릴 필요가 있다. 이토록 오랜 시간 동안 다른 사람들과 안전거리를 유지하며 지내다가 예전으로 돌아가는 과정에서 어느 정도의 사회적 불안은 당연히 생길 수 있다.

- 직장과 집에서 일일 및 주간 단위로 현실적인 목표치를 설정한다.
- 재택 근무 시 일하는 시간과 생활하는 시간 사이에 타협 불가의 20분을 반드시 확보해둔다. 이 시간에 마음을 차분히 가라앉히거나 기운을 북돋우는 의식—명상, 독서, 일기 쓰기, 산책 등—의 시간을 가져보자.
- 노동의 분담을 재설정한다. 지금은 작고한 미국의 대법관 루스

베이더 긴즈버그의 아들이 비행을 저지르자 학교에서 어머니인 그녀를 몇 차례 소환한 일이 있었다. 그녀는 학교 측에 아들에게는 2명의 부모가 있으니 양쪽을 번갈아 불러달라고 요청했다. 벌써 수십 년 전 일이지만 이 교훈은 오늘날에도 고스란히 적용된다. 여성들은 팬데믹 기간에 직장을 그만두거나 경력을 하향 조정하며 불균형의 고통을 겪어야 했다. 부부는 한 팀이다. 언젠가 더 나아지리라는 믿음으로 협력하자.

◀ 병원체와 공생하는 법을 배운다 ▶

이제는 길거리에 있는 ATM의 지저분한 액정을 터치하거나, 가까운 데 있는 누가 재채기를 하면 왠지 찝찝하다. 아무래도 팬데믹 이전과는 모든 게 달라 보일 수밖에 없다. 심지어 공중화장실도 위험 구역처럼 느껴진다(MIT 연구자들이 발표한 것처럼 '토일렛 플룸(변기 에어로졸 기둥이라고도 한다 - 옮긴이)', 즉 변기의 물을 내릴 때 생성되는 미세한 입자의 공기 중 확산은 실제 현상이며, 경우에 따라서는 공중 보건의 우려 사항이 될 수 있다). 코로나19를 포함해 많은 병원성 미생물이 실제로는 사물의 표면에서 전파되기 쉽지 않지만, 더럽다거나 병균이 가득하다고 생각하는 것에 대한 우리의 인식은 완전히 뒤바뀌었다. 사람들은 이런저런 손 소독제, 살균 스프레이, 항균 제품들을 쓰면서 세상을 정화하고 스스로를 살균 소독하면서 안심하고 싶어 한다. 그러나 좋든

싫든 우리는 미생물의 바다에서 살 수밖에 없다. 게다가 앞서 언급했듯, 미생물 중 많은 종류가 인간의 건강에 이로운 작용을 한다. 대표적으로 인간 마이크로바이옴 같은 우호적인 세균은 인간에게 최고의 친구가 될 수도 있다. 모든 세균을 몸에서 몰아내기란 불가능하며 이렇게 되길 바라서도 안 된다. 집단 면역이 되면서 코로나19 감염률이 낮아지면 항균에 들이는 노력도 줄여나가는 게 좋다. 인체의 면역 체계로부터 학습의 기회를 자꾸만 빼앗아버리면 오히려 면역 체계에 손상을 줄 수 있기 때문이다.

영국의 감염병학자 데이비드 스트라칸은 1989년에 '위생 가설'을 들어, 유년기에 감염에 노출되면 이후의 삶에서 알레르기에 대한 방어력이 높아진다고 주장했다. 그는 또한 어린 시절의 낮은 감염 발생률이 20세기 들어 알레르기 질환과 천식이 상승한 것에 대한 설명이 될 수 있다고 했다. 그가 〈영국 의학 저널〉에 발표한, 대가족의 어린 아이들은 손위 형제자매에 의해 세균에 노출되기 때문에 꽃가루 알레르기에 걸릴 가능성이 적다는 초기 연구는, 유아기에 미생물에 대한 노출이 부족하면 질병 감수성이 높아진다는 추가 연구로 이어졌다. 그리고 꽃가루 알레르기(알레르기성 비염), 습진, 천식 등 만성 알레르기 질환의 발생 증가가 치명적인 감염병의 부담에서 벗어나기 위해 불가피하게 치러야 할 대가일 수 있다는 가설이 세워졌다. 청결에 대한 지나친 강조를 지양하며 '미생물 가설' 또는 '오랜 친구 가설'로도 불리던 위생 가설은 지난 30년 동안 수많은 비판적 논쟁 속에서도 꾸준히 발전해오다가, 특정 노출이 건강을 증진시키고 지나치게 깨끗한 것은 역효과를 낳을 수 있다는 과학적 합의에 이르렀다. 또한 이 가설은 음식 알레르기, 자가 면역 질환(제1형 당뇨병, 다발성 경화증 등), 염증성 장 질환, 일부 암, 심지어 알츠하이머병까지 다양한 질환들을 설명하는 데로도 확장돼왔다.

이 개념은 웨이트 트레이닝을 통해 근육량과 근력을 키울 때 일어나는 일과 비슷하다. 아령의 무게를 점진적으로 늘려가며 근육을 단련시킴으로써 나중에는 더 무거운 아령도 쉽게 들어 올릴 수 있게 만드는 것이다. 내가 인터뷰한 면역학자들에 따르면, 면역 체계도 마찬가지다. 면역 체계는 '웨이트', 즉 무게에 해당하는 감염과 싸우기 위해 매일의 생활에서 발견되는 오염 물질과 싸워가며 훈련하고 학습해야 한다. 오염 물질에 노출되지 않은 면역 체계들은 감염과의 싸움에서 난데없이 무거운 무게를 들어 올려야 하는 것과 같은 난관에 봉착한다. 위생에 유의하되 이것에 집착하지 말자. 우리는 지구로부터 고립되는 것이 아니라 지구에서 살아가는 존재로서 지구와 타협해야 한다. 코로나19에 대한 집단 면역이 달성되고 나면 그때부터는 다시 위생에 대한 열광을 어느 정도 내려놓는 일도 필요하다.

브렛 핀레이 박사는 브리티시컬럼비아 대학교의 미생물학 및 면역학과 교수다. 그가 마이크로바이옴에 대해 가르칠 때 강조하는 게 있다. 인체에는 박테리아 세포가 최소 인간의 세포 수만큼 존재하며, 팬데믹 이전에는 미국인의 10대 사망 원인에서 누군가로부터 '옮겨

받을 수 있는' 감염병에 의한 사망 원인이 독감 하나에 불과했다는 것이다. 그 외 모든 질병, 이를테면 심장병, 암, 뇌 질환 및 뇌졸중, 당뇨, 비만 같은 질병들은 건강하지 못한 마이크로바이옴 또는 기능 장애로 인한 것들이라고 한다. 핀레이 박사는 2021년 논문에서 팬데믹의 여파로 미생물에 관련된 부정적인 부수 현상(附隨現狀)이 생길 수 있음을 경고했다. 핀레이 박사는 말한다.

"유전자를 바꿀 순 없지만 몸속 미생물을 바꿀 순 있습니다. 이들은 우리의 친구입니다."

장기 후유증 환자들을 위한 특기 사항

코로나19의 온갖 희한한 특징 중에서도 일부 사람들에게서 나타나는 장기적인 후유증은 의사들과 과학자들을 의아하게 만든다. 대부분의 사람들에게 코로나19는 몇 주 정도에 걸쳐 불편을 겪게 하는 질병이다. 아니면 기저 질환이 있거나 연로한 사람들을 입원하게 만들거나 심하면 사망에 이르게 한다. 그런데 어떤 사람들에게는 심해지고 덜해지고 하는 식으로 시간을 끌면서 끝이 보이지 않는 증상을 남긴다. 심지어 초기 단계에서는 비교적 경미한 증상을 보였거나 무증상이었던 사람에게서도 이런 후유증이 나타난다. 후유증이 길어지면 감염 당사자는 물론 나머지 가족까지 끊임없는 고통의 나락에 빠지기 쉽다. 이럴 때일수록 사랑하는 가족 구성원을 위해 가족 전체가 똘똘 뭉쳐 포괄적, 집단적으로 난관을 헤쳐나가야 한다.

연구 결과, 코로나19에서 회복한 사람들의 50~80%가 감염 후 3달 정도 크고 작은 후유증을 겪은 것으로 나타났다. 추정치는 다양하지만 코로나19에 걸린 사람들의 최소 10%(최고 30%)는 예후를 짐작할 수 없고 기한도 없는 장기 후유증 환자가 될 수 있다. 이 얼마나 무서운 일인가. 미국에서만 거의 1천만 명에게 이와 비슷하게 지속적인 증상이 남았다. 후유증을 앓는 사람들은 몸이 너무 쇠약해져서 생업을 이어나가거나 직장으로 복귀하지 못하고, 일상생활은 물론 아주 단순한 일조차 수행할 수 없게 돼버리기도 한다.

사회는 관심을 갖고 이들을 돌봐야 한다. 이들의 사례에서 배워야 최선의 처치와 치료법을 확립할 수 있다. 미국의 경우, 이런 환자들이 어마어마하게 많음에도 아직 분명한 진단도, 표준화된 진료도, 이들을 치료할 국가 차원의 지침도 없다. 우선 코로나19 장기 후유증에 대해 분명하게 규정지어야 한다. 그러면 다른 만성 질환처럼 적절한 약물과 건강한 생활 방식을 통해 관리하고 처치할 수 있게 될 것이다. 의료계에서 발 빠르게 표준화된 정의와 치료 지침을 만들고 있지만 30~50대 여성들에게서 흔히 나타나며 몇 가지 유사점이 있다는 것 외에 장기 후유증 증상의 진단 기준조차 마련돼 있지 않은 것이 현실이다. 폐와 심장의 사진을 찍는 것은 포스트 코로나19 병증을 확인하는 데 별 도움이 되지 않는다. 코로나19가 만성화할 수 있다는 것은, 왜 감염된 적이 없는 환자들보다 이 병에 걸린 지 1~6개월 된 환자들의 사망 위험이 60%가량 높은지를 부분적으로 설명해준다. 더불어 코로나19를 앓은 환자들은 진단 후 6개월간 의학적 치료와 약물 치료가 추가로 필요할 가능성이 20% 더 높은 것으로 나타났다. 만성 질환이 다른 만성 질환을 낳으면 몸은 다양한 질병과 장애에 취약해진다.

미국 국립 보건원의 원장 프랜시스 콜린스 박사(파우치 박사의 상사다)는 코로나19 장기 후유증을 밝혀내기 위한 주요 계획을 발표했다. 관련 질환의 조사를 위해 4년에 걸쳐 11억5천만 달러 규모의 자금을 지원하는 프로젝트를 추진하겠다는 게 주요 골자다. 현재까지 알려진 후유증의 증세는 대단히 광범위하며 종종 연달아 발생하기도 한다. 극도의 피로, 발열, 근육통, 가슴 두근거림과 부정맥, 혈압의 변화, 숨 가쁨에서부터 두통, 정신적 혼란, 현기증, 청력 상실, 이명, 집중 불능(브레인 포그), 설사, 구역, 구토, 미각과 후각의 상실 또는 환후와 환미(후각과 미각의 환각 증세 - 옮긴이), 구강 점막 질환, 경련성 근육, 눈 감염, 탈모, 피부 질환, 그리고 불안, 편집증, 섬망, 우울 등의 정신의학 및 심리 질환까지 모두 포함된다. 이 중 불안 장애와 우울 같은 장기간의 신경 증상은 뇌졸중이나 발작처럼 코로나19의 급성기에서 발견되는 신경계 합병증과는 구별되는 것으로 보인다. 아직 우리는 20대의 코로나19 회복 환자에게서 인생의 노년기에 치매나 알츠하이머병의 발생률을 높인다든지 하는 아주 장기간에 걸친 영향을 파악하지 못했다. 현재까지의 생각은 코로나19가 기본적으로 후속 효과를 동반하는 염증성 혈관 질환이라는 것을 시사한다는 정도다. 달리 말해, 코로나19가 그 자체로 뇌 질환을 일으키지는 않지만 환자들은 뇌 질환과 같은 증상을 겪을 수 있다는 것이다.

뉴욕-프레스비테리언/웨일 코넬 메디컬 센터의 신경과 전문의이자 알츠하이머병 예방 클리닉의 설립자인 리처드 아이작슨 박사는 말한다.

"저는 코로나19를 다양한 후유증을 동반하는 의학적 질병이라고 생각합니다. 이 후유증들은 인지 감퇴와 뇌 질환을 촉발하거나 빠르게 진행시킬 수 있습니다."

그의 환자들 대부분은 코로나19에서 회복된 후 표준적인 인지 상태로 되돌아갔다. 연구자들이 코로나19로 사망한 사람들의 뇌에서 코로나19 바이러스를 찾아내려 했으나 실패함에 따라 이 바이러스가 뇌를 직접 공격하는지의 여부는 여전히 논쟁거리로 남게 됐다. 그러나 적어도 감염의 급성기에는 뇌의 염증, 자가 면역 반응, 특정한 신체 과정을 조절하는 자율 신경계의 능력 장애 등이 일어날 수 있다는 점은 확인됐다. 또한 의사들이 환자들에게서 보는 신경학적 상태의 기저에 혈관 변화도 있을 수 있다. 연구 과학자들은 장기적인 현상의 2가지 큰 원동력, 즉 감염과 면역 과잉 반응으로 인한 장기 및 혈관 손상, 그리고 문제를 영속시키기 위해 몸에 잔류하는 바이러스에 대해 기록하기 시작했다.

코로나19가 몸속 어디에 숨어서 남아 있을 수 있다는 생각은 코로나19를 수두나 대상 포진처럼 휴면기에 있다가 나중에 발병할 수 있는 다른 감염원들과 같은 카테고리로 묶을 수 있게 한다. 연구자들은 코로나19가 감염된 사람의 유전자에 변화를 일으켜 유전자의 행위에 영향을 줄 수 있다는 사실도 밝혀냈다. 구체적으로 말해, 바이러스는 DNA를 변화시키지 않지만 유전자의 동적인 표현 방식에 영향을 줌으로써 신체의 염증 반응을 촉발할 수 있다는 것이다. 텍사스 공과 대학교 건강 과학 센터의 연구 과학자들은 코로나19 스파이크 단백질에 노출되는 것만으로도 감염된 환자의 기도 세포에 있는 기본 유전자 발현을 변화시키기에 충분하다는 사실을 발견했다. 이는 코로나에 걸려서 나타나는 첫 번째 증상이 처음에는 감염 자체보다 스파이크 단백질이 세포와 직접적으로 상호 작용한 결과라는 점을 시사한다.

여러모로 이 책의 2부 시작 부분, 그리고 후생 유전학의 개념을 생각해보지 않을 수 없는 대목이다. 우리의 유전자 코드에는 매일같이 외부의 힘이 작용한다. 이 신호들은 유전자가 행동하는 방식, 그리고 DNA가 메시지 및 인체 구성 성분으로 변환하는 방식을 바꾸는 힘을 지니고 있다. 이 말은 우리가 좋은 방향으로든 나쁜 방향으로든 자신의 DNA 활동을 변경하는 능력을 지니고 있다는 뜻이다. 후생 유전학이란 인간의 행동과 환경이 어떤 식으로 유전자의 작동 방식에 영향을 미치고 이들을 변화시키는지를 연구하는 학문이다. 유전적 변화와 달리 후생 유전학적 변화는 가역적(외부에 어떤 변화도 남기지 않고 원래의 상태로 되돌아갈 수 있다는 의미다 - 옮긴이)이며, DNA의 염기 서열을 바꾸지 않는다. 그러나 몸이 DNA 염기 서열을 읽는 방식을 바꿀 수는 있다. 후생 유전학적 변화는 유전자를 '켜고 끄는' 방식으로 유전자 발현에 영향을 미친다. 즉, 식단의 변화와 활동 같은 환경 및 행동이 후생 유전학적 변화를 이끌어낼 수 있으며, 유전자와 행동 및 환경 사이의 관련성을 쉽게 눈으로 확인해볼 수도 있다. 이것이 우리가 켜거나 끄고 싶은 유전자 스위치를 결정하는 방법이다.

그럼 코로나19 같은 감염이 어떻게 해서 후생 유전학적 힘이 되는 것일까? 무엇을 먹을지, 어떻게 활동할지 등과 같은 환경과 생활 방식의 선택은 건강에 중요한 영향을 끼친다. 그럼에도 우리는 '감염'처럼 우리에게 영향을 미치는 '환경'의 좀 더 미묘한 형태에 대해서는 고려하지 않을 때가 많다. 하지만 한 개인의 코로나19에 대한 반응과 이것의 장기 병증으로의 발전 여부는 유전 및 후생 유전학, 그리고 환경 요소가 복잡하게 상호 작용해 나타나는 결과일 수 있다. 나는 머지않아 장기 후유증 환자들의 데이터에서 패턴을 찾아낼 수 있으리라 믿으며, 어떤 사람에게서 길게 가는 병증이 나타날 확률이 높은지에 대해서도 보다 정확한 예측을 할 수 있을 거라고 생각한다.

미국 전역에서 장기 후유증 회복 프로그램을 운영하는 곳들이 생겨나고 있다. 포스트 코로나19 클리닉이 설립된 뉴욕에서는 마운트 시나이 병원 같은 곳에서 이와 같은 프로그램을 운영 중이다. 같은 맥락에서 다이애나 베런트는 2020년 봄에 환자와 의사 모두를 위해 데이터와 연구 도구들을 동원하고 수집하는 단체인 서바이버 코어(생존자 단체라는 뜻으로, 여기서는 장기 후유증을 앓는 사람들을 의미한다 - 옮긴이)를 창설했다. 그녀도 단체가 그렇게나 빨리 성장할 줄은 몰랐다고 한다. 이를 사태가 얼마나 심각한지, 해답과 치료가 얼마나 절실한지에 대한 반증으로 봐도 무방하지 않을까. 2020년 3월 베런트는 뉴욕에서 코로나19에 걸린 초기 환자 중 1명이었다. 그녀는 이후에 바이러스 음성 판정을 받고도 몇 개월에 걸쳐 장기 후유증에 시달렸다. 그녀의 증상은 두통과 위장 장애에서부터 실명 위기를 높이는 녹내장에 이르기까지 폭넓게 나타났다. 10대 초반인 그녀의 아들도 바이러스에 감염됐고, 9개월이 지난 후까지도 증상을 나타냈다.

"마치 사지를 잃은 것과 같습니다. 팔다리를 다시 자라나게 할 순 없으니 다른 방법을 찾아야 하는 거죠."

한 코로나19 생존자가 나에게 설명했다. 세상 어디에도 팔이나 다리를 다시 자라게 하는 방법은 없기에 이 비유는 아주 적절하다고 볼 수 있다. 만약 다리가 절단됐다고 한다면, 그 사람의 새로운 일상은 인공 장치로 걷는 법을 배워서 영위하는 형태가 될 것이다. 다리가 멀쩡하던 시절을 그리워하며 다시는 할 수 없는 일들에만 매달려 한탄하는 것은 전혀 도움이 되지 않는다. 이런 식의 과거에 대한 강박적인 생각은 회복의 진전에 방해가 될 수 있다. 이는 코로나19 생존자들에게도 똑같이 적용된다. 사실 코로나19 생존자 중 많은 이들이 코로나19에 걸리면 예후가 나쁠 것으로 예상됐던 사람들의 면면과 달랐다. 의외로 젊고 건강한 사람들—고등학교 스포츠 스타, 건강 문제나 기저 질환이 없는 전성기의 성인, 프로 운동선수, 특수 부대 군인, 그리고 의사 본인들까지—중 중증 환자가 많았던 것이다. 이들은 아직도 자신들의 몸이 코로나19에 롤러코스터처럼 반응하는 이유를 모른다. 지금까지는 여성들에게서 코로나19 장기 후유증의 위험이 더 큰 것으로 나타나기는 했지만, 기존의 패턴을 벗어난 사람들도 간과해서는 안 된다. 이들도 연구에 참여하고 있으며, 이들의 경험이 코로나19 관련 지식과 자료실에 더해질 것이다.

많은 장기 후유 환자들이 백신 접종을 통해 증상이 완화됐다는 점은 주목할 만한 가치가 있다. 그 자체로 좋은 뉴스이거니와 애초에 증상이 지속된 원인을 찾는 실마리일 수도 있기 때문이다. 또한 이는 모든 사람이 백신을 접종하고 적절한 시기에 추가 접종을 해야 하는 이유도 된다.

부스터 샷 얘기가 나와서 말인데, 나는 주저하지 않고 추가 접종을 해서 전 세계를 돌아다니는 변이들의 속도에 뒤지지 않게 나의 코로나19 면역을 지킬 것이다. 코로나19는 끊임없이 우리를 추격해오겠지만 우리는 우리대로 삶을 계속 추구해나가야 한다. 인간에게는 과학이라는 무기가 있지 않은가.

9장

F : 미래를 위해 싸워라

당신의 건강은 세상의 모든 이들에게 달려 있다

나는 20년이 넘는 세월 동안 세상에서 일어나는 거의 모든 질병의 창궐, 감염병, 팬데믹에 대해 다뤄왔다. 2003년 사스가 발생했을 때 나는 데빌 독스라는 미 해병대 의료 부대 소속으로 이라크에 있었다. 당시 이라크는 전시 상황이었다. 그럼에도 이역만리의 중국에서 발생한 사스 이야기를 전해 들은 사람들은 몹시 겁에 질렸다. 멀리서 포화 소리가 들리는 가운데 막사 밖에 앉은 해병들은 나에게 바이러스가 얼마나 심각한지 물었었다. 사스는 전 세계 확진이 1만 건이 안 되는 수준에서 종식됐다. 그러나 이 감염병의 치명률이 10% 정도였다는 사실에 대해서는 몇 명이나 기억할지 모르겠다. 100명이 이 바이러스에 감염되면 그중 10명이 사망하는 것이다(치명률은 확인된 사망자 수를 확인된 사례 수로 나눈 값이다). 코로나19가 비슷하게 치명적이었다면 어떤 영향을 미쳤을지 상상조차 하고 싶지 않다.•

사스 창궐 2년 후, 나는 조류 독감 취재차 태국, 라오스, 인도네시아를 방문했다. 우리 팀은 2005년 휴가철에 도착해 2006년 새해까지 그곳에서 맞이했음에도 만족할 만큼의 세부 사항을 발견하진 못했다. 발병 사례가 고작 수십 건에 불과했기 때문이다. 그러나 문제는 치명률이었다. 치명률이 40%를 넘어선 상태에서 계속 높아지고 있었다. 당시 내가 진행하는 실시간 취재 방송의 단골 게스트가 바로 파우치 박사로, 그가 했던 말이 기억난다.

"이 문제로 밤잠을 설치고 있습니다."

고도로 치명적인 독감이 전염성까지 대단히 강했기 때문이리라. 우연인지 사스와 마찬가지로 조류 독감 역시 세계적인 전파력은 세지 않았다.

그로부터 3년 후인 2009년, 멕시코 중부의 작은 지역에서 또 다른 독감 바이러스가 퍼지기 시작했다. 이번엔 신종 플루라고 했다. (돼지 독감이라는 용어도 쓰였지만 이는 불명확한 명칭이다. 이 균주는 돼지는 물론 조류까지 포함된 몇 가지 다른 요소로 구성돼 있기 때문이다.) 최초 감염

• 코로나19의 치명률은 공중 보건 조치나 바이러스의 지역 사회 전파 양상에 따라 끊임없이 변화하며 전 세계적으로 차이가 있다. 이번 팬데믹에서 확인된 사실은 고령자와 기저 질환이 있는 사람들의 치명률이 높다는 것이다. 2020년에 코로나19는 40세 이상의 사망 원인 3위를 기록했는데, 전체 연간 사망률이 10만 명당 325명으로 암과 심장병 다음으로 많았다. 뿐만 아니라 40세 이상의 코로나19 치명률은 교통사고 치명률보다 높았다.

자는 5살의 에드가 에르난데스로 파악됐다. 신종 플루는 사스나 조류 독감에 비해 전염성이 매우 강했다. 2009년 4월~2010년 4월, 미국에서만 6천만 명이 감염된 것으로 추산됐다. 치명률은 훨씬 낮은 0.02%였지만 27만 명 넘는 사람들이 입원했고 1만2천여 명이 사망했다. 신종 플루가 생각보다 치명적인 질병은 아니었다고 하지만 개인적으로는 너무 끔찍했다.

나는 전 세계의 감염병 진원지를 돌아다니며 취재 여행을 했음에도 2009년 가을까지 한 번도 질병에 걸리지 않았다. 그러다 아프가니스탄 분쟁 취재차 또다시 중동에 갔을 때 기침이 시작됐다. 기침 자체는 대수롭지 않았다. 당시 내가 머물던 곳은 사막이었고 종일 먼지가 공기 속을 거세게 몰려다녔기 때문이다. 그런데 내 기침은 다른 구석이 있었다. 통증을 동반했던 것이다. 찌르는 듯한 통증 때문에 기침할 때마다 몸이 움찔거렸고, 다음 기침을 하지 않길 매 순간 간절히 바라게 되는 그런 종류의 기침이었다. 열도 나는 것 같았지만 아프가니스탄에서 전쟁을 취재하는 상황이니 어찌 보면 당연했다. 게다가 너무 더웠으니까 그럴 수 있다고 생각했다. 문제는 다음 날 상태가 더욱 악화된 것이었다. 먼지투성이의 텐트에서 눈을 떠서 침낭 밖으로 나오려고 하다가 두 걸음도 채 내딛지 못하고 주저앉았다. 몸이 전혀 가눠지지 않았다. 머리가 몽롱했고 얼어붙은 듯이 추웠다. 바깥은 이른 아침인데도 이미 37도를 넘어서는 뜨거운 날씨였다.

속이 울렁거리고 온몸이 아팠다. 나는 여러 가지 이유를 들어 증상을 설명해보려고 애썼다. 전쟁을 취재하느라 잠이 부족하지 않았을까, 방탄복이 너무 헐겁고 무거웠던 건 아닐까 등등. 그런데 팀원인 카메라맨 스코티 맥와이니도 나처럼 끔찍한 몰골을 하고 있었다. 머리에 쓴 수건이 땀에 흠뻑 젖어 있었고 쉴 새 없이 요란한 기침을 했다. 스코티와 나의 상태가 예사롭지 않다는 생각이 들기 시작했다. 잘은 몰라도 우리는 '그것'에 걸린 것 같았다. 나는 전쟁 지역의 의학기자이자 팀의 통솔자로서 우리가 진료를 받아야 할 상황이라고 판단했다. 우리는 취재차 방문했던 야전 병원에 환자로서 찾아갔다. 야전 병원에서 해줄 수 있는 일은 그리 많지 않았다. 그들은 그저 우리를 신종 플루로 확진한 다음 수액을 잔뜩 주사했다.

여태껏 살면서 몸이 가장 아팠던 경험이었다. 회복하는 동안 체중이 6킬로그램이나 빠졌다. 악전고투 끝에 집으로 돌아갔을 때 아내는 내 모습을 보고 기함을 금치 못했다. 몇 년 후 에볼라 출혈열을 취재하기 위해 또 다른 질병의 진원지로 가겠다는 말을 꺼냈을 때 아내를 설득하는 데 꽤 오랜 시간이 걸렸다. 그러나 힘들게 시작된 이 여정은 나에게 가장 심오한 기억으로 남게 됐다.

2014년 봄

무슨 일이 일어난 건지 심각성을 깨닫는 데는 긴 시간이 걸리지 않았다. 팀원들과 함께 서아프리카 기니의 수도 코나크리에 막 도착했을 때 공항 오른편의 들판에서 한 젊은 여성이 울고 있었다. 그녀는 기니의 40개 언어 중 하나인 수수어로 울부짖고 있었다. 내가 세계에서 가난한 지역 중 하나이며 인구 1,200만 명인 이 작은 나라에 간 이유는 그곳에서 벌어지는 전쟁을 취재하기 위해서였다. 모여든 사람들은 조용히 그녀의 말에 귀를 기울였다. 내 옆에 앉은 청년이 통역을 도와줬다. 짐작대로 여인의 남편은 에볼라 바이러스로 사망했다. 청년은 우리를 재빨리 현장으로 안내했다.

에볼라 바이러스는 아프리카의 외딴 숲 지역 밖으로 퍼지는 일이 흔치 않았지만, 이미 인구가 많은 지역에까지 뻗쳐 있을 것에 대한 우려가 커지는 상황이었다. 내가 막 도착한 공항도 우려 지역에 포함됐다. 기니의 외무 장관은 100명 남짓한 사람들이 감염으로 사망한 이래로 서아프리카의 국가에서 치명적인 에볼라 바이러스의 확산이 통제되고 있다고 말했다. 내가 현지 의사들에게 에볼라 바이러스가 국경을 뚫고 전 세계로 확산할 위험성이 어느 정도냐고 물었을 때, 몇몇 의사들은 우려가 현실화될 수는 있겠지만 그럴 가능성은 낮다고 대답했다. 에볼라 출혈열 환자 대다수가 숲속의 작은 마을에서 나왔고, 그 사람들이 비행기를 타고 다른 나라에 갈 일이 있겠느냐는 것이었다. 더욱이 미국 같은 서방 국가의 의료 전문가들—사망자와 접촉하지 않은—이 광범위한 확산을 막아줄 수 있을 거라고도 했다. 어떤 의사들은 이들과 생각이 다르다고 했지만 자신의 이론을 시험해보고 싶어 하진 않았다.

에볼라 바이러스의 잠복기는 2~21일이다. 잠복기는 바이러스에 노출된 후 증상이 나타나기까지의 기간이다. 공항이 가까이 있다는 것은 에볼라 바이러스에 감염되고도 초기 증상인 두통, 발열, 피로, 관절통이 나타날 때쯤에는 지구 반대편에 가 있을 수 있다는 의미가 된다. 뒤이어 설사, 발진, 출혈이 나타난다. 특히 딸꾹질은 에볼라 바이러스 감염이 심각한 수준에 이르렀다는 징후다. 호흡을 할 수 있게 하는 횡경막에 문제가 생기기 시작했다는 뜻이기 때문이다.

우리는 에볼라 바이러스에 대해 많은 것을 알게 됐다. 하지만 코로나19 때와 마찬가지로 몰랐던 것을 알게 된다고 해서 그 공포가 덜해지진 않았다. 에볼라 바이러스는 조그만 게놈을 지닌 단순한 바이러스로, 날래고 효과적으로 공포 영화 같은 유혈극을 벌이는 살인자다. 치사율이 50%가 넘으며 일부 창궐에서는 90%에 이르기도 했다. 에볼라 바이러스가 사람을 해치는 방식은 영리하기까지 하다. 처음에 면역 체계부터 무력화시키므로 바이러스가 충분히 복제돼 몸 전체의 장기를 공격할 때까지 이를 막지 못하게 된다. 에볼라 바이러스는 혈액의 움직임을 과도하게 높여 혈전을 유발하되 오로지 혈관 내부로만 한정시킨다. 혈관 폐색이 일어나면서 응고 메커니즘이 과도하게 활발한 나머지 몸의 다른 부분에서 피가 새어 나오기 시작한다. 그러다 몸 밖으로 피가 흘러나온다. 코와 눈에서 피가 흐르고, 온몸에 멍이 들고, 피부를 찔렀을 때 피가 멎지 않는다. 더 큰 문제는 눈에 보이지 않는 몸속 출혈이며, 이것이 훨씬 더 파국적인 결과를 초래한다. 많은 에볼라 출혈열 환자는 10일이 채 되기 전에 쇼크로 사망한다.

에볼라 바이러스는 위험성이 아주 크지만 쉽게 '감염'되진 않는다. 대개는 위중한 환자와 오랜 시간을 보내며 감염된 체액과 접촉해야 걸리기 때문이다. 가족 구성원이나 의료 종사자들이 가장 감염되기 쉬운 것은 바로 이런 이유에서다. 코로나19를 포함해 몇몇 감염병은 감염자가 병증이 나타나 앓게 되기 훨씬 전부터 바이러스를 확산시킬 수 있지만 에볼라 바이러스는 그렇지 않다. 에볼라 바이러스는 감염자에게서 증상이 나타나 아프고 열이 난 후부터 전염이 시작된다. 그러나 일단 증상이 나타나면 사람을 감염시키고 죽이는 데에 극소량의 바이러스만 있으면 된다. 피부 속으로 침투한 미세한 핏방울이나 타액만으로도 쉽게 감염이 되는데, 우리 피부에는 알게 모르게 틈이 있고 누구도 예외는 없다. 현장 취재 며칠 만에 나는 에볼라 바이러스가 아프리카의 관문을 뚫고 확산되는 것은 오로지 시간문제라는 사실을 깨달았다.

몇 달 후 서아프리카에서 창궐이 이어지다가 결국 에볼라 바이러스가 미국에 상륙했다. 이 바이러스는 여름 동안 귀국한 선교사들을 통해 미국에 처음 들어왔다. 그리고 토머스 에릭 던컨이라는 라이베리아 관광객이 자신도 모르는 사이에 감염된 채 라이베리아에서 텍사스까지 비행기를 타고 바이러스를 실어왔다. 42세의 이 관광객은 그로부터 얼마 후 댈러스에서 사망했다. 던컨을 돌본 간호사 2명이 미국 내에서 에볼라 바이러스에 감염된 첫 사례가 됐으며 다행히 모두 회복됐다. 나는 언론에서 이 사실을 전해 듣고 감염 사례들을 찾아보기 시작했다. 그랬더니 2014년 서아프리카에서 시작된 에볼라 바이러스 유행 기간에 미국에서 성공적으로 치료된 사람들이 11명이었다.

이는 아주 중요한 포인트이며 마지막 교훈으로 이어진다. 미국에서 이 바이러스에 감염된 환자 중 사망자가 1명도 없고 아프리카에서는 2명 중 1명 이상이 사망했다는 것은, 바이러스가 사람을 구별하진 않지만 발생한 지역이 생존의 여부를 가른다는 바를 시사한다. 미국 내 감염자들, 즉 회복된 사람들은 내가 일하던 에모리 대학교 병원을 포함해 오랫동안 에볼라 출혈열 같은 고도의 감염병에 대처하기 위해 준비해온 전국 4곳의 병원 중 2곳으로 긴급 이송됐다는 공통점이 있었다. 반면에 코로나19 팬데믹 초기에는 발 빠른 대처가 불가능한 곳이 수두룩했고, 그 결과 미국은 전국적으로 끔찍한 결과의 차이를 목격해야 했다.

에볼라 바이러스는 미국 같은 체제에서는 우위를 점할 수 있는 종류의 바이러스가 아니기 때문에 아마 다른 데서와 같은 맹위를 미국에서는 떨칠 수 없을 것이 거의 확실했다. 그렇다면 코로나19 같은 병원체는 어땠을까? 코로나19는 자신이 얼마나 빠르게 이동하는지, 감염병 창궐에 대비하는 우리의 준비가 얼마나 열악한지 가감 없이 눈앞에 펼쳐 보여줬다. 코로나19는 또한 내가 아프리카에서 처음 들은 공중 보건 격언에 대한 우리의 이해가 얼마나 얕은지 여실히 보여줬다.

'세계 어디에서인가 창궐한다는 것은 세계 어디에서나 창궐한다는 것이다.'

그렇다. 세계의 먼 오지가 우리 집 뒤뜰일 수 있다. 전국적으로 그리고 세계적으로 격차를 메꾸고 분열을 봉합하지 않으면 코로나19 바이러스 같은 병원체는 에볼라 바이러스만큼 끔찍하고 파괴적인 위협이 될 수 있다.

우리는 먼 나라의 창궐을 예방하는 데 발 벗고 나서야 한다. 이상적인 시나리오는 사는 곳이 어디인가에 관계없이 질병에 가장 취약한 사람들에게 우선적으로 백신을 맞히는 것이다. 그런데 현실은 너무나 냉정했다. 부유한 국가들에서는 초 단위로 백신을 접종하는 반면 아예 백신을 구경조차 못한 국가들도 존재했다. 2021년 봄을 기준으로, 백신 물량의 대부분이 고소득 국가들(세계 인구의 16%에 해당한다)로 이동했으며 1% 미만의 백신만 저소득층에게 돌아갔다.

인도 2차 급증의 교훈

2021년 4월 23일, 나는 오랫동안 누리지 못했던 느긋한 기분을 느꼈다. 아내, 친구 부부와 동네 식당으로 저녁 식사를 하러 나갔기 때문이다. 1년이 넘게 못했던 일이라서 어색하기도 했지만 마스크를 내리고 서로를 보며 활짝 웃으니 기분이 좋았다. 마치 예전으로 돌아간 듯했다. 우리는 다른 이웃 이야기도 나누고, 훌륭한 검역 사례에 대해서도 의견을 주고받고, 조만간 다시 만날 계획까지 세웠다. 오랫동안 감각을 빼앗긴 채 지하실에 갇힌 기분이었는데 처음으로 미래가 암담해 보이지 않았다.

다음 날 아침 잠에서 깬 나는 충격적인 소식을 들었다. 인도 뉴델리에 사는 삼촌이 갑자기 생각지도 않게 코로나19로 세상을 떠났다는 것이다. 그 전주 월요일부터 아프기 시작해서 화요일에 입원했는데 목요일에 사망하고 말았단다. 화장은 다음 날로 예정돼 있었다. 이 모든 과정이 너무 빠르게 진행돼서 감염병이 아니라 외상성 사고로 인한 사망같이 느껴질 정도였다. 삼촌은 수십 명에 달하는 굽타 집안에서도 내가 가장 좋아하는 특별한 사람이었다. 타고난 이야기꾼이었고, 얼굴에는 늘 미소를 띠고 있었으며, 집안 어른 중에서도 가장 관대했다. 70대 초반치고는 완벽한 건강을 자랑했는데 코로나19에 승복하고 만 것이다.

더욱 충격적인 사실은, 인도는 코로나19 상황이 2020년 한 해 내내 이어지긴 했어도 어느 정도 억제되는 흐름을 타고 있었고 2021년 초에는 아주 좋은 모습을 보이고 있었다는 것이다. 인도는 중국에 이어 2번째로 인구가 많은 나라다. 지구상 6명 중 1명의 모국이 바로 인도다. 2021년 3월 초만 해도 인도 보건부 장관이 게임의 '최종 단계'에 접어들었다고 선언했는데, 같은 달 중순이 되면서 끔찍한 2차 대유행이 인도 전역을 기습했다. 확진 사례가 급격히 치솟아 일일 신규 확진자 수가 40만 명을 넘어서면서, 팬데믹이 시작된 이후 미국에서 1월에 나온 일일 신규 확진자 수 최고 기록인 30만310명을 갈아치웠다. 그마저도 확진 사례와 사망자 수가 크게 축소 보고됐을 가능성이 컸다.

인구 100만 명당 코로나19 일일 신규 확진자 수

그래프 수치는 7일 평균이며 제한된 검사로 확진자 수가 실제보다 적다. 주된 이유는 제한된 검사 때문이다.

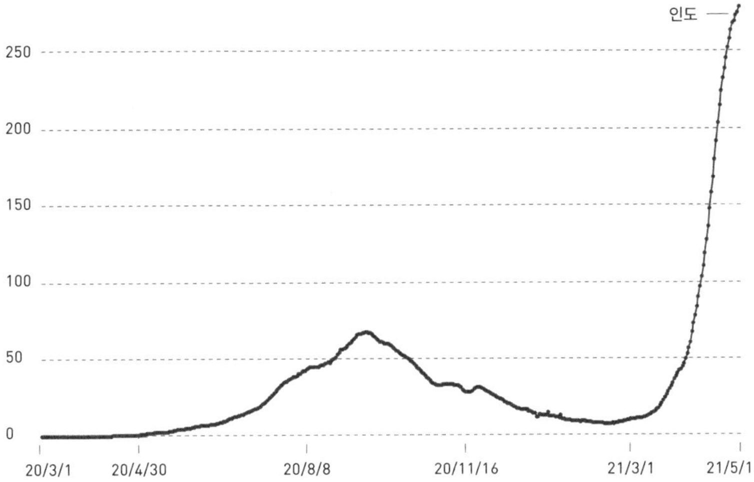

출처 : 존스 홉킨스 대학교 시스템 과학 공학 센터

병원에는 빈자리가 없고, 산소와 항바이러스제가 사라졌으며, 주차장에 대규모 화장터가 만들어질 만큼 위기가 심화됐다. 2차 급증의 원인은 다양했다. 우선 중앙 정부의 리더십에 공백이 생겼고, 경제가 파탄 지경에 이를 정도로 강력한 봉쇄가 이어진 후 지친 국민들이 간절히 경계 태세를 늦추고 싶어 했다. 지도자들은 대중의 모임을 거의 억제하지 않았다. 몇 주 동안 이어지는 대규모 힌두교 순례도 허용했다. 수백만 명에 달하는 순례 참가자들은 여러 주를 옮겨 다녔다. 같은 시기에 정치 집회들이 열려 마스크를 쓰지 않은 군중들이 휩쓸려 다니는 바람에 슈퍼 전파자 행사가 돼버리기도 했다. 여기에다 새롭게 더 끈적거리며 달라붙는, 그래서 더 전염성이 강한 변종들이 생겨났고 이것들은 더 치명적이어서 사망자 수를 심화시켰다. 2번째 물결의 가능성에 대한 전문가의 경고는 무시됐다. 한때 팬데믹 대응의 모범국이었던 인도가 한순간에 뉴스의 중심에 서게 됐다. 이 와중에 좋은 뉴스도 있었다. 현재의 백신들이 인도에서 새롭게 떠오른 변종들에 대해 여전히 보호력을 지니고 있다는 것이었다. 물론 운이 좋은 사람들만 백신을 맞을 수 있었지만 말이다.

인도는 세계에서 가장 큰 백신 생산국으로 손꼽혔지만 자국민에게 접종하기 전에 공급량의 대부분을 수출해버렸다. 2번째 급증이 시작되면서 사람들에게 의료 지원이 절실해졌지만 바이러스를 완화하고 억제하기에 이미 늦은 뒤였다. 2번째 급증의 파도가 밀려왔을 때 인도 인구의 고작 3%만 접종을 완료했고 1회라도 접종한 사람들의 비율 역시 9.2%에 불과했다. 미국에 살았더라면 접종 자격을 갖춘 일순위 그룹에 속했을 삼촌은 그때까지도 접종을 하지 못했다.

지금은 미국에 살지만 인도에서 나고 자란 부모님을 속상하게 한 것이 바로 이 부분이었다. 부모님은 2020년 12월 말에 1차 백신을 접종했다. 어머니는 거주지 근처의 지역 도서관에 300회분의 코로나19 백신이 있으며, 12월 29일 아침 9시부터 접종이 시작된다는 사실을 알아냈다. 어머니는 아버지를 재촉해서 새벽 1시 30분부터 도서관 앞에서 티켓팅을 하듯 텐트를 치고 밤을 새웠다. 마침내 대기 번호 288번과 289번을 받아 접종을 완료한 부모님은 나에게 백신 접종 카드를 자랑스럽게 찍어 보냈다. 2021년 5월 10일에는 나의 딸들이 백신 접종 인증을 받았으며 또래 집단에서 최초의 열성 고객이 됐다. 가끔 궁금해진다. 삼촌이 미국 거주자였다면 지금도 살아 있을까? 아버지는 아예 대놓고 큰소리를 친다. 당신이 그 옛날 인도를 떠나 미국에 오지 않았으면 어떻게 됐을 것 같느냐고 말이다.

간절히 바라는 것

팬데믹은 우리의 실체—도덕, 가치, 윤리, 인간성 등—를 드러내 보였다. 또 예상 밖의 방식으로 우리를 시험했다. 그러나 팬데믹을 지나면서 온갖 손실과 고난을 겪었음에도 우리는 인류 최고의 순간들을 맞이하는 일을 멈추지 않았다. 내가 이야기해본 사람들이 들려준 아름다운 일화 중에는 오랜 우정을 되살리고, 봉쇄 기간에 사랑하는 사람들과 더 많이 소통하고, 부엌과 정원에서 더 많은 시간을 보내고, 새로운 기술을 배우거나 신선한 취미를 찾고, 직장에서의 소명 의식을 재확인하거나 다른 직업을 찾아 새로운 목표를 정하고, 문화와 공동체에 대해 더 큰 의식을 갖게 되고, 삶의 연약함에 대해 전반적으로 깨닫게 됐다는 내용이 많았다. 나는 모두가 팬데믹으로 인한 변화 중 어떤 것을 영속화하고 싶은지, 그간의 삶에서 가장 버리고 싶은 습관은 어떤 것인지 숙고해보길 바란다.

나는 영원한 낙관론자다. 미래에 무엇이 기다리고 있더라도 어떤 상황에서든 우리는 계속해서 다시 일어날 것이라고 믿는다. 100여 년 전 1918년의 팬데믹은 10월 1달 동안에만 미국인 20만 명의 목숨을 앗아갔다. 마스크 거부 캠페인이 끈질기게 이어졌다. 마스크 착용을 거부하는 사람들이 대거 체포돼 법정 시스템에 과부하가 걸리자 공중 보건 당국에서 체포를 중단하는 사태까지 일어났다. 추수 감사절 이후 확진 사례가 증가하기 시작했는데, 1차 세계 대전이 끝난 것을 기념하는 휴전 기념일의 행사들과 휴가를 맞아 팬데믹 생활에 지쳐 있던 사람들에게 제한을 완화해준 것에도 일부 원인이 있었다. 알다시피 바이러스에겐 휴가가 없다. 12월이 되자 각종 언론에 일제히 산타클로스가 '독감에 걸렸다'는 헤드라인이 걸렸다. 학교가 문을 닫고 보건 당국에서는 각 백화점에 '산타클로스 프로그램' 중단 명령을 내렸다. 1월이 되자 팬데믹의 3차 물결이 미 전역을 완전히 삼켜버렸고 1919년 여름까지도 그 파도는 잦아들지 않았다.

돌이켜 보면 지난 세기에 많은 일이 있었다. 스페인 독감이라고 하는 1918년의 그레이트 인플루엔자 이후 인터넷과 스마트폰을 개발했고, 뛰어난 의학 기술을 확보했고, 질병과 치료에 대한 많은 이해를 축적했다. 코로나19 위기는 mRNA 백신 개발을 촉진시켰다. 아마도 백신은 여러 의학 분야에서 두루 강력한 도구가 될 것이다. 그러나 팬데믹은 우리를 삶의 밑바닥으로 데려가기도 했다. 내 아내는 이렇게 말한다.

"코로나19 팬데믹에 희생된 숱한 생명에 대한 슬픔은 완전히 가시지 않을 겁니다. 시시때때로 통증을 유발하는 흉터가 영원히 남을 거란 말이죠. 그래도 우리는 계속 성장하고 발전해나갈 겁니다."

나 또한 아내의 말에 전적으로 동의한다.

감사의 말

우리는 지금까지 이 아름다운 골디락스(너무 뜨겁지도 너무 차갑지도 않은 딱 적당한 상태 - 옮긴이) 같은 행성을 크고 작은 생명과 공유해왔으며, 여전히 그들과 함께 춤추는 법을 배우고 있다. 그러나 우리의 동작은 때로 볼썽사납고, 툭하면 파트너의 발을 밟으며, 그들의 공간과 거주지를 침범해 불필요하게 그들의 생명을 빼앗는다. 최선의 삶은 받은 만큼 주는 것이다. 또 소중한 자원을 보호하고 지구를 함께 쓰는 어스메이트Earthmate를 존중하는 것이다. 그리하면 잘 살면서 완벽한 탱고를 추는 게 가능하다.

2020년이 시작되는 순간부터 나는 공중 보건, 정책, 예측 분야의 엘리트들과 셀 수 없이 많은 시간을 보냈다. 그들은 병원체가 인류에게 가하는 실존적 위협에서 벗어나 우리가 팬데믹 방어체가 될 수 있을 것으로 믿으면서 담대한 태도로 살고 있었다. 그들이야말로 우리 모두에게 필요한 댄스 교사이며, 이 책을 쓸 수 있게 영감을 준 장본인들이다. CNN 의학 팀은 세계 최고이며, 이 책의 집필에 길잡이가 돼줬다. 벤 팅커, 어맨다 실리, 나디아 쿠낭, 마이클 네덜만, 티아 밀러, 제시카 스몰은 코로나19에 관한 이야기들을 정확하고 공정하게 말해주는 일에 한결같이 전력을 다했다.

프리실라 페인턴의 다재다능함은 모두가 익히 알고 있지만 특히 그녀의 명료함은 가히 축복이라 할 만하다. 이전 책《킵 샤프》를 함께 작업할 때만 해도 우연히 나와 잘 맞았던 게 아닌가 싶었는데, 이번 책을 집필하면서 데이터가 축적되고 보니 모든 게 그녀의 명료함 덕분이었다. 앞으로도 더 많은 작업을 통해 그녀의 놀라운 재능에 대한 증거가 쌓여가리라 믿어 의심치 않는다.

이런 책은 '꿈꾸는 사람'들이 팀을 이뤄 페이지마다 생명을 불어넣고 세상에 그 이야기를 들려줄 때만이 가능하다. 이베트 그랜트, 메건 호건, 해너 파크에게 편집의 길잡이가 돼줘서 감사하다는 말을 전한다.《코로나19 세계 대전》이 최고의 방법으로 독자에게 닿을 수 있게 해준 데 대해 줄리아 프로서, 스티븐 베드포드, 엘리자베스 게이 허먼, 엘리스 링고에게도 감사 인사를 전한다. 재키 서우, 폴 디폴리토 덕분에 이 책은 예술 작품이 됐다. 앞으로도 책 표지에 내 사진을 넣는 일에는 절대 익숙해지지 않을 것 같지만 두 사람의 근면함과 명민함에는 그저 감사할 따름이다. 팬데믹에 관한 책은 전 세계에서 쉽게 구할 수 있어야 한다. 그리고 마리 플로리오 덕분에 그렇게 될 것이다.

훌륭한 팀은 훌륭한 리더로부터 시작되기 마련이다. 데이나 캐너디가 베풀어준 배려와 지원에 감사한다. 조너선 카프와의 대화는 내게 최고의 기억으로 남게 될 것이다. 나는 팬데믹과 정치, 스포츠부터 스프링스틴까지 온갖 화제를 수월하게 넘나드는 그의 능력의 열렬한 팬이다. 나를 기꺼이 가족으로 받아들여준 그의 따뜻함에 이루 말할 수 없는 감사를 전한다.

나는 세상에서 가장 훌륭한 변호사 밥 바네트와 대화를 나누고 나면 매번 지식이 늘어나고 영감에 차오른 채 돌아오곤 한다. 나로서는 행운이 아닐 수 없다. 지금도 그가 왜 나를 고객 명단에 올려줬는지 의아해하곤 하는데, 그도 그럴 것이 그의 고객은 주로 대통령, 교황 같은 대단한 사람들이기 때문이다. 어쨌거나 밥의 친구가 된다는 건 일생의 영광이다.

크리스틴 로버그와 나의 멋진 파트너십을 묘사하기에 감사의 말만으로는 너무나 부족하다. 지칠 줄 모르는 협력의 정신으로 일관한 보니 솔로는 크리스틴과 나의 파트너십에 있어 일등 공신이다. 지난 1년간 우리는 고속으로 주행하는 차를 함께 타고 달린 거나 마찬가지였다. 타이어에서 탄내가 나도 아랑곳하지 않았으며 회전 중에는 오히려 가속까지 했다. 우리가 중요한 일을 한다는 것을 알고 있었기에 그리한 것이리라. 크리스틴은 내 연료 탱크가 비어 있으면 에너지를 북돋워줬고, 나를 깨어 있게 했고, 내가 해야 할 일을 일깨워줬다.

'크리스틴, 당신은 밝게 빛나는 사람입니다. 나는 그 빛을 쬐는 운 좋은 사람이고요. 내 사랑하는 친구, 평생을 다해도 당신에게 진 빛은 갚지 못할 겁니다.'

저자 노트

책에 소개된 이야기 중에는 언론에서 폭넓게 다뤘던 것들이 있다. 코로나19 희생자들에 대한 자세한 이야기는 이름이나 신원을 조금씩 변경했으나, 개중에는 사연이 이미 대중에게 공개돼 변경하지 않은 경우도 있다.

온라인에서 코로나19와 관련한 다양한 참고 자료와 증거의 원천을 찾아보고 싶다면, 정확한 팩트 체크가 되고 전문가에 의해 신뢰할 만한 정보임이 확인된 내용만 게시하는 평판 좋은 사이트를 방문하길 바란다. 다른 것도 아닌 건강, 의학과 관련된 중요한 문제라 재차 당부하는 바다.

코로나19 팬데믹에 대해 매일 새로이 알게 되는 지식의 덩치가 계속해서 커지고 있으며, 이로 인해 이 바이러스의 실체는 아직도 가변적인 상태로 남아 있다. 따라서 책에서 의도하지 않게 누락된 부분들이 분명히 존재할 터다. 그렇다 하더라도 나로서는 명확성, 투명성, 끊임없는 사실 확인을 통해 가장 신뢰할 만하며 과학적인 근거를 지닌 정보를 제공하기 위해서 노력했다. 내용 중 일부는 내가 맺고 있는 상호 관계를 기반으로 했다. 언론인으로서의 전문적인 영역은 물론 의사 동료들, 팬데믹과 다양한 형태로 연결된 사람들과 허심탄회하게 대화하며 이들의 식견을 책에 반영했다.

코로나19 세계대전

1판 1쇄 인쇄	2022년 3월 14일
1판 1쇄 발행	2022년 4월 4일
지은이	산제이 굽타
옮긴이	박은영
감수	이재갑
발행인	황민호
본부장	박정훈
책임편집	강경양
기획편집	김순란 한지은 김사라
마케팅	조안나 이유진 이나경
국제판권	이주은 한진아
제작	심상운
발행처	대원씨아이㈜
주소	서울특별시 용산구 한강대로15길 9-12
전화	(02)2071-2094
팩스	(02)749-2105
등록	제3-563호
등록일자	1992년 5월 11일
ISBN	979-11-6894-115-1 03510